薄荷实验

Think As The Natives

Avian Reservoirs

Virus
Hunters
and
Birdwatchers
in
Chinese
Sentinel
Posts

病毒
博物馆

中国观鸟者、病毒猎人和
生命边界上的健康哨兵

〔法〕弗雷德里克·凯克 —— 著

钱楚 —— 译

Frédéric Keck

华东师范大学出版社

·上海·

图书在版编目（CIP）数据

病毒博物馆：中国观鸟者、病毒猎人和生命边界上的健康哨兵 /（法）弗雷德里克·凯克著；钱楚译 . —上海：华东师范大学出版社，2020
　　ISBN 978-7-5760-0491-5
　　Ⅰ.①病… Ⅱ.①弗… ②钱… Ⅲ.①人畜共患病—病毒传播—研究
Ⅳ.① R535 ② S855.99
　　中国版本图书馆 CIP 数据核字（2020）第 099728 号

AVIAN RESERVOIRS by Frederic Keck
© 2020 by Duke University Press
Chinese simplified translation rights © 2020
by East China Normal University Press Ltd.
together with the original English title of the Work.
上海市版权局著作权合同登记 图字：09 – 2020 – 122 号
本书由钱楚 @ 语言桥翻译，同时感谢高嘉诚、渊文芊对翻译工作的帮助。

病毒博物馆：中国观鸟者、病毒猎人和生命边界上的健康哨兵

著　　者　　弗雷德里克·凯克
译　　者　　钱　楚
责任编辑　　顾晓清
审读编辑　　陈锦文
责任校对　　王丽平
封面设计　　周伟伟

出版发行　　华东师范大学出版社
社　　址　　上海市中山北路 3663 号　邮编　200062
网　　址　　www.ecnupress.com.cn
邮购电话　　021 - 62869887
网　　店　　http://hdsdcbs.tmall.com/

印 刷 者　　杭州日报报业集团盛元印务有限公司
开　　本　　787×1092　32 开
印　　张　　9.125
字　　数　　169
版　　次　　2021 年 1 月第 1 版
印　　次　　2021 年 1 月第 1 次
书　　号　　ISBN 978-7-5760-0491-5
定　　价　　55.00 元

出 版 人　　王　焰

（如发现本版图书有印订质量问题，请寄回本社市场部调换或电话 021-62865537 联系）

目　录 |

致　谢

　　病毒在感染人类之前会悄无声息地在动物宿主中变异。在一些机构的赞助下，这本书历经十月怀胎、度过了一些疫情后终于完成。正如在感染人类前，病毒会悄无声息地在动物宿主中几经变异，这本书也像它们一样是几家机构、几场瘟疫共同酝酿的结果。

　　我对大流行病预防工作的研究起源于史蒂芬·科利尔（Stephen Collier）、安德鲁·拉科夫（Andrew Lakoff）和保罗·拉比诺（Paul Rabinow）发起的生物安全研究项目。卡洛·卡多夫（Carlo Caduff）、莱尔·费恩利（Lyle Fearnley）、史蒂芬·欣奇利夫（Stephen Hinchliffe）和李默·萨米缅－达拉史（Limor Samimian-Darash）关于禽流感这一新兴领域的影响给我提供了灵感。我们与克里斯托弗·凯尔蒂（Christopher Kelty）和安德鲁·拉科夫一起组织的关于岗哨装置的工作坊催生了我的思考。

　　在香港大学巴斯德研究中心的长期田野调查是本书的基

础。我要感谢两位负责人罗伯特·布鲁宗（Roberto Bruzzone）和裴伟士（Malik Peiris）的热情的、富有启发性的讨论。伊莎贝尔·迪特里（Isabelle Dutry）、让·米切尔·加西亚（Jean-Michel Garcia）、马歇尔·豪梅（Martial Jaume）、纳德·拉加德（Nadège Lagarde）、让·米莱特（Jean Millet）、贝阿特丽斯·瑙尔（Beatrice Nal）、唐东江（音译）、严慧林（音译）耐心地解答了我的问题并分享了他们的研究。弗朗索瓦·简恩（François Kien）为我在 2009 年组织的会议"社会、人类学视角中的禽流感"担任图像设计，这也是本书英文版封面的灵感来源。

香港大学医学史研究中心创始者罗伯特·佩克汉姆（Robert Peckham）一直是我与该中心的对话人。杜克 – 新加坡国立大学医学院"新发传染病项目"创办人加文·史密斯（Gavin Smith）帮助我在中国香港和新加坡之间架起桥梁。我受益于法国当代中国研究中心的社会科学家网络。我要感谢中心的中国香港分部负责人让 – 弗朗索·瓦哈切特（Jean-François Huchet）和台北分部负责人保罗·乔宾（Paul Jobin）。中国香港观鸟会，尤其是麦克·基尔本（Mike Kilburn）鼓励我将他们的事迹与中国台湾进行比较。我要感谢中国香港政府渔护署周玛丽（Mary Chow）女士的采访，感谢当局为我复制了一个家禽养殖场的地图。

法兰西学院社会人类学教研室在过去十年里一直支持我的研究，允许我采用列维 – 斯特劳斯的知识成果。在我从哲学转向社会学、人类学的过程中，菲利普·德斯科拉（Philippe Descola）一直在帮助着我。而我的同事如劳伦·伯杰（Laurent

Berger）、朱利安·博诺姆（Julien Bonhomme）、皮埃尔·德利士（Pierre Déléage）、安德烈–卢兹·古铁雷兹–肖克维卡（Andrea-Luz Gutierrez-Choquevilca）、佩雷·皮丘（Perig Pitrou）和查尔斯·斯捷潘诺夫（Charles Stépanoff）对结构主义的复兴也使我受益匪浅。感谢卡罗尔·费雷特（Carole Ferret）在我们共同组织了十年的研讨会上与我一起探索动物研究领域。我在社会人类学教研室对人畜共患病和人类/动物关系的研究得到了费森基金会（Fyssen Foundation）和阿克萨研究基金会（Axa Research Fund）的资助，并使我有机会与尼古拉斯·福谭（Nicholas Fortané）、凡妮莎·曼克龙（Vanessa Manceron）、阿诺德·莫凡（Arnaud Morvan）、桑德琳·鲁尔曼（Sandrine Ruhlman）和诺理·维杰斯（Noelie Vialles）合作。在开创对于人畜共患病的社会人类学研究过程中，克里斯托斯·林特里斯（Christos Lynteris）、汉娜·布朗（Hannah Brown）、安·凯莉（Ann Kelly）、亚历克斯·耐丁（Alex Nading）是我强有力的可靠伙伴。

2012 年至 2016 年，由鹿特丹大学的锡·库肯（Thijs Kuiken）领导的"安提戈涅"（Antigone）项目，为我们在了解欧洲对于生物安全以及大流行病预防方面的工作打开了一扇窗。马里恩·库普曼斯（Marion Koopmans）帮助我在病毒学家、流行病学家和人类学家之间建立起了沟通人畜共患病疫情的桥梁，比如萨拉·卡巴利恩（Sarah Cabalion）提到的在卡塔尔骆驼中出现的中东呼吸综合征冠状病毒。

2011 年至 2012 年，我在巴黎政治学院与桑德琳·李维特

（Sandrine Revet）和马克·埃利（Marc Elie）合作的灾害模拟项目框架灵活、收效颇丰。

而我们与玛拉·贝纳杜西（Mara Benadusi）、纪尧姆·拉切纳尔（Guillaume Lachenal）、卡蒂亚娜·勒·门特克（Katiana le Mentec）和阮文金（Vinh-Kim Nguyen，音译）讨论的核心是灾难感知的虚构性和仪式性。

2014 年至 2018 年，在凯布朗利博物馆担任研究部门主管的经历让我对收藏的分类和保护形成了自己的看法。在我毫无准备的情况下接受这项职务时，多亏了史蒂芬妮·马丁（Stéphane Martin）和安妮–克莉丝汀·泰勒（Anne-Christine Taylor）对我的信任。我还要感谢让研究部的科学文化事业蓬勃发展的人们：朱利安·克莱门特（Julien Clément）、马林·德格利（Marine Degli）、杰西卡·德·拉吉·希利（Jessica de Largy Healy）、安娜·拉班（Anna Labanra）、麦拉·穆尼克（Maïra Muchnik）、艾丽卡·特洛（Erika Trowe）。我们和蒂赞那·贝尔特拉梅（Tiziana Beltrame）、亚尔·克莱普拉克（Yaël Kreplak）组织的关于藏品生态的研讨会是写作本书第三章的灵感来源。

同一时期，我成为加拿大高等研究院"人类与微生物组"项目的研究员，这使我能够探索人类、动物和微生物之间的新联系。该项目加强了与塔玛拉·盖尔斯–维尔涅克（Tamara Giles-Vernick）和托比亚斯·里斯（Tobias Rees）先前的合作，并与布莱特·芬雷（Brett Finlay）、菲利普·桑松内提（Philippe Sansonetti）和梅丽莎·梅尔比（Melissa Melby）建立了新合作。

2017年4月，我将这本书的手稿作为研究教授资格的答辩论文。考官由菲利普·德斯科拉、迪迪埃·法辛（Didier Fassin）、让－保罗·高迪莱尔（Jean-Paul Gaudilliè）、伊夫·高迪诺（Yves Goudineau）、苏菲·霍达特（Sophie Houdart）、安妮玛丽·摩尔（Annemarie Mol）和安妮－玛丽·茂林（Anne-Marie Moulin）组成。我想再次感谢他们在科学、医学的哲理和生物政治人类学的十字路口的学术分享。

我很幸运地被同事和朋友邀请到学术会议上介绍我的研究并得到很多意见和建议：安孙子信（Shin Abiko）、华威·安德森（Warwick Anderson）、约翰·博尔内曼（John Borneman）、坦贾·波古斯（Tanja Bogusz）、托马斯·卡辛斯（Thomas Cousins）、卢多维奇·柯帕耶（Ludovic Coupaye）、汉斯约里·迪尔格（Hansjorg Dilger）、保罗·迪穆谢尔（Paul Dumouchel）、藤田尚志（Hisashi Fujita）、丹·希克斯（Dan Hicks）、蔡华（音译）、艾玛·科沃尔（Emma Kowal）、爱德华多·科恩（Eduardo Kohn）、汉娜·兰德克（Hanna Landecker）、哈维尔·勒扎乌恩（Javier Lezaun）、王丽萍（音译）、尼古拉斯·朗格利兹（Nicholas Langlitz）、吕蓓卡·玛斯兰德（Rebecca Marsland）、劳伦斯·莫奈斯（Laurence Monnais）、阿南德·潘迪安（Anand Pandian）、乔安娜·拉丁（Joanna Radin）、休·莱佛士（Hugh Raffles）、乔尔·罗宾斯（Joel Robbins）、米里亚姆·提克汀（Miriam Ticktin）、史蒂法尼亚·潘德夫（Stefania Pandolfo）、罗安清（Anna Tsing）、梅克·沃夫（Meike Wolf）、渡边衡三（Kozo Watanabe）、唐云（音译）、帕特里克·杰伯

曼（Patrick Zylberman）。我还要感谢卢克·伯坦斯基（Luc Boltanski）、文森特·德班（Vincent Debaene）、艾曼纽·迪迪埃（Emmanuel Didier）、尼古拉斯·朵迪尔（Nicholas Dodier）、玛丽·盖勒（Marie Gaille）、伊莎贝尔·卡里诺斯基（Isabelle Kalinowski）、帕特里斯·马尼戈莱尔（Patrick Maniglier）、弗雷德里克·沃姆斯（Frédéric Worms），满足了我强烈的求知欲。我的看法获得了杜克大学出版社的肯尼斯·威索克（Kenneth Wissoker）和迈克尔·菲舍尔（Michael Fischer）的强烈支持。我十分感激安妮特拉·格里萨莱斯（Anitra Grisales）帮我修改了第一版手稿，以及苏珊·阿尔伯里（Susan Albury）、妮娜·福斯特（Nina Foster）、艾米·哈里森（Aimee Harrison）和科琳·夏普（Colleen Sharp）在后续编辑过程中的跟进。

我的妻子乔尔·索勒（Joelle Soler）一直陪伴着我旅行和思考，令我坚定自己的方向。我们的孩子西尔维亚和拉斐尔让我们的家成为一个充满好奇和奇迹的地方。

本书中一些内容的早期版本在以下文章中有述:《医学人类学季刊》（*Medical Anthropology Quarterly*）第 33 期 1 卷（2018）: 24–41 页（第一章）;《动物疾病和社会人类学系谱（1870—2000）》,《地形》（*Terrain*）第 64 卷（2015）: 50–67 页（第二章）;《安提戈涅预警：病毒猎人剪影》,《皇家人类学会期刊》（*The Journal of the Royal Anthropological Institute(incorporating Man)*）第 24 期 2 卷（2018）: 330–347 页（第五章）;《鸟类准备性：中国香港、中国台湾和新加坡鸟类疾病灭绝反向模拟》,《囤积作为准备措施：保存过去应对不可预测的未来》摘自《低温政治：融化的世界中的冰冻生命》（*Cryopolitics: Frozen Life in a Melting World*），乔安娜·拉丁和艾玛·科沃尔编，117–141 页［剑桥：麻省理工学院出版社，2017 年（第 6 章）］。

导　论

　　流感爆发是引起全球关注的事件之一。流感爆发的周期性特点——1918年"西班牙流感"、1957年"亚洲流感"、1968年"香港流感"——令专家们认为一场能夺去数百万人生命的大流行病迫在眉睫。[1]根据全球卫生机构的说法，疫情会在何时何地发生并不重要，重要的是，对于其将可能带来的毁灭性后果，我们是否有所准备。*大流行病扰乱了社会生活，不仅因为其致死性，更因为其会触发社会恐慌和不信任。因此有必要对瘟疫的发生做好准备、减少人员伤亡和对社会的影响。

　　当新病原体感染对其无特异性免疫力的人群时，疫情便开始了。微生物被认为会在不同的物种间发生变异，它们的动物宿主在感染人类、造成传染病之前通常不会出现症状。流感病毒在鸟类中可发生变异和重组，特别是水禽，它们在没有受到感染的情况下也能传播病毒，被称为"清醒型携带者"（sane

---

*编注：本书英文版写作之时，尚未出现新型冠状病毒肺炎的全球大流行。

carriers）。而猪被描述为"混合承载者"（mixing vessels），因为它们的呼吸道中有与人类病毒结合的受体。

当微生物学家跟踪动物宿主中的病原体，预测它们在人类中的出现并了解它们如何从"低致病性"转变为"高致病性"时，他们就把动物引入了社会（视角）。

基于社会人类学的方法论视角，本文试图发问：人类对于流感预防的措施是如何改变了人类与鸟类的关系？为了消灭潜在的跨物种瘟疫病原体，全世界有数十亿的家禽被宰杀。为了了解流感病毒的传播迁移，我们对候鸟进行了监测。野生水禽的话题也已经从报纸杂志的自然板块跳到了头版头条，把禽流感爆发描绘成恐怖攻击。屠宰场内鸡的图像侵入了公众视野：消费者难以确定鸡肉是否可以安全食用。[2] 如果致命的禽流感疫情仍未到来，公众对它的预想已经改变了人类与野生或家养动物共生的世界。

禽流感被称为"人畜共患病"，由某种病原体从动物传染给人类而导致。人畜共患病占新兴传染疾病的大多数，过去四十年对它的担忧一直在增长：埃博拉出血热（1976）由蝙蝠传染给猴子，疯牛病（牛海绵状脑病，1996）由绵羊传染给奶牛，非典（严重急性呼吸系统综合征，SARS，2003）从蝙蝠传染给果子狸。[3] 尽管病原体与其环境的关系一直是公共卫生研究的核心，但是对于过去四十年所发生的变化，一直被城市化、森林砍伐、工业养殖以及全球变暖等因素加以笼统的解释。

社会人类学通过探寻人类与其他动物的相同点和差异性，以这些跨物种传播的病原体作为起点，来研究人与动物之间关系的转变。人类 / 动物关系从两个层面影响公共卫生措施：人与动物新的相处模式（如供人类消费的牲畜的增加）产生了新的爆发风险，而用来减轻这些风险的技术（如大规模扑杀家禽或使用哨兵鸡）也改变了人与动物相处的方式。

本书以 2007 年至 2013 年在中国港台地区和新加坡进行的一项民族志研究为基础。[4] 由于在 2003 年受到非典的影响，这三个地区投资了一些技术为流感爆发做准备。中国香港是我主要的研究地点，因为它是上一次（1968）流感疫情正式开始的地方，拥有监测鸟类流行病的设备。由于中国的家禽数量在过去四十年中剧增，这三个地区的情况因此与来自中国内地的禽流感病毒休戚相关。这三地是中国内地外的三个华人聚居区，像那些众矢之的的候鸟一样，三地居民被谴责在全球传播流感。在这三个地区，微生物学家与兽医、观鸟者合作，追踪流感病毒在野生鸟类、家禽和人类之间的变异。当我与观鸟者共度的时光越来越多时，一个问题变得更加有趣：我们能从鸟类自身的角度来看待病原体吗？因此我想分享的是观鸟者对鸟类的热情、微生物学家对病毒突变的好奇。我不想通晓中国物种的基因族谱和亲属系统，因为我发现在人与鸟之间传播的病毒涉及东亚的地缘政治背景。

2003 年非典危机余波后，香港大学的三个微生物学家写道："流感生态研究于 20 世纪 70 年代在香港开始，香港就像一个岗哨。这在历史上第一次揭示了通过鸟类层面预备禽流感是可能的。"[5] 这句话激发了本书的思考。在动物层面实施准备措施意味着什么？它和人类层面有什么不同？它改变了人类和其他动物之间的关系吗？这些准备措施是否有亚洲特色？我们可以从亚洲社会鸟类层面措施学到什么？[6] 简言之，对在亚洲工作的人类学家来说，"飞禽病毒仓库"（avian reservoirs）揭示了什么？又或者，通过携带病毒的鸟类，我们能看出亚洲在全球经济中占什么位置？[7]

"动物宿主"的观念可能会招致批评，因为它暗示亚洲人与他们的鸡和猪住得太近了。[8] 的确，"飞禽病毒仓库"听起来像克洛德·列维-斯特劳斯从亚马逊森林"稀松的热带"发明的词语"拥挤的热带"的变体，[9]——"飞禽病毒仓库"似乎将"亚洲人"丑化成了"病毒仓库"。但我正想采用猎人的观点，将"飞禽病毒仓库"比作亚马逊森林——一个由"微生物"这种无形体将人类和动物联系起来的空间，这些"微生物"可以被捕捉、归类并在地图定位。我将说明"飞禽病毒仓库"的概念包含了多种技术：一种我称之为"牧羊人法/畜牧措施"——像对待羊群中的羊一样监控鸟类；另一种我称之为"猎人法/狩猎措施"——像对待野外的猎物一样追踪鸟类。

在这本书中，我想用"狩猎—采集者"的人类学概念来反思微生物学家和观鸟者之间的协作。由于我的大部分研究是与鸟类学家和微生物学家一起进行的，因此我决定研究这两种观点的互补，以及二者针对疫情准备措施之间的差异。将微生物学家比作"病毒猎人"和"样本采集者"无伤大雅。当微生物学家和观鸟者通过人类和鸟类共有的病原体来观察他们之间的关系时，又是如何为流感的爆发未雨绸缪呢？人类学研究表明，这些"狩猎—采集者"社会已经孕育出一种能力，可以从他们所捕食的动物的视角来感知环境。为了获得更多鸟类感知环境的信息，微生物学家和观鸟者一般不会杀死他们观察的鸟，就算不得已也会推迟处死它们的时间。相比之下，遭受禽流感威胁下的公共卫生管理系统为了保护人类，会毫无同理心地将禽类扑杀。对公共卫生（简称公卫）官员来说，鸟类疾病表明这个世界出现了问题，亟需人类的干预。可以将这两种对动物之死的不同理解称为"准备"和"预防"。这本书花了大量篇幅澄清它们的区别。

因此，这本书结合了社会人类学的理论、人类/动物关系的民族志和公共卫生措施，来描述亚洲某些地区的"飞禽病毒仓库"的监察工作。它分为两部分：第一部分更重理论，讨论社会人类学中"准备"的利害；另一部分更重经验性研究，描绘了具体准备措施中人类和鸟类的关系。

第一部分中，作为一名在法国结构主义传统中接受训练的人类学家，我思考了自己与欧洲微生物学家和博物馆管理员的合作。第二部分则描述了我在中国香港、新加坡和中国台湾观察到的"狩猎—采集者"的人类学现象。

第一章讨论了人类学是如何通过群体视角看待动物疾病的。它表明，社会人类学的概念运作，历史上一直依赖于自然和社会的区别来建立因果关系、反映干预模式，但已经随着动物疾病的公共卫生管理而改变。人们分析克洛德·列维－斯特劳斯在对疯牛病的诊断时更多采取了生态学的方法，是基于"狩猎—采集者"的预测，而不是来自斯宾塞或涂尔干等人类学家对畜牧社会的观察。本章从历史和基因谱系学的角度阐明了

"预防""防备"和"准备"之间的区别，他们曾用于诊断欧洲禽流感疫情。

第二章讨论了关于最近突变型流感病毒的争论，提出了微生物学家面对不稳定的物体、科学假设和模型时出现的用语错误的问题。接着病毒学家和流行病学家就疫情应对措施展开讨论，对通过实验室手段预测病毒在自然界中的突变提出质疑。这个"诱导"的概念使我能够将生物安全与"狩猎—采集者"措施联系起来。

第三章讨论了作为不同措施的"预防"和"准备"如何以史为镜预测未来。病毒学、鸟类学研究与样本累积归类的地方发生联系。接着，人类学在致力于文物保护的博物馆中扮演的角色则反映出微生物学家、观鸟者和人类学家与该领域的交集。中国作为全球博物馆集合中的一个空白也被提出进行了探讨。

在这三个理论章节中，"准备"被描述为一个因果模式（证明政府干预是正当的）、交流方式（连接自然和实验室）和一个有形表现（积累和分类）。在下面的民族志章节中，我将描述中国香港、新加坡和中国台湾实施的三种准备措施。

用这三个地区开篇简明扼要，使我不禁对每个地区的性质做以下猜测——为了准备来自亚洲的灾难：中国香港是岗哨，新加坡是模拟传染的空间，中国台湾则是一个仓库。

在第四章"岗哨和预警信号"中，我指出了自我与他人之间的关系由不同层级的预警信号决定：全球（环境哨兵）、主权领土（岗哨）、农场（哨兵鸡）和微生物（岗哨细胞）。在不同的情况下，根据鸟类学家对哨兵行为的认知，哨兵为何会失败或被诱导？不确定的情况下早期预警信号如何产生？动员香港人民为禽流感疫情做准备的问题是，一个成功的岗哨意味着什么？这种信号模式的成本是什么？

在第五章"模拟和情景反溯"中，我分析了公共卫生专家在模拟未来疫情时的表现。如何将动物考虑进这些场景？如何将这些传染模型数字化？通过这些问题，我讨论了"仪式""表现""游戏"和"虚构"概念，认真思考了病毒学家和观鸟者作为当代"狩猎—采集者"的观点。本章论点是，禽流感疫情的模拟场景使专家可以回过头来改变人和动物的关系，以预测不确定的未来。

在第六章"囤积和储存"中，我研究了积累的形式（抗病毒药物和疫苗）为流行病做准备，并从人类学角度探讨了它们和原始储存形式的区别。依靠有关"礼物"和"交换"的人类学辩论，揭示微生物学家和鸟类观察者眼中的价值的产生。本章认为，病毒样本和疫苗的积累包含了准备和预防两个方面，产生了关于防备、主权和公平的喜忧参半的争论。

我的研究秉承哲学—人类学风格（哲学称之为"实地考察"）。[10] 我认为准备和预防不仅是措施也是概念——从可见的空间中把它们提取出来，引申为人类和环境关联的模式，一个狩猎或畜牧的环境。但我不想把这些理想类型看作是抽象的本质，所以我讲述了它们如何与实际的公共卫生实践混合使用。同样，我也不从民族志的角度与研究"狩猎—采集者"或畜牧社会的人类学家有瓜葛，因为这会令我们在无关本书宏旨的地方倾注过多的精力。

但我借用了他们"神话""仪式"和"交换"的概念，以描述当代准备措施。然而，这并不意味着"狩猎—采集者"仅仅是对人类和鸟类关系的文学比喻，或是一个浪漫主义的世界观，相反，我对中国的病毒猎人和观鸟者的本体论的研究，就像人类学者探寻西伯利亚、亚马逊、非洲或美拉尼西亚的"狩猎—采集者"一样慎重。

我喜欢用概念捕捉人类与环境的关系（这点可能与"狩猎—采集者"一样），这使我对概念之间的三元关系进行了定量化（这点可能与牧羊人一样）。[11] 然而，这并不意味着这些概念辩证地形成了黑格尔学说；它们在一个系统的框架内也不相互对应。区别概念是为了做一项至关重要的工作——也就是说，在经常被混淆的疫情"准备"的辩论中发挥作用，从而为人类与环境的关系的安全固化开辟其他途径。人类学在狩猎和畜牧社会之间的主要区别在于驯化的门槛，这让我在观察当代人类和动物的关系时保持批判性。在第一部分，我定义"预防"（也可以叫"安全固化"）为在领土内使用数据统计进行人口管控。我将"准备"（也可以叫"风险减轻"）定义为在人类社区采取动物的角度进行灾害的模拟。[12] 然后，我把"防备"定义为混合了"预防"和"准备"的措施，当没有固定国家领土时可用以自我保护。在第二部分中，我展示了"岗哨""模拟"和"仓库"，它们在中国香港、新加坡和中国台湾这三个文化地区中被认为是准备工作的"猎人"措施，当它们被等同于"牺牲""情境"和"囤积"时，则可以被描述为准备工作的"牧羊人"措施。如果本书可以用三个 P 即"遏制""预防"和"准备"（prevention, precaution, preparedness）和三个 S 即"岗哨""模拟""囤积"（sentinel, simulation, stockpiling）归纳，那这三个词不一定是辩证的联系。确切地说，其中两个 P 把每个 S 以一种残忍的方式割裂，这反映了飞禽病毒仓库可能造成的破坏性。

I

第一部分 ——— 动物疾病？

第一章

感染动物的扑杀、疫苗接种和基因监测

当人畜共患病爆发时，最直接的政策是大规模捕杀可能受感染的动物——术语是"选择性扑杀"，即分离"感染"和"未感染"的动物。但还有两项关键技术可以控制疾病在动物间的传播：注射疫苗使其产生免疫力，收集数据以监测病原体的突变。[1]在这一章中，我将探讨社会人类学是如何从人类和动物的不同角度来验证这三项技术的合理性。因此本章对社会人类学和动物健康管理进行平行探讨，以区别"预防"和"准备"的概念。你将会读到四位社会人类学主流作者如何解读欧洲公共卫生史上四种主要动物疾病，以及动物疾病是如何挑战"社会"

这个概念的。

针对作用在人和动物之间无形的微生物以及这三者往来的因果关系——我称之为"参与形式"，扑杀、疫苗接种和基因监测都有不同的理解。

讲到"参与"就得提出下面这个问题：在管理动物疾病时如何将所有因素都包含在内。[2] 在社会人类学的历史上，"牺牲"这个概念久谈不衰。它定义了一种非线性的因果关系，不似物理关系般直接，而是群体里所有成员一齐作用的共业。以此为基础，本章进一步研究，囊括了动物疾病处理的所有因素，"参与"是如何定义以动物生命为代价的人类群体？我认为"参与"将动物生命带入公共卫生假设的考量，舒缓了人与动物之间紧张、矛盾的关系。本章将探讨什么是动物疾病公共卫生管理中的错觉和误判，以及动物健康管理的准备举措如何克服以往技术所遇到的冲突。如果动物饲养员、公共卫生官员和记者被要求参与动物疾病的管理，如何使他们的举措不受牺牲观念的影响？我认为，扑杀和疫苗接种这两种以牺牲为指导思想的公共卫生"预防"措施忽略了动物的感受，而通过基因监测提高参与的"准备"措施则考虑到了。

赫伯特·斯宾塞和口蹄疫

社会人类学家现在很少读到赫伯特·斯宾塞，但他为社会学的普及做了很多贡献——社会学是 1830 年由奥古斯特·孔德在法国提出的一个术语，这是一种反思性的知识，关注在公共危机之中社会如何维持自身存续。[3] 虽然没有直接受到达尔文的影响，他的理论的总体框架也可称为进化论，因为它假定人类从最原始的状态到更复杂的形式有一个普遍的进化。[4] 1873 年，斯宾塞的《社会学研究》(*Study of Sociology*) 以一位饲养员抱怨应对动物疾病的公共政策开篇。在他的叙述中，对生病动物的大量捕杀让一些个体开始反思他们生活的社会。

　　在乡村的酒馆里，这位农夫一边抽烟，一边非常肯定地说，议会应该对"口蹄疫"采取措施。在农夫的桌子上，他的主人用拳头把杯子弄得叮当作响，一边继续强调他的牲畜在牛瘟期间被宰杀他却没有得到一半的补偿……对群体行为的认知还处于初级阶段的大脑，也对行政机构所能取得的利益抱着不切实际的希望。每一个这样的人心里，似乎都藏着这样的观念：社会上的每一件坏事都有纠正的方法，并且是在法律允许的范围之内……无知物理致因的人们不可能清楚地认识到它是多么微妙和复杂，它贯穿了人们的行为。[5]

　　在这里，根据农夫的话看来，斯宾塞似乎把两种截然不同的疾病——口蹄疫和牛瘟——混淆了。牛瘟（德语 Rinderpest）是 18 世纪欧洲最严重的动物疫病。它发源于亚洲，1711 年、1714 年分别在意大利和英国出现，接着通过接触和空气传播到整个欧洲内地。据估计，在 1740 年至 1760 年间，由于高烧和食欲不振，英国有 2 亿头牛死亡，这促生了兽医科学在 18 世纪末形成。[6] 这种疾病在 20 世纪初传播到非洲，并在 20 世纪 30 年代对苏丹的牛群造成严重影响。当时英国人类学家爱德华·埃文斯－普里查德正在努尔和丁卡畜牧社会进行他的研究。[7] 直到 2011 年，在全球疫苗接种运动宣告成功后，世界卫生组织才宣布牛瘟已被彻底根除。

　　相比之下，口蹄疫首次出现于 17 世纪的意大利，19 世纪70 年代在英国成为人们关注的大问题，[8] 这就解释了为什么斯宾塞在他的《社会学研究》以这个案例开篇。口蹄疫不会杀死动物，但会引发一些症状（如高烧和水疱），使动物无法行走或进行生产活动。两次世界大战期间它又感染了从阿根廷进口的牛，成为英国的一个关键问题。21 世纪，它周期性的发生制约了这个国家的经济。虽然牛瘟是畜牧社会的一种疾病，并因 18 世纪农业革命加剧，但历史学家阿比盖尔·伍兹（Abigail Woods）将口蹄疫称为"人造瘟疫"，因为它揭示了全球相互依存的经济的缺陷。[9] 兽医科学与新兴学科如实验室临床和流行病学因此联系起来了。[10]

　　基于此，斯宾塞的叙说听起来挺有道理。农夫抱怨议会没有给他足够的补偿就把他的牛宰了。口蹄疫确实有大规模的"消灭"政策。1897 年，弗里德里希·罗伊弗勒（Friedrich Loeffler）发现了导致口蹄疫的病毒，这种病毒非常不稳定，使得接种疫苗很困难。当它出现在牲畜群中时，即使没有动物死于这种疾病，农业部门也可能下令杀灭整个牲畜群以防止传播。扑杀的合理性很难被解释，尽管可以用补偿安抚饲养者，但却永远无法弥补他们失去牲畜群的心理、经济和育种上的损失。

　　因此对斯宾塞来说，社会学的作用就是分析这些饲养者的"思想"，他们不理解社会的想法，比如他所描绘的农夫和他的主人。在斯宾塞看来，有着酗酒者形象的养牛人在他们的迷恋酒精幻觉下——跟原始人没什么两样。斯宾塞摒弃了他们对动物疾病的原始的迷信——英国精英阶层的偏见。历史学家基思·托马斯（Keith Thomas）回忆道，18世纪由英国城市精英发展起来的新观察科学和分类科学，改变了人们长期以来对自然的态度。当时有个说法：当牛有畜疫时，农夫在牲畜耳朵上钻一个洞，插入一根"光脚"草 [11]——把植物名（"光脚"草）类比需要治疗的疾病（畜疫这个古老术语涵盖几种牛瘟疫和口蹄疫病）。

斯宾塞的群体致因的论点与他相信严格的政府管控有关。对他来说，养牛人无法理解群体致因，它与物理致因相同，但由于人类的交流而变得更复杂，像两种思维模式。斯宾塞说他们期待国家治愈他们的疾病，就像"原始人"卑躬屈膝以求雨水降临。斯宾塞遵循自由主义的传统，认为群体致因应该以物理致因为模型，让复杂的现代经济链在国家有限干预的情况下发展。[12] 对他来说，社会行为和观念遵循自然规则，用他的话说只会在过度精神刺激下才会产生分歧。因此，社会学的作用是使愤怒的养牛人和不情愿的原始人安静地接受国家的专制干预。斯宾塞认为，普通人是根据过去来推断未来，只有国家和市场才能根据统计数字来组织预防工作。

斯宾塞批评了我们现在所说的**媒体**在思想传播中的作用。对他来说，物理因果和社会因果之间的细微差异，是由过度的精神刺激和酗酒造成的，而社会上思想的传播又加强了这种差异。在经验主义传统中，斯宾塞考察了疾病严重程度证词的主观价值。他说，记者复制了自然偏见，他们在"集体心智"中提出"错误的想法"，这些想法永远不会被纠正或证伪。因此，社会学的作用是通过观察数据的积累来取代推论的错觉——斯宾塞把推理比作月亮在湖上的折射——在斯宾塞看来，这样的数据积累和天文学家的观察一样可靠。[13] 更重要的是，社会学应该提出一种关于产生错误观念的因果理论。这些理论的提出使社会学成为唯一的"反思性"科学，超越了天文学和物理学。既然自然的和群体的致因相同，只是复杂程度不同，那么思想传染的社会学就必须伴随着身体传染的医学才能产生现代的公共卫生政策。[14]

这一社会概念在当代动物疾病管理中得到广泛认同。在自由主义社会，扑杀政策似乎是国家为规范供人类消费的动物自由流通而采取的必要干预措施。公共卫生部门认为饲养人对动物的了解过于情绪化或迷信，因此不把他们考虑在内。通过统计推理和国家干预，专家应该对需要调节的现象的顺序有更清晰的认识。今天，"参与式兽医学"对专家的预防观点提出了质疑。从生态整体论角度，参与式兽医学与罗伯逊·史密斯（Robertson Smith）在重建古代闪米特宗教场景中对无形但强大的实体的理解有着有趣的相似之处。

威廉·罗伯逊·史密斯和牛结核病

作为剑桥大学的闪米特语教授，罗伯逊·史密斯对作为英国人类学奠基人之一的詹姆斯·弗雷泽的影响尤为深远。他帮助弗雷泽发展了一种与斯宾塞的进化论假设相背离的神圣理论。

罗伯逊·史密斯写道，饱受议论最多的动物疾病是结核病，它在牛和人类中流行，导致了大量牛和少数人类的死亡。

史密斯在四十八岁时死于这种肺部疾病，他的三个兄弟姐妹小时候也死于这种疾病。[15] 可能有人会说，与结核病的接触使罗伯逊·史密斯比斯宾塞对扑杀动物的命运更敏感，对感染和传染有了不同的看法。[16] 罗伯逊·史密斯没有计算扑杀的公平补偿，而是通过将具有共同情感的动物置于神圣之下，用神学上的"献祭"① 概念来描述一种新的集体心智是如何出现的。献祭变成了一种仪式上形成和加强对动物适当社会角色的主观感受的方式。可以说，斯宾塞要求饲养者为了社会的利益而牺牲自己的利益，而罗伯逊·史密斯认为这种献祭是饲养者的自发理性。换句话说，罗伯逊·史密斯揭露了隐藏在斯宾塞为证明大规模屠杀生病动物的合理性进行的自由推理下的"牺牲"的合理性。

18 世纪末，英国和德国的医生陷入了一场关于结核病是否是由牛传染给人类的争论。1882 年，罗伯特·科赫（Robert Koch）发现了导致结核病的细菌（杆菌），并以自己的名字命名。他否认这个病菌能由牛传染给人。尽管人和牛的症状相同，但细菌在显微镜下的形状却不同。[17] 哲学家哥特勒·弗雷格（Gottlob Frege）曾提到过这个充满争议的问题，他写道："研究者讨论了牛结核病是否能传染人，最后他们一致认为这种传染性不存在。就好像在谈话中用'这个彩虹'来表达，现在却发

---

① 译者注：英文中"献祭"和"牺牲"是同一个单词"sacrifice"。

现他们还没有给这个词定义，他们每个人心中都有一个想当然的现象。"[18]

对弗雷格和科赫来说，对传播的主观恐惧产生了对疾病的多种看法，这应该被显微镜下的客观表现所取代。[19]弗雷格说，"牛结核病"这一概念就像彩虹一样，矛盾又虚幻。直到20世纪20年代，关心牛奶和牛肉安全的英国医生才证明20%的人类结核病来自奶牛。他们必须证明，和科赫正相反，同样的病原体在从动物传染给人类的时候可以有不同的形式。这就需要一种微生物突变的理论，这在当时并不存在。为了对病原体突变之存在进行客观的证明，他们不得不使用统计学而非显微镜。要了解结核病则需要研究病原变体所赖以生存的群落和生态环境。

罗伯逊·史密斯在宗教人类学领域也做了类似的论证。在前往中东寻找《圣经》源头后，罗伯逊·史密斯将献祭定义为圣餐，从词源学角度来说，就是与神灵共享一餐。[20]当英国人类学鼻祖爱德华·泰勒把献祭定义为赠给上帝的礼物时，罗伯逊·史密斯注意到这个定义假定原始社会有"财产"这一概念。他指出，"献祭"将血亲内部区分，不是基于群体财产进行的区分，而是通过无形的超自然力量。这令我们可以重新思考，史密斯认为社群是人类、动物和微生物的相互作用产生的结果，他并没有假定社群是容纳这些相互作用的框架背景。

在史密斯看来，献祭的作用是将他所谓的"超自然力量"——也就是我们所说的微生物，它们虽然看不见但却在活动——变成神圣处所，一个像是国家进行集体干预的地方。史密斯用波利尼西亚语的"禁忌"（taboo）一词来描述针对他称之为"传染性"的力量所采取的准备措施。[21] 群体的所有成员——或是血亲，都参与献祭，因为所有人都暴露在同一环境的超自然力量之下：

> 在一开始，庇护所的鸟兽和植被都被认为是神圣的，因为它们是无处不在的神性生命的一部分。我们可以认为，最古老的庇护所，其各个部分都充满着某种超自然的能量。对于禁忌的事物人们常常会有这样野蛮的联想。甚至在高等宗教中，将所有的禁忌归并到个人偶像的神圣观念的过程总是缓慢的，而且常常进行得不完美……神圣性，像禁忌一样，被认为是有传染性的，可通过身体接触传播。[22]

与斯宾塞相比，史密斯区分了物理致因和社会性致因。史密斯认为，物理致因通过两物的接触发生，而社会性致因则通过一种秩序取代它并建构意义。这可能与以下事实有关：与斯宾塞不同，史密斯关注的是疾病的传染，而不是它传染群体所产生的后果，或曰社群的产生，而不是它对心灵的影响。历史学家弗朗索瓦·德拉普特（François Delaporte）显然反对这两个 19 世纪的医学门派：虽然感染学家（contagionist）建议进行隔离是因为他们认为疾病是通过接触传播的，传染病学家（infectionist）则回到疫情的原点，旨在通过清洁栖息地或杀死动物以恢复那个地区的生命循环。[23] 史密斯建议回到受感染场所，以便描述社群是如何在情感的分享中得以衍生。此场景下，个体汇入一股看不见的力量流，奔向集体的未来。虽然对斯宾塞来说，疾病是不正常的，是对身体之自然法则的偏离，但对史密斯来说正相反，因为它构成了生命的基底。确实，在19世纪末，结核病在人类和动物中非常猖獗，这揭示了二者占据栖息地的不平等方式。[24] 对史密斯来说，传染是社群作为不同疾病传播形式的场所，而牺牲使这些差异得以协调。

因此，当罗伯逊·史密斯恢复了那些在国家干预的专制理由中经常被忽视的生态知识和情感时，他的观点显得比斯宾塞更自由。这种观点对弗雷泽的《金枝》产生了影响。这本书收集了动物和植物的故事。对史密斯来说，那些住在圣地附近的人对防备措施有深刻的认识，而"献祭"经济和财产的出现则使人对这种亲密认知变得陌生。这种观点可能影响了中国人：在1910年至1911年间，伪满洲鼠疫流行期间，毕业于剑桥大学的医生伍连德提出了一个关于土拨鼠猎人认知的人类学理论，解释为什么受鼠疫影响的是苦力而不是猎人。他写道："当地人世世代代都知道鼠疫。他们对这种疾病有一定的了解，并采取了预防措施。"[25]

但是，正如克里斯托斯·林特里斯（Christos Lynteris）所展示的[26]，1910年以前，有关鼠疫之动物起源的理论成倍增长，并对鼠疫在土拨鼠和人类之间的传播提出了相互拮抗的观点。这令伍连德只能在摇摆不定中维系一种脆弱的折中。的确，弗雷格指出的人畜共患病概念之矛盾不能通过地方性知识来解决：同一病原体如何在不同的动物物种间传播？如果社会生活遭遇人畜交叉感染的病原体，作为个人又如何在参与社会生活时面对这样的矛盾呢？史密斯的目标是通过"牺牲"的概念建立一门客观科学以考察主体与疾病的接触，但是他没有描述接触方式的差异性，因为他不了解病原体突变的相关知识。随着疫苗的到来，这类知识变得越发清晰，这也为定义社群开辟了新的途径。

埃米尔·涂尔干和牛痘

孔德的后继者，让社会学以实证科学的身份跻身科学之列的埃米尔·涂尔干，以聆听启示般的态度阅读了罗伯逊·史密斯著名的著作《闪米特宗教讲义稿》，[27] 这通常被理解为是涂尔干从经济社会学转向宗教社会学的动因。但是，涂尔干通过一个法律社会学中的论点来批判史密斯，这个论点是他的理论的主干。法律既认可斯宾塞所捍卫的概率推理，又认可史密斯所推崇的局部知识，认为它们都是减轻国家干预的方法。涂尔干则把疫苗接种活动当作一种对社会进行构想的方式，预防举措并不仅仅是一种地方性知识，它同时还是一种治理技术，因为在通过疫苗接种来干预社会生活的过程中，国家必须慎之又慎。

当史密斯通过"献祭"描绘了"财产"演化论意义上的起源，与他不同，涂尔干不认为原始社会忽视"财产"，并且认为"献祭"是"财产"的第一个具象的表现。史密斯将献祭的两层意义区分，一是与动物的圣肉共融，他认为这在历史上是首要的，二是朝着神的圣体赎罪，这是次要的。相比之下对涂尔干来说，财产犯罪的概念是人类社会的第一个道德题，所有其他的群体生活概念都是由它界定正当或不正当。因此涂尔干从罗伯逊·史密斯手中拿过接力棒，认定神圣的概念同时具有吸引力和排斥力，因为他认为国家的干预是社会生活的起源，也因为他对图腾祭祀有不同的理解。对史密斯来说，他依靠麦克伦南（McLennan）对波利尼西亚禁忌观念的系统化阐述，认为祭祀仪式开始于小心翼翼地处理神圣物件。涂尔干则借用了斯宾塞和吉伦对澳大利亚土著仪式的描述，认为献祭始于对群体空间的分割，将自然之力变成群体的象征；认为当自然事物被当作象征来划定群体的边界时，献祭也就应运而生了。对史密斯来说，圣地——或者说避难所——对生命的混融敞开大门；而对涂尔干而言，神圣的空间是有边界的——它是根据纯洁程度来对社会生活进行分类的圣殿，或曰法庭。

因此，涂尔干解释了罗伯逊·史密斯未加解释的观点：神圣的两义性。神圣的事物怎么可能同时具有吸引力和危险性、纯洁和不纯洁？在涂尔干看来，社会实体中这种明显的矛盾是由于集体生活创造了新的解释，即心智层面上为事物划定界限的能力。涂尔干用两个比喻来描述集体意识的产生和作用：化学的（气泡的产生／欢腾）和生物的（感染）。就像在化学反应中，生物之间的反应能够创造第三方，而不仅仅是反应物的总和，因此涂尔干将个体在献祭时的情绪状态描述为"集体欢腾"。但他也指出，这些新力量被看作是具有传染性的无形流。个体距离集体意识空间越近，他们被某种不洁力量所浸淫的程度越深，那么通过仪式就愈发可以为一股身形的力量所救赎。[28]

涂尔干的隐喻援引自新兴的医学观点，这种观点为路易斯·巴斯德所提出，他和巴斯德都希望能够建立一个可以解释并疗愈疾病的科学新思路。[29] 巴斯德是化学家出身，后来又成为生物学家。在做发酵和疫苗实验时，他发现了使微生物毒性减弱的机制。他指出，改变生物分子结构可以改变其性质。[30] 他特地解释一种现象，即当一种微生物进行跨物种传播时，比如在人类身上接种牛痘，其毒性会发生改变并触发适应性的免疫反应。虽然接种疫苗的原理——从牛身上提取病毒来产生针对天花的抗体——已由爱德华·詹纳（Edward Jenner）在现象上作出了描述，但从微生物层面对该现象进行解释的是巴斯德。同样的，罗伯逊·史密斯从经验发现，神圣仪式会摧毁或者圣化其靠近者，而涂尔干则通过群体生活的空间性来理性地解释它。

在其《社会学方法的准则》一书中，涂尔干提到了巴斯德关于天花的实验，他在书中讨论了健康和病态的区别。涂尔干有一个著名的论断，对社会学家来说，这个世界不存在本质性的病态现象：从某个角度看是病态的东西，如犯罪行为或宗教仪式，从另一个角度看则是正常的。涂尔干甚至说某种程度的疾病有助于保持群体生命的动态，因为它表明社会生活并不机械地遵循物理法则。下面，他以天花为例：

我们并不总是对疾病不知所措，或是无可救药，难以适应。疾病只是迫使我们采取与大多数人不同的方式来提高个体适应性。谁能说有些疾病的存在对我们毫无用处？天花，我们自愿用来接种的疫苗，却提高了我们的生存几率。跟我们获得的免疫相比，疾病造成的损害可能是微不足道的。这并不是个例。[31]

如果我们说巴斯德发现了微生物毒性可被人为减活以使身体产生记忆，那么我们可以从这样一个思路理解涂尔干，他认为社会是一种疾病，是集体记忆的具象化。他们两个人都认为，细胞、细胞间，或人与人之间的来往产生了集体心智，可以保护个体不为某些难以预料的遭遇所伤害。巴斯德和涂尔干都有着共和主义信念，都相信国家有出于群体利益做出干预的能力，因为即便引起温和的疾病，这些干预也能通过在有机体中创造特定记忆为重大疾病做准备。

他们允许国家进行歧视性的干预，这与斯宾塞和史密斯所持的自由市场的观念形成了对照。基于动物疾病的争论，我们可以看到，涂尔干和史密斯之间的分歧既涉及政治也涉及本体论层面。如果神性是具有传染性（infectious）的，这就意味着它的源头虽然不明，却在多种生命表达形式中显现。相反，如果它是具有感染性（contagious）的，那就意味着它是直接作用于个体生命的致因。涂尔干比斯宾塞走得更远，他认为国家的干预不是通过法律的形式迫使不理性的饲养人处决所有的牛（斯宾塞却这么认为），而是通过免疫规范，对特定的动物进行适应性的接种。从这个意义上，通过把群体描述为由共同规范产生的各种生命形式，巴斯德可以使用涂尔干的社会学理论作为工具，在法国和世界各地推广巴氏消毒①。[32]

1880 年，当罗伯逊·史密斯构思他的宗教理论时，牛结核病的爆发迫使英国政府杀死了数以百计的牛。因此，一组专

---

① 译者注：巴氏消毒的英文"Pasteur"就是来源于路易斯·巴斯德（Louis Pasteur）。

家被委任研究，不仅关注其变质的风险，还基于暴露所引致的传染性疾病，对肉类进行区分。[33] 1912 年，即涂尔干发表了他的《宗教生活的基本形式》的同一年，医生艾伯特·卡莫特（Albert Calmette）和兽医卡米尔·顾林（Camille Guérin）成功降低了科赫杆菌的毒性，并为牛大规模接种卡介苗（Bacille Calmette-Guérin）。在两次大战期间，这将改变法国政府与养牛人之间的关系，因为结核病这个"社会问题"似乎被国家大规模的接种干预解决了。[34] 作为预防措施，疫苗接种比扑杀更理性化，因为其直接在群体层面上适用。即使接种有副作用，那些死于疫苗的人也理当如此，因为他们这是在为保护全体人民免受疾病影响做出了牺牲。

　　然而，发生在两次世界大战之间，基于涂尔干社会学的辩论，可与疫苗接种的失败相提并论。两战之间，在农村地区以及殖民地生活的法国居民往往被当作疫苗实验的受试者，大规模接种导致了一连串的伤亡。[35] 1922 年，涂尔干学派的边缘成员——吕西安·列维－布留尔在其畅销书《原始思维》尾声处提到这些事故。虽然殖民医生惊讶于"原住民"在接种疫苗后居然会索要金钱补偿，莱维－布鲁尔则解释，对原住民来说，每一次医疗干预都是一起事故，必须在超自然的层面上得到补偿，这是当地人在集体责任层面对此事的道德态度。[36] 列维－布留尔因此使用罗伯逊·史密斯的"参与"概念恢复了事件的地方性解读，通过当地人的世界观对国家层面以法律背书的观点进行反驳。他认为，事故从不自然发生，而是超自然力量的显现，因此才会有萨满或巫医的角色出现以训练个体在与神灵遭遇时应当如何行事。列维－布留尔描述，原住民并不依赖国家所设定的边界保护他们免受感染，而是早就准备好了和超自然力量相遇。而通过天花疫苗来保护欧洲国家乃至整个世界仅仅是一个现代化的定义，列维－布留尔则担心 20 世纪 70 年代天花根除后会有新的传染病出现。在一个满溢的病原体无时无刻不在冲击人类与动物关系的世界里，公共卫生官员或许需要从"原住民"角度去思考这些关系中产生的"超自然力量"。每一次新的疫苗接种都测试了人们面对新病原体的应激能力，这是不能仅仅依靠社会等机构来缓解这种不确定性的。在大规模疫苗接种开始时，所有的个体都成了接种新疫苗的小白鼠，就像殖民地的原住民一样。

1932 年，亨利·柏格森在《道德和宗教的两个来源》中讨论了列维－布留尔，得到了如下结论。柏格森问，说当地人忽视危险意味着什么？我们应该明白危险意味着什么，因为统计学家经过大量数据计算出了事故发生的概率。然而当事故真正发生之时，普通人的行为却变得像原住民一样：他们把事故归因于看不见的力量，联想自然之力对人类产生影响。[37] 柏格森以猎人为例，他知道箭射入猎物的机械法则，但仍然通过神秘仪式祭奠猎物的灵魂。柏格森说，正是这样，猎人的箭才会射得越来越准，就像现代人感知灾难——如地震或战争——认为它们从来就没消失过。在柏格森看来，人的想象在感知世界的过程中构拟了事物以弥补智力在计算事件概率时的不足。[38] 柏格森称其为一种有意的解释，因为它认为物体和人一样都有愿望——这可以被称为"模拟的虚拟空间"。正因如此，在备灾措施中，可以计算风险以利用如扑杀和接种疫苗的预防措施，也可以采用模拟灾难发生的准备措施。

从斯宾塞到涂尔干再到柏格森，动物疾病管理从预防到防备再到准备，这涉及社会性解释中的不同概念。而斯宾塞的社会性解释则建立在物理学基础上，这使得用自然概率知识对动物疾病进行准备成为可能。涂尔干与罗伯逊·史密斯认为，社会性解释与物理学解释完全不同，它依靠国家通过集体意识或象征对个体进行保护。列维 – 布留尔和柏格森则折返到罗伯逊·史密斯对情感参与的描述，认为：个体，在虚拟空间中，能通过猜测自然现象的意义为未来的灾难做准备。然而，他们忽略了符号这个概念，未来已经铭刻在人们对当前事件的感知中。而克洛德·列维 – 斯特劳斯已将这一概念引入法国人类学，并基于结构主义语言学重新定义了社会性解释。

克洛德·列维 – 斯特劳斯和疯牛病

与涂尔干对于图腾崇拜进行的外部视角分析不同，克洛德·列维 – 斯特劳斯更倾向于在柏格森式的内部视角下开展自己的研究。[39] 似是而非的讽刺难以掩盖其对柏格森语言概念的强烈赞同。列维 – 斯特劳斯说，柏格森对图腾崇拜的结构主义观点使得以系统性的符号结构为基础，人们可以用动物或植物这些已有的符号作为标签，从而对未来的事件进行刻画。在 20 世纪 90 年代末，列维 – 斯特劳斯将这一概念运用于疯牛病的社会学和人类学研究。列维 – 斯特劳斯认为"疯牛病"预示人类必须未雨绸缪：结束肉畜的工业养殖，完成人与动物关系向猎人与猎物关系的复归。

1996 年 11 月 24 日，列维 – 斯特劳斯在意大利报纸《共和》上发表了一篇题为《疯牛吃同类》（La mucca è pazza e un po' cannibal）的短文。他认为英国政府最近宣布的多个主要集中在年轻人的克雅氏综合征病例，与他们食用感染海绵状脑病的牛肉有关。自 18 世纪以来，兽医们将这种疾病称为羊瘙痒病。过去二十年中，因为喂食给奶牛的肉与骨头在烹调过程中的温度发生了变化，病毒得以在牛群中蔓延开来。当牛肉的消费在英国陡降、欧洲国家旋即禁止对英国牛肉的进口时，记者们开始用"疯牛病"来描述它导致的神经退化症，同时，用"同类相食的牛"来形容疾病的罪魁祸首是工业养殖中强迫喂食的牛肉饲料。[40]

早在 20 世纪 60 年代，注意力还放在有关巴布亚新几内亚"库鲁"的争议上的列维 – 斯特劳斯就知晓了这个疾病。20 世纪 50 年代初，澳大利亚殖民官在巴布亚新几内亚报道了一个神秘的神经疾病。这种病在当地一个名叫弗利的部落（Fore）之女性中传播。两个在弗利做研究的人类学家罗纳德和凯瑟琳（Ronald & Catherine Berndt）认为库鲁病的身心症状——谵妄，恍惚，窒息——与巫术有关。1957 年，卡尔顿·盖杜谢克（Carleton Gajdusek）和文森特·齐加斯（Vincent Zigas）——一位是微生物学家，一位是内科医生——在医学杂志上做了库鲁病的报道。他们认为库鲁病是一种可以通过基因遗传的退行性神经疾病。

1961 年，两位人类学家罗伯特·格莱斯（Robert Glasse）

和雪莉·林登鲍姆（Shirley Lindenbaum）指出，库鲁病并非通
过基因遗传，而是通过社会行为传染，因为当地妇女和儿童有
在葬礼上食用死者大脑的习俗。如果库鲁病是一种新型传染病，
那么就能找到它的致病因，研究它是如何在一个新环境中得以
繁衍的。盖杜谢克成功收集了受害者的大脑样本并将其传染给
了猴子，他因此获得了 1976 年的诺贝尔奖。然而，他认为能解
释退行性神经病变的"慢性病毒"却没有找到。他的研究为史
坦利·布鲁希纳（Stanley Prusiner）开辟了道路。布鲁希纳后来
证明了这种疾病是由一种叫做朊粒的移动蛋白导致。[41]

　　1961 年，在《联合国教科文组织信使》中，列维－斯特劳
斯写道，"库鲁病的原住民没有免疫力"，它是由"残存的神秘
文化引发而不是由别的地区引入"[42]。1968 年，他在《人类》杂
志上发表了罗伯特·格莱斯的文章，称这是"对同类相食行为的
象征性解读"。[43]列维－斯特劳斯想要弄明白的是在与白人的接
触压力下，同类相食的传统行为其增减是否影响了库鲁病的变
化。一种象征性的解释将同类相食纳入了调节社会距离的规则
中。将列维－斯特劳斯关于同类相食的理论与他的乱伦理论对
照，二者同样是两个禁忌，一个有关食物，一个有关性欲，它
们涵盖了他在食物和亲属制度领域的所有观点。继涂尔干学派
对接种的认识之后，列维－斯特劳斯的库鲁病研究揭示了人类
可以通过符号链和群体关系预测未来。

　　1974 年，在《忧郁的热带》中，列维－斯特劳斯对图皮南
巴人"交表相食"的习俗有所揭示，其后，在法兰西学院教授
的课程上，他致力于研究巴布亚新几内亚"平表相食"，以揭示

同类相食和变装的关系。他否认同类相食是由人类的侵略性驱动，相反，这是人类之间交流的一种受规范的行为。他将这种受到规范的行为比作细胞间的交流。在列维－斯特劳斯看来，同类相食不过是对自我与他者之界限进行的限定：交流、社交、捕食以及融合。

列维－斯特劳斯并未在对这几个案例的本真性进行苦心孤诣的求索上停下脚步，他提出了一个大视野，认为同类相食像擦亮了"火花"，为我们了解人与他者之关系提供了无限可能。因此，1993 年，他在《共和》上发表了题为《我们都是食人族》的文章。[44] 同样地，他在《亲属制度的基本结构》中表示，在每一个社会中，乱伦现象或多或少都是存在的，它并不完全遵守普遍交换的规则，但却限制了陪同的伴侣数量。他在《神话》中表示，烹饪的意义并不完全是文化上的，也包含了肉类食用的自然维度，这提醒人们：烹饪起源于对动物的宰杀。

因此，列维－斯特劳斯提出了与媒体"同类相食的牛"完全相反的解读。"这并不意味着奶牛已经被食品工业变性了，正相反，它们被人性化了、融入了人类这样一个能够吸收其他物种的物种。"[45] 继奥古斯特·孔德乌托邦式的提议，列维－斯特劳斯推测疯牛病会导致牛品种的两极分化。一种被认为是"产肉机器"的品种，将会回归到素食和荒野中被人猎杀的状态。列维－斯特劳斯说，在食用它们的肉时，人类将怀有堪比食人族在享用祖先或敌人的肉时的尊重。另外一种牛仍以动物蛋白为食，被指派"监督能量来源，并将产肉机器托付给它们"。[46] 它们将担任岗哨的工作，防止疾病回归野外，在牛群中传播。

在这篇富有远见的文章中，列维－斯特劳斯预言，立法将要求测试欧洲屠宰场的牛脑里是否存在朊粒，这不禁迫使工人在牛头前卑躬屈膝，像在丧礼上哀悼的弗利部落人一样。

将同类相食的牛视为"人类的仆人"，以及监督回归野外的牛意味着什么？在人们担心欧洲食品业人畜共患病蔓延之际，它如何为人类与动物之间的关系提供一个新的视角？列维－斯特劳斯用末世论的口吻说，疯牛病和其他人畜共患病预示着一个时代的来临：随着地球上的人口数量不断增加，肉类的消费将会下降。他认为，人类应该用信号警告动物为即将到来的灾难做好准备。列维－斯特劳斯从弗利部落"食人者"的角度审视疯牛病，他以此联想到 1930 年在亚马逊的观察。

如果仅仅因为列维－斯特劳斯同情被宰杀的动物就觉得他将动物视为"奴仆"，那么大家会被误导，因为这意味着西方式的"自然—文化"二元论。从亚马逊或美拉尼西亚的角度来看，用结构主义或后结构主义的方法来理解，人和动物共有的微生物是真正的实体，而人类为了减轻它们的威胁而进行的分离则是社会建构。[47]

菲利普·德斯科拉（Philippe Descola）指出，结构主义发展了新的群体致因概念，即在某一事件之后出现的意义因生态环境而异的集体属性。[48] 他建议出发点应该是普遍存在的食用了毒肉的恐惧，看看它如何在不同的群体中分配意念的和物理的、无形的和有形的实体，而不是病原体侵犯的领土。[49] 以同样的方式，我建议区分未来的预测模式，它们包括预防、防备和准备，并通过它们把疾病管理措施和人与动物的关系模式联系起来。斯宾塞的观点通常被认为是公共卫生的自由主义版本，在他看来，国家让自然致因来监管牲畜，唯一的行为是消灭动物，这并不认定自然和群体致因是分离的。因此，德斯科拉称之为"类比"——也就是说，试图通过献祭展现主权来调节生命的繁衍。在涂尔干社会学中，国家的干预增加了某种程度的致因，和自然传染不同，这个致因是社群的，因它依赖于接种记忆。它以一种德斯科拉称之为自然主义的方式（尽管它自诩图腾崇拜）动员防备，为国家及其专家定义一个风险评估空间。在列维–斯特劳斯的人类学中，社群的定义为猎人和猎物的交流的一系列信号。岗哨动物的监测遵循跨物种传染的途径。德斯科拉称之为"万物有灵论"的这个观点，该词在人类学的争论中的意思已经不似斯宾塞和泰勒时代，因为它依赖于日常互动中对信号的认知，而不是想象有超自然的魂灵。

表 1.1

人类学家	斯宾塞	罗伯逊·史密斯 涂尔干	列维–斯特 劳斯
动物疾病	口蹄疫 牛瘟	肺结核 天花	疯牛病 禽流感
风险理性	预防	防备	准备
干预模式	扑杀	疫苗接种	监测
归因	自然	社会	心智结构
思想	想法 / 反映	情感 / 参与	符号 / 想象
人与动物的关系	牺牲	神圣 / 超自然	岗哨

在当代专家——一群决定着谁应该管理动物疾病的人面前，对既往社会科学研究成果的系谱学回顾有助于我区分不同的人、动物以及微生物之间的关系。下一章，我将用这些不同观点来回顾一个关于禽流感风险控制的争论。

我将解释为什么在收集样本监测病原体时，微生物学家会被认为是遵循"万物有灵的本体论"或"猎人措施"；而当他们得出传染路径数据来支持国家的干预时，则被认为遵循"类比本体论"或"牧羊人措施"。这些本体论的杂糅通过自然和社会的天然对立引发了一场关于采取防备措施来减轻生物研究对社会风险的辩论。这两种治理模式之间的张力来自他们试图稳定的对象之不稳定性：跨越物种边界的病原体。在这一章中，我讨论了历史上作为治理技术的预防和准备这两种稳定是他们的一贯模式，在关于"防备"的讨论中如坐针毡。下一章将展示在面对当下的动物疾病时，这些不同措施的一致性。

第二章

生物安全问题与对人畜共患病的监测

"红鲱鱼"

2013 年 11 月，我参加了在巴黎巴斯德研究所举行的 "安提戈涅" 会议（预测全球新型流行病爆发）。我是由欧洲委员会资助的微生物学家中唯一的人类学家，我们试图揭示病原体（病毒和细菌）跨越物种间屏障的驱动因素。[1] 我的职责是用调查问卷的方式统计数据，揭示除突变和自然选择机制外，更利于动物将微生物传播给人类的社会和文化因素。[2] 但是在欧洲各地参加类似会议不禁让我思考，这个 "大科学" 和 "大数据" 的世界是如何生产关于渺小生命的知识的。[3] 我兴奋地发现，观察到这种知识的形成，使生物学家和人类学家之间自然或社会功能的分工模糊不清。

我对罗纳德·富希耶（Ronald Fouchier）的发言印象深刻，他是鹿特丹伊拉斯谟医学中心（Erasmus Medical Centre）的病毒学研究员。这项研究是有争议的，他做此次汇报的目的之一是探究安提戈涅会议赞助方的荣誉和责任是否实至名归。[4]

富希耶在病毒学界很有名，因为他改造了禽流感病毒，使其能够通过空气在哺乳动物之间传播。自从 1997 年由鸟类传播至人类的 H5N1 病毒出现在中国香港，人们开始用禽流感作为模型之一来研究传染病从动物传给人类的过程。[5] 2003 年至 2005 年间这种新病毒从亚洲传播到欧洲和非洲，提高了全球预警。这个积极性在 2009 年全球抗击 H1N1 病毒的斗争中达到高潮。在墨西哥，H1N1 病毒由猪传染给人，并迅速传播到世界其他地方。2013 年 3 月，就在富希耶在巴黎演讲的几个月前，一种新型 H7N9 禽流感病毒在上海出现，据 4 月 16 日报道，全国确诊 63 例，死亡 14 人。相比之下，H5N1 的致死率则高于 2/3。而 2009 年的 H1N1 病毒，由于传染性极强，总感染人数不明，因此不如季节流感病毒致死率高。[6]

在关于新流感病毒出现的叙述中，"H"和"N"指的是宿主生物细胞中接受和释放病毒的蛋白质，数字表示它们的出现顺序。因此，1918 年在人类中出现的 H1N1 西班牙流感被认为是 20 世纪的第一个禽流感疫情，导致大约 5000 万人死亡，致死率和传染性都很高。富希耶的研究旨在回答一系列对公共卫生具有重大影响的基本问题：如何解释流感病毒在人类之间传播时引发的普通反应，在从动物传播给人类时却产生了毁灭性的影响？ H5N1 或 H7N9 病毒在人类之间的传播速度会不会像 H1N1 流行病毒那样快，同时也有这样高的致死率？这个问题似乎要通过病毒分子分析来回答，但也有必要看看这些分子机制在特定的环境如何反应——实验室内外皆然。

富希耶在几张幻灯片中解释说，在中国农场和菜场上发现的"野生型"H5N1，与他在鹿特丹实验室合成的"突变型"H5N1 的不同点主要集中于五个核苷酸上。他的结论是，这个致死率高的病毒因这五个核苷酸提高了传染性。安提戈涅协会伦理委员会代表问他："你的研究对监控有什么意义？"富希耶回答说："如果有发现一种流感病毒有三到四个这样的突变，他们就可以发出警报，'红鲱鱼警报'。"所有的生物学家都笑了。我是唯一没听懂这个笑话的人。

《牛津英语词典》将"红鲱鱼"定义为一种会误导或分散人们对重要问题的注意力的逻辑谬误。它的原始含义可能是在狩猎时用熏鱼引诱猎犬偏离正确路线。中场休息时生物学家告诉我，富希耶的意思是，变异的 H5N1 病毒是个"红色警戒"，可以提供流感疫情的早期预警。这个术语与那款著名的虚拟射击游戏同名。无论有意还是无意，富希耶用"红鲱鱼"替换"红色警戒"，让人觉得他在批评自己的研究。我后来得知，胡志明市牛津大学临床研究中心主任、安提戈涅协会科学顾问委员杰里米·法勒（Jeremy Farrar）曾公开批评富希耶的研究是转移视线的"红鲱鱼"。[7] 后来领导维康基金会（Wellcome Trust）的杰里米对不确定疫情的信息传播有自己的想法。他的诊所接收了艺术家蕾纳·布依（Lêna Bùi）在 2012 年参与了他在越南农村的流行病调查。后来他在维康博物馆展示了雷纳拍的一段关于养殖业与家禽的亲密接触，以及村庄空气中纷飞的禽类羽毛的影片。[8]

对这种模棱两可的说辞，富希耶似乎很是熟稔。2011 年 9 月，在马耳他的一次流感会议上，他第一次公开了对 H5N1 在哺乳动物间传播的研究。他说："我做了一件非常愚蠢的事。"在随后的辩论中，他的这句话经常被引用。人们诟病富希耶的研究操纵了危险病原体，这是否有违生物安全？但后来他为自己辩护，荷兰语中"stupid"的意思也可以是"简单"。就像流感病毒在跨物种时发生突变一样，不同语言和场合使用的词语意义似乎也会变化。

富希耶的技术确实非常基础。他让一只雪貂感染了 H5N1，通过鼻拭子，将其传染给另一只雪貂，这个过程被他重复了十次。然后，他把受感染的雪貂放在一个笼子里，它隔壁的笼子是一只健康的雪貂，它们之间只能通过空气接触。实验结果是，受感染的那只雪貂通过喷嚏将 H5N1 病毒传染给了第二只雪貂。接着他对这种"变异"流感病毒进行了研究。

他的研究结果与在威斯康星大学和东京大学任职的河冈义裕（Yoshihiro Kawaoka）所领导的研究在结果上不谋而合。虽然富希耶使用了一种叫作"传代"的技术——H5N1 病毒通过雪貂后代突变，河冈却直接用 H1N1 的核苷酸重组了 H5N1 的基因序列，继而在雪貂身上证实了它的传播能力。[9]可以说，富希耶的研究更"自然"，因为他使用动物作为实验工具，而河冈的研究更"人工"，因为他直接进行了分子水平的干预。但这两个实验都试图通过间接和直接的技术手段模拟实验室外可能发生的情况。[10] 还有一点必须指出，在富希耶和河冈的研究中，雪貂并没有死于变异的 H5N1 病毒。实验结果揭示了该病毒的空气传播能力，而非其高致死率。致死率需要通过其他实验来进行研究。

这让我很感兴趣，病毒学家们用黑话式的笑话或无意识口误来表达大自然和实验室的复杂关系。描述病毒突变的分子语言似乎让科学家能够描绘出动物和人类之间的关系；而因为材料和经济的原因，这个关系仍然不稳定。在我和他简短但丰富的交流中，富希耶解释，实验室雪貂的成本增加了——基于昂贵的生物安全措施，雪貂需要对流感血清反应呈阴性，也因为他们要与雪貂皮草厂商竞争，这种压力尤其来自斯堪的纳维亚半岛、中国和美国的畜牧市场。虽然在欧洲，长期以来，雪貂被用来猎捕兔子等啮齿类动物，但在最近的几十年里，人们饲养雪貂的主要目的是为了毛皮以及做实验。雪貂是研究流感的实验品，因为它是绝无仅有的像人一样在感染病毒后会打喷嚏的哺乳动物。[11] 富希耶这个有趣的故事揭开了研究的新篇章，他发明了一系列装雪貂和猪的笼子来研究流感病毒通过空气在哺乳动物间传播的能力。

面对伦理质询时的一个口误揭示了人与动物关系的复杂性。人类学一直在研究具有双重含义的陈述如何表达完全冲突的世界观。我没能对富希耶的实验室做足够的民族志调查，所以如果把它当作纯偶然事件并继续深入，我想从"红鲱鱼"的双重含义出发，参与到关于富希耶的研究之政治风险的伦理辩论中去。

生物安全争议

富希耶的研究在公共讨论中吸引了很多关注，它在全球层面引发了对生物研究之风险的探讨。参与此争议的众多观察家认为：问题不在于富希耶是否成功地在实验室里复制了自然界中可能发生的事情，而是对于循环中的生物信息，他是否能足够谨慎。[12] 在新的"生物安全"规范下，问题更加错综复杂。这一术语涵盖了不同措施，从管控实验室泄漏到对新病原体的全球性监测，以保护国家领土免受入侵物种和食品污染的侵害。[13]

到 2011 年底，富希耶和河冈的研究已经通过了国家生物安全科学顾问委员会（NSABB）的审查。该委员会负责调查作为富希耶和河冈的研究资助方之一的美国国家卫生研究院（NIH）进行此类研究是否有"双重目的"。他们的成员建议，富希耶和河冈发表的文章不应该包括重复试验的方法细节，以防为图谋不轨者所利用。随后，一场关于生物研究审查之合法性的争鸣在科学期刊上展开，反对有关病毒突变的知识对于公共健康的好处以及其降低国家安全隐患的效益。然而，在世界卫生组织（WHO）于 2012 年 2 月召开的一次会议之后，国家生物安全科学顾问委员会允许了《自然》和《科学》发表这两篇文章，但要求推迟 6 个月。

当富希耶和河冈提议暂停一年关于"功能获致"的研究时，第二轮争议开始了 [14]。他们提到在 1975 年的阿西洛玛

（Asilomar）会议上，细菌学家们对泄露生物技术突变的风险进行了集体性的反思。哈佛大学和耶鲁大学公共卫生学院的流行病学教授马克·李普西奇（Marc Lipsitch）和艾莉森·伽尔瓦尼（Alison Galvani）发表了一篇文章，评估了进行"潜在疫情病原体"研究的风险（PPP）。回溯 1977 年苏联实验室泄漏的 H1N1 病毒，1978 年英国实验室泄漏的天花病毒，以及 2004 年中国台湾实验室泄露的 SARS 病毒，他们发现 2004 年至 2010 年间美国的"生物安全三级实验室"发生意外泄露的比例是 0.2%。

　　基于此，他们推算 10 年中 10 个实验室病毒培养的变异体的意外泄露概率是 20%。[15] 2013 年 3 月 27 日的一封给《自然》杂志的信中，巴黎巴斯德研究所的艾滋病学专家西蒙·韦恩·霍布森质询道："民用科学让微生物变得更危险，合适吗？这是在创造反社会病毒吧？实验赞助方和监管者是否存在失职？这种研究的伦理站位是什么？"[16]

　　这场关于生物安全的辩论反映了我在前一章中所提到的政府措施。李普西奇和伽尔瓦尼参照以前病例的统计数字进行预防工作，并要求将病原体研究规范化。韦恩·霍布森则以防备为原则警告 H5N1 变体研究是"反社会的"，并质疑了作者的伦理立场。富希耶和河冈辩解他们研究的正当性在于帮助公共卫生当局做好准备，应对新出现的一种有传播性且致命的禽流感病毒。流行病学家基于人口测算病原体风险，而病毒学家则在动物宿主中模拟这种病原体的出现。在媒体开辟的预防舆论场中，二者都困惑地采用了"风险"这个说法，但却使用了不同的思维模式来减少病原体跨物种传播的不确定性。[17]

2013 年，富希耶和河冈在《自然》杂志上撰文为他们的 H5N1 病毒变体实验进行辩护："传统的流行病学追踪没有给公共卫生机构足够时间采取有效的应对措施以减轻病毒流行之影响。提供有助于监测的信息——从而使适当的公共卫生准备工作能够在流行病爆发前启动——可允许'功能获得'，这至关重要。"[18] 传统流行病学家李普西奇和伽尔瓦尼对这一论点作出了回应："目前的监测很可能不足以及时发现新的疫情毒株，不管 PPP 发出过何种警告——实验可能出现令人担忧的变体。"[19] 这里他们对"监测"的定义不一样。监测可能意味着收集有关人的数据以进一步采取公共卫生政策，或收集动物数据以发出预警信号。第一种观点认为，因为需要大量的数据，一种特定的病原体是不够的，也可能是危险的。第二种观点认为，为虚拟监测创建病原体可以开辟新的数据源，因为它能跟踪新病毒的每个核苷酸并将其与目标病原体进行比较。这些不同观点有关时效性——发布预警的妥善时机是什么？——同时也有关监测：如何让动物向人类发出足够信号？这种模棱两可也引发了更多的问题。监测怎么算失败？什么样的情况下数据不能转换成有意义的信号？公共卫生人士如何应对虚假警报？在什么样的情况下病毒学家会被错误的目标误导？[20]

这场辩论的另一位关键人物是纽约西奈山医学院的微生物学教授彼得·帕勒斯（Peter Palese）。帕莱斯是杰弗瑞·陶伯杰（Jeffery Taubenberger）和特伦斯·图姆佩（Terrence Tumpey）领导的研究小组的成员之一。该研究从冷冻的美国士兵尸体中重新提取了 1918 年的"西班牙流感"H1N1 病毒。[21] 运用"反向遗传学"技术，他将流感病毒注射到鸡蛋中进行复制。[22] 2005 年他的研究发表于《科学》杂志上，引发了生物安全方面的问题——国家生物安全科学顾问委员会介入。这解释了为什么帕勒斯在 2012 年 1 月对富希耶和河冈表达了强烈支持："不允许发表实验细节等于被掣肘。"他继续在《自然》杂志上写道："而且与科学、进步和公共卫生背道而驰。"[23] 帕勒斯过去十年里一直在批评病毒学家对 H5N1 病毒疫情的预警工作。他支持对流感病毒的重复试验，但与病毒学家不同，他并不担心跨物种传播的致命性。帕勒斯非常关注在实验室中产生病毒变体的"安全符号学"，因为这帮助他了解过去重大流行病爆发的机制，[24] 但是他不相信实验室中的变异能反映未来流行病爆发的情况。帕勒斯认为，实验室可以复制自然，但不能预测其变体——我认为这个观点可以从"防备"和自然主义加以理解。与其说帕勒斯是一个"病毒猎人"，不如说他是"微生物农夫"：[25] 在他首次从冷冻的尸体中成功重建了 H1N1 病毒后，帕勒斯并不对病毒在实验室内外所表达的人与动物之关系感兴趣。

相比之下，富希耶和他的同事设计了一些技术以模拟和捕捉未来流感病毒在物种间的变异。安提戈涅成员、剑桥大学教授德里克·史密斯（Derek Smith）领导的病毒学家小组，提议模拟 H5N1 在自然界中的突变风险。计算和模拟这些风险不仅是为了平衡"实验室风险"和"自然界中的风险"，更进一步地，他们将新毒株出现带来的影响可视化。当我在剑桥拜访他时，史密斯向我展示了由他所开发的，预测新病毒出现的软件。

在动物学系的旧档案和标本中，他的团队成员通过电脑下

载了禽流感病毒的序列，检查它们是否含有那五个能提高 H5N1
传染性的核苷酸。根据史密斯的说法，富希耶和河冈为世界的
风险管理提供了可视化目标，从所有潜在的疫情病毒中进行选
择。他告诉我："我们所受到的最大阻碍不是计算能力方面，而
是样本数量和目标毒株种类。"

史密斯反映了在流感研究领域的主流立场：最大限度地收
集流感样本以模拟未来传播路径是必要的。这个观点是由被誉
为"流感研究的教皇"的罗伯特·韦伯斯特（Robert Webster）
提出的。韦伯斯特是田纳西州孟菲斯市圣裘德医院传染病科的
主任。过去的五十年里，他收集的病毒株库涵盖最广，有超过
1.2 万个样本来研究流感病毒的分子进化，从而向公共卫生当
局预警病毒爆发。尽管帕勒斯与韦伯斯特对病毒变体的认知在
本体论层面是一致的，但帕勒斯已经成为这个遍地先知世界的
"反预言者"——关于大流行性流感的预言。韦伯斯特和他的支
持者所描述的由病毒本身造成的"种际跃迁"被帕勒斯解释为
"信仰之跃"——从实验室里对病毒变异的理性观察，到媒体对
于预防病毒爆发的非理性呼声。[26]

对于自然，韦伯斯特及其支持者们有着相同的看法，这，
让他们有别于他们的批评者。人们常总结："大自然是最大的生
物恐怖威胁。"[27] 这句话的意思是，重大流行病的成因不是故意
使用已知的病原体（如炭疽或天花），而是自然界中出现的新病
原体（如非洲的埃博拉病毒或亚洲的禽流感）。这听起来可能有
点矛盾，好像把原因都归咎于微生物了。生物学家运用悖论和
隐喻之修辞的例子不胜枚举。比如当他们说病毒通过新陈代谢

"劫持"细胞来自我复制，或当他们从病毒的角度描述其入侵生物之过程。但它们相当程度上根植于达尔文式的病毒随机观点：如果它们能在人类中找到一个生态位，悄无声息的基因突变可能会产生灾难性的后果，这正像当流感病毒进入工业养殖场后受到来自疫苗与抗生素所赋予的强大进化压力一样。这就是罗伯特·韦伯斯特的导师弗兰克·麦克法兰·伯内特（Frank Macfarlane Burnet）所提出的"传染病的自然史"。[28] 用"紧急状态"来形容生物安全方面的搅动，"混乱面前，无论天灾人祸，万物均等"，并因此提议"对战争进行自然化并去政治化"。[29] 但微生物学家在思考病毒变异的演化过程时，宁愿把战争叙事引入自然现象。用"战争"比喻病毒学只适用于混合着矛盾监测方式的准备领域。

我们应该从自然的视角来理解有关富希耶的争论。H5N1变体是跟踪未来病毒突变的好目标吗？还是只是分散病毒学家注意力的诱饵？在巴黎举行的安提戈涅会议上，德里克·史密斯讲解了他对H5N1病毒变体的研究。他说，这是一个"准物种"，它的五个核苷酸使它不同于其他H5N1病毒。[30] 在场的其他生物学家对这一说法提出了质疑，他们认为自然界中存在的是各种变体混合的"病毒大杂烩"。史密斯回答，H5N1突变体在病毒种群中的进化适应性使其具有特异性。他解释他的团队已经进行了以下模拟：母亲对着孩子的咳嗽中带有的H5N1变体，它会与其他病毒竞争使孩子感染。把病毒描述为"准物种"并非认定它是一个心怀鬼胎的敌人，而是为增加模拟追踪目标的可能性。

跨种族传播

围绕富希耶的争议揭示了当对于新型病毒的生物学研究面向公众发布时引发的强大张力。它强调了与公共卫生官员沟通疫情准备工作的困难。对"病毒猎人"的浪漫想象往往会使这些困难被忽视。这个词是格里尔·威廉姆斯（Greer Williams）在 1960 年根据保罗·德·克鲁伊夫 1926 年的畅销书《微生物猎人》（*Microbe Hunters*）创造出来的。[32] 出生于荷兰的保罗·德·克鲁伊夫在美国洛克菲勒研究所扮演了重要角色，他的畅销书激励了几代微生物学家。[33] 在他的描述中，开创者安东尼·列文虎克（Antony V. Leeuwenhoek）、拉扎罗·斯帕拉捷（Lazzaro Spallanzani）、巴斯德和科赫都是孤独而执着的人，擅长新发明以追踪看不见的微小生命。格里尔·威廉姆斯回忆，病毒最初的定义是小到无法过滤的病原体，直到 1935 年才有人在烟草的叶子上发现它们[34]。而病毒的分子结构——外面有包裹壳的遗传信息——直到二战后才被刻画出来。20 世纪 90 年代，伴随着一系列关于新兴病毒的书籍的出版，"病毒猎手"一词有了新的含义。

约瑟夫·麦考密克（Joseph McCormick）和苏珊·费希尔·霍克（Susan Fisher Hoch）讲述了他们如何找到造成非洲出血热的病毒，譬如拉斯萨热和埃博拉病毒。罗伯特·加洛（Robert Gallo）描述了他与来自巴斯德研究所的吕克·蒙塔尼（Luc Montagnier）团队之间的竞赛，以鉴定引发艾滋病的逆转录病毒。这些故事都有力地表明了这样一个观点："野生"病毒正等着被收集起来在实验室里进行复制。伴随着新病毒的涌现，对其进行测量，并在演化链上对其进行排序的可能性改变了。

"新兴流行病"主要思想家之一，因其在微生物遗传学所做出的贡献而在 1956 年获得诺贝尔奖的乔舒亚·莱德伯格（Joshua Lederberg）表示，从 1880 年到 1940 年，是微生物捕获的早期高峰，微生物几乎被所有主流生物学家忽略了。[36] 随着核酸的发现，微生物成为检验进化生物学假说的模型。20 世纪 70 年代，当新的病毒出现时，莱德尔伯格指出，是时候抛弃微生物和人类之间陈旧的战争隐喻，提倡"一种从微生物角度看待感染的更具生态学关怀的的看法"。[37]

对英文读者群而言，"病毒猎手"一词最有名的支持者应该是内森·沃尔夫（Nathan Wolfe）。在牛津大学以动物学家身份开启职业生涯后，他声称："病毒研究为科学家提供了发现新物种并归类的机会，类似 19 世纪的自然科学家。"[38] 在与同样声誉卓著的鸟类学家、地理学家贾里德·戴蒙德合作的一系列文章中，沃尔夫提议对全球动物宿主中出现的流行性病毒进行建模。[39] 随后，他成立了一家私人公司——环球病毒预警计划（Global Viral Forecasting Initiative），其目标是"第一时间追踪疫情，了解它们，阻止它们全球蔓延"。[40] 他的书和 TED 演讲在公共领域取得了热烈反响。

沃尔夫将自己定义为"病毒猎手"。令他着迷的是，人们狩猎猴子，其目的可能是吃野味，也可能是为了猴子本身，但无论如何，病毒都会通过狩猎之实践进行传播。他认为："狩猎行为在人类作为一个物种独立演化之前就已有之。"[41] 沃尔夫将狩猎描述为两个生物之间的一种亲密关系，在这种关系中，一方牺牲另一方的性命以获取繁殖所需的大量能量。"从微生物的角度来看，狩猎和屠宰代表了细胞组织层面上两个物种完全亲密的接触。"[42]

同样的灵感激发沃尔夫把病毒本身描绘成一个猎人，它们随时监测着环境以找寻攻击猎物的最佳途径。[43]读沃尔夫的文章，我们的身份认同会面临一系列的晕眩：病毒学家猎人、丛林猎人、猴子猎人、病毒猎人。有两种方法可以消除这种晕眩并追问它的意义：其一是跟踪丛林狩猎者，观察他们与动物之间的距离和亲近程度。这并不是我的研究，考虑到对捕猎野味的规定以及与动物的不同接触方式会挑战文化。[44]另一种方法是比较病毒猎人和人类学家对动物的描述。一些人类学家认为广义上来说狩猎是一种与自然发生联系的方式。所以我说要"郑重对待病毒猎手"、理解他们与流行病学家在监测动物疾病对公众健康影响在本质上的分歧。[45]

从微生物的角度来看待人和动物关系的远近亲疏意味着什么？如果人类、动物和病毒相互攻击，它们会产生什么样的信号？这些信号在特定的语境中是如何起作用的？人类学关于萨满的研究给出了答案，萨满被定义为一种调节人和动物关系的技术。虽然这个西伯利亚语的概念是在18世纪提出的，它却是在二战后因米尔恰·伊利亚德（Mircea Eliade）的研究而扬名。伊利亚德描述了一个古老的宗教，它有着特别的"出神"传统。最近，一些人类学家用它来描述亚马逊和西伯利亚社会中人类和动物之间的关系。那里的猎人与动物的关系尤其不稳定：他们需要通过动物的视角来观察环境，以便捕获猎物；但他们不会从这个角度来看待自己，否则会以为自己是潜在的猎物。相比较下，在畜牧社会，人的地位高于其所驯养的动物。[46]

近来，关于亚马逊和西伯利亚之萨满教的民族志研究，并非纠缠于其充满秘辛的吊诡谜语，对描述人类和动物之间关系的措辞做出了贡献。爱德华多·科恩（Eduardo Kohn）描述了构成厄瓜多尔卢纳部落（Runa）在不同层级上，建构其日常生活经验的符号体系，当地人最大的道义责任在于赋予其日常信号以妥帖的形式。[47]摩顿·佩德森（Morten Pedersen）提出的术语"不似萨满的"来描述"没有经验的猎人，冒犯了狩猎的游戏规则，或恶作剧以及恶意诽谤的对象：他们的灵魂很容易被拐走"。[48]查尔斯·斯捷潘诺夫（Charles Stépanoff）认为，巫师不属于人类——他们感知无形灵体的能力是天赋异禀。因此，真假萨满可以通过他们的仪式物来区分，由鼓、武器或动物器官等附件组成的仪式物放大了这种与生俱来的特性，并帮助他们面对其与超自然灵力的遭遇。[49]

受这些民族志的启发，我认为病毒学家叙事的"一语双关"揭示了"萨满教"的准备措施与"畜牧社会"的预防措施之间的混淆。以富希耶和他的批评者之间关于传播潜在疫情病原体信息的责任的争论作为出发点，我探讨了他们为帮助全球准备疫情而在实验室内外设计的措施。我于是在对争议进行语言学研究的基础上，更进一步，转而分析病毒猎人的捕猎模式。

澳大拉西亚 ① 的猎人和收藏家

虽然富希耶事件的争议主要发生在美国，涉及国家卫生研究院和国家生物安全顾问委员会等机构，但它的主要参与者来自欧洲和亚洲。生化恐怖主义，在苏联解体与9·11事件之后的"炭疽信件"期间抬头，这已经成为美国国内讨论的一个焦点。但是，在亚洲，他们更为关心非典所带来的危机，因为其凸显了面对新兴病毒时亚洲社会的脆弱性，因此非典也被称为"亚洲的9·11"。[50]在华南复杂的生态系统中，非典病毒由蝙蝠感染人类，因此绘制物种地图以了解它是如何成为"生物恐怖威胁"变得必要。

我在欧洲的同事、安提戈涅协会的成员在非典危机中扮演了关键角色。阿尔伯特·奥斯特豪斯（Albert Osterhaus）自1993年开始担任伊拉斯谟医学中心病毒学部主任，被称为世界上最著名的病毒猎手之一。[51]兽医出身的他，在荷兰动物保护运动的支持下，对南海海豚以及海豹的病毒进行了研究。

2001年，在欧洲疯牛病危机爆发后，他警告未来病原体会跨物种传播。[52]2003年，他第一个将科赫法则应用于SARS病毒，并成功地将其传染给了猴子。[53]同一年，一种新的禽流感病毒H7N7在荷兰暴发，导致数百万只鸡和一名兽医死亡。当欧洲唯一一个死于禽流感病毒的人引起公众关注后，奥斯特豪斯参与了H5N1病毒的全球预警。在2009年H1N1流感病毒流行期间，他设计了一个电脑游戏模拟口罩、疫苗和抗病毒药物的销售，因此欧洲议会成员批评他与制药行业暗通款曲。他最

① 译者注：大洋洲的一片区域，包括澳大利亚、新西兰和美拉尼西亚。

近离开了伊拉斯谟医学中心，在汉堡建立了一个私人研究所，叫"病毒诊所"（Viroclinics）。

安提戈涅协会的另一个关键人物是波恩大学医院病毒学研究所所长克里斯蒂安·德罗斯滕（Christian Drosten）。在 2003 年 3 月开发出第一个非典诊断试剂后，他在加纳和巴西启动了一个雄心勃勃的计划——对两地的蝙蝠病毒进行测序。[54] 在德国蝙蝠保护协会的支持下，他发现德国蝙蝠携带类似非典的冠状病毒。[55] 他与中国和澳大利亚的病毒学家合作以收集东南亚蝙蝠的样本进行测序，以了解它们是如何成为新兴病毒，如埃博拉、非典、亨德拉和尼帕病毒的动物宿主的。[56] 蝙蝠多样的品种以及复杂的免疫系统令它们在动物宿主中鹤立鸡群。我们可以假设，在洞穴和森林中经历了数千年多物种协同演化，为了应对哺乳动物飞行的挑战，蝙蝠已经对病毒产生了精细的免疫反应。相比之下，人类的免疫系统似乎还处于初级阶段。

德国、荷兰、英国和法国有着悠久的殖民微生物学历史，它们与 19 世纪末亚太地区抗击霍乱、鼠疫和疟疾的斗争息息相关。在这些医学战役中，发生在特定的环境的热带病被认为是欧洲殖民主义扩张的障碍。然而，安提戈涅项目是后殖民时代暂时的产物。处于生态变化中心的亚洲地区则是最早发现全球疾病的哨兵。就在非典危机爆发前，尼古拉斯·金（Nicholas King）发表了一篇颇具影响力和先见之明的论文，他在文中将"新兴疾病世界观"定义为一种"极其灵活的"世界观："各路人马都可以使用它……一个一致的、自给自足的流行病本体论……通过道义经济和历史叙述……一个用来理解人类和微生物世界相互作用的通用模板。"[57] 这与为了保护领土把知识从行政中心向外强加于人的公共卫生殖民主义相反。这种对风险的新理解旨在从没有领土概念的网络中收集和传播信息。"监控被想象为无处不在，每时每刻为每个人提供数据——一个全球诊所。"[58]

20 世纪 60 年代初，"流感教皇"罗伯特·韦伯斯特的职业生涯开始于下列事件，这开启了一套新的监测实践。正在攻读微生物学博士学位的他在堪培拉附近的海滩上散步，同行的还有与他一起进行流感病毒分子分析的大学同事格拉米·拉夫尔。他们看到岸边有些死去的海鸟，于是开玩笑说这些鸟死于流感。[59] 因此，他们启动了一项重大计划：在大堡礁捕捉海鸟取样，以调查甲型流感在鸟类中的表现（乙型流感和丙型流感只在人类中传播）。

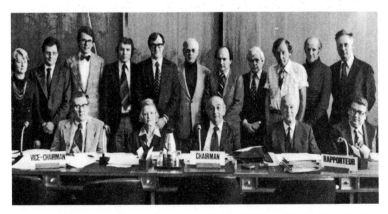

图 2.1　1978 年在日内瓦由马丁·卡普兰领导的世界卫生组织流感专家委员会。肯尼迪·肖特里奇（左五），格拉米·拉夫尔（右三），罗伯特·韦伯斯特（右二）。

图片由肯尼迪·肖特里奇提供。

　　面对当地政府的质疑，日内瓦世界卫生组织人畜共患病项目负责人、兽医马丁·卡普兰（Martin Kaplan）力排众议选择对其进行资助。[60] 在 70 年代，卡普兰的工作为世界卫生组织流感生态中心主任韦伯斯特所接任。格拉米·拉夫尔回忆了大学里微生物系主任对他的项目的回馈：不管怎么说，他是不可能抓到那些鸟的！"我没那么蠢。我知道海鸥在地面洞穴筑巢，我们所要做的就是弯腰把它们捡起来。但我必须承认，想象那些生活在荒凉的、烈日炎炎的珊瑚岛上，被碧蓝的大海环绕的美丽健康的鸟儿竟然携带着流感病毒，实在是太离奇了，难以置信！"[61] 韦伯斯特和拉夫尔提出一个"离奇"观点：水鸟可能是流感的宿主，它们携带病毒却不发病，通过粪便大量传播病毒。2003 年，韦伯斯特对病毒在未来的流行趋势发出了警告："控制流感的主要挑战是大规模的动物宿主。"[62] 韦伯斯特在给拉尔夫的讣告中写道："拥有澳大利亚人的野外探险精神、推动了候鸟流感的研究。"[63] 因此，历史学家汤姆·格里菲思（Tom Griffiths）写道，流感研究史离不开澳大利亚博物学者"细致的狩猎和采集"。[64]

　　我对富希耶争议的分析表明对微生物学者之工作的解读，不应该只从公共卫生官员角度进行（流行病学家、医药行业、医院管理、风险沟通专家），也应该借鉴动物工作者的实践（兽医、肉商、农民、自然学家）。如果"监测"和"预测"是全球健康的关键词和奠基石，它们不会是面向未来的新技术，而是过去技术的重新组合。围绕富希耶与河冈的争议，开始于美国与欧洲对生物安全的探讨，最终成为关于亚洲以及大洋洲对于自然突变之意义的探究。[65]第三章，我将指出：亚洲禽流感标本的采集和研究不光基于"全球诊所"的概念，还有"全球博物馆"这一导向。因此，"准备工作"将不仅仅意味着政府的口误以及充满矛盾的声明，它也意味着一种对世界上生命体进行观察与分类的措施。

第三章

全球健康和生态环保

　　这本书描述了"全球健康"这一全新的概念。这一概念囊括多元思路与举措，试图超越民族国家框架下的人口学掣肘，落实到具体的、受特定疾病影响的个人身上。它集合了一大批行动者，从生物医药专家到发展机构，譬如人道主义基金会。它们分为两部分：一部分旨在维护发达国家安全，从而对新兴传染病进行预测与控制；另一部分则以人道主义为导向，为发展中国家提供救援，主要体现在对其疾病受害者无差别的同情与关怀之上。安德鲁·拉科夫（Andrew Lakoff）认为，"全球健康体系的两种体制"看似冲突，其实可以互补。"可以这样看待人道主义生物医学——为缺乏公共卫生基础设施的国家提供慈善援助，以换取国际性卫生组织对其进行人口监测的权利，以防止疫情威胁富裕国家。"[1] 对发展中国家病患的同情和发达国家对安全的渴望代表了全球健康主题的两个方面：苦痛的个人和脆弱的基础设施。

在讨论动物疾病和环境问题的过程中，这本书也提出了类似的全球健康问题。在"健康一体化"（One World, One Health）的呼吁下，国际组织（世界卫生组织、世界动物卫生组织、联合国粮食与农业组织）共享了它们的信息系统和监测网络，以覆盖人类、动物及其环境健康的所有方面事项。[2] 这个全球项目满足了对于行动者的大规模需求，从农业发展组织，譬如"兽医无国界"（Vétérinaires Sans Frontières）、"谷粒"（GRAIN），[3] 到环境联盟如国际野生生物保护学会（Wildlife Conservation Society）、世界自然基金会（World Wildlife Fund）和国际鸟盟（BirdLife International）。[4] "健康一体化"的跟踪监测措施，融合了两种逻辑：新兴病原体的预测和环境的保护。因此，当全球健康的影响扩展到动物和环境时，它将两种不同的风险意识有机结合。一种侧重准备，追踪病原体在物种间的突变，这需要依靠微生物学家对下一次灾难进行预测。另一种侧重预防，在流行病学家的帮助下计算目前灾难的伤亡人数，试图通过治愈病患来减轻这些灾难。第一种措施的目的是生物安全，即在全球范围内控制生物物质的扩散。而第二种措施的目的是生物多样性，即对地球上各种形式的生命进行清点和保护。

那么，从保护而非同情的角度看待全球健康将带来什么样的改变呢？多个致力于保护非人类生命形式的地点如何重新定义全球健康？在这一章中，通过考察来自东方的样本如何形塑了西方社会关于保护的实践，我对亚太地区的飞禽病毒库概念进行了系谱学研究。鸟类观察者在野生动物保护区工作，微生物学家在科学实验室工作，而这些现代人用于观察和积累自然形态的空间则源于一个古老的场所——博物馆。我将指出，类似于医院的转变，当准备取代预防，被定义为保护生物形式场所的博物馆是怎样成为同情灾难受害者的处所的。因此，本章将对全球健康以及全球艺术两个范畴进行系谱学研究以供研究当代人类学。"全球健康"关注自然宿主的变异，"全球艺术"则关注文化遗产的嬗变。两者都通过对现在的想象来预测未来。

如果可以将博物馆、实验室和保护区理解为文物收集、存储和展示的场所，那么准备技术又是如何将其重新定义为预测病原体的突变并分享相关信息的必要手段呢？这个平行系谱学将分别考虑西方的三种知识，即病毒学、鸟类学和人类学向中国的延伸。通过结合历史来对这三门学科的样品采集和管理活动进行发问，我将在本体论层面提出以下问题：什么是病毒？什么是鸟？什么是社会？

病毒学博物馆

作为一种另类的存储方式（相比于仓库或者银行），博物馆可以定义为"一种观看方式"——也就是说，通过在陈设形式上的区别以创造审美愉悦。[5] 不过，博物馆更是各种视觉模式竞争的地方，是构想未来变化的熔炉。"博物馆"一词，结合其希腊语的词源学含义，本意是教育眼睛以使其可以观察出自然灾害或文化物件的形式。因此，早在一个现代性的观念——"艺术与科学泾渭分明"生发之前，博物馆的功能就已经被清楚地做出了规定。但是随着资本主义和民族国家的出现，博物馆被赋予了新的功能：收藏和保存文物，以展示主权者的权力和财富。如果博物馆来源于狩猎实践——收藏家必须在自然环境中跟踪生命体并令其与新的文化事项相适应——那它的概念就被牧领化了：文物物品现在已经成为一组奇异的名字和序列，必须保护好。现代背景下的博物馆则成了应用新的预防措施的场所。因为博物馆展示自然生命的方式让眼睛愉悦，让智力可理解，它们允许人类预见未来一系列可预测的风险。

二战后，世界卫生组织将博物馆的框架应用于流感研究。这项研究在两次世界大战之间迅速发展起来，结合了微生物学家和流行病学家对 1918 年"西班牙流感"的机制和流感大流行的周期性特征的理解。[6] 1933 年，在英国实验室中，通过用人类黏液感染雪貂，流感病毒首次被分离出来，人们认为该试验是成功的，因为与其他实验对象相比，患流感时，雪貂会像人一样打喷嚏、体温升高、流鼻涕。卡洛·卡杜夫评论："这种病理效应之所以有效并能够提供证据，是因为它结合临床和人类观察到的症状把病毒可视化。"[7] 通过动物模型将流感病毒从临床转移到实验室，使微生物学家可以组织这种可视性并对其进行比较，从而，这种可见性可以超越当前疾病的症状，为预测未来的传染病信号进行刻画。

　　1941 年，美国陆军设立了一个流感委员会，由托马斯·弗朗西斯担任领导。在洛克菲勒基金的资助下，弗朗西斯曾证实英国对流感病毒进行分离的有效性。[8]委员会的一名成员——一位名叫乔治·赫斯特（George Hirst）的年轻病毒学家——发明了一种技术以检验流感病毒是否在人体受试者身上体现。赫斯特用流感病毒感染了一个 11 天大的鸡胚胎。他观察到胚胎的红细胞都粘连在一起，似乎是在抵御病毒。他称这种反应为"凝集"（agglutination），后来重新定义为"红细胞凝集"（hemagglutination）。[9]赫斯特因此设计了一组试验（称为 HI 鉴定），朝鸡蛋胚胎注射流感病毒和含有鸡胚抗体的人类血清，测量病毒株之间的抗原差异。该实验模型的结果清晰解释了临床医生和流行病学家面临的障碍：流感病毒在不断变异，所以想要基于现有毒株配制疫苗以预防下一个流感变种将会很困难。如果通过实验室的鸡胚胎可以看到人类毒株之间的差异，那么就有可能根据毒株相互间的特点改造疫苗、为未来的病毒流行做准备。流感病毒是根据表面蛋白来归类的，当病毒进入细胞时，这些被称作 H 的蛋白引起红血球凝集。1960 年，另一个名为神经氨酸酶的表面蛋白（N）被发现。它们扮演的重要角色是从细胞释放病毒，随后它成为了瑞乐砂等抗病毒药物的靶向蛋白。因此流感病毒被命名为 H1N1、H2N2、H3N2、H5N1。

　　得益于这些发现，世界卫生组织在战后宣布：应该对世界各地的流感病毒加以比较来改造疫苗，以备流行性病毒的下一次爆发。1948 年，世卫组织流感研究中心将自己定义为流感病毒株"博物馆"，要求各大实验室将干燥毒株予以呈送。

请注意储存库和博物馆的区别：储存库对物质进行存储和保存，而博物馆必须对这些物质进行分类和编目，并将它们的差别展示给公众。

本中心将尽可能对收到的失活病毒进行检测以确定其活性，并在适当时进行传代，形成更大的库存储备。因此，本中心将成为无活性毒株的"博物馆"。所有实验室，但凡进行毒株间抗原关系的研究，均可向本中心进行通报并获得相应毒株。我们将定期把博物馆的毒株——至少是那些重要的或具有代表性的——通过鸡胚胎或其他方式传代，以维持毒株库存，避免缺失。[10]

因此，世界卫生组织流感中心将乔治·赫斯特设计的鸡胚传代技术应用于他们从实验室获得的无活性毒株。作为回报，世界各地的实验室可以将从诊所获得的毒株与参考株进行比较。正如1945年，艺术博物馆被联合国教科文组织国际博物馆协会重新定义为"保存艺术作品以备临时性巡回展览之处"，病毒实验室被世卫组织重新定义为"在重大疫情后安全流转流感病毒，以备集中比对的地方"。病毒学家成了毒株全球流通的管理者，而博物馆背后无形的力量——大规模的鸡蛋产业、几十亿的鸡胚的死亡——使得这种知识的全球化生产成为可能。卡洛·卡杜夫这样描述流感毒株在实验室之间的流转："自1933年以来，生物医学科学家和公共卫生专家投入了大量资源，不仅在物种之间，也在国家、机构和学科之间引导毒株的无缝流通。正是这种可控的生物物质流通使流感研究不受季节性疫情的影响。"[11]

20 世纪 70 年代末，流感研究发生了重大转变，暴露了世界卫生组织建立流感毒株通用博物馆这一梦想的缺陷。美国出现 H1N1 猪流感病毒——可能是由于苏联实验室泄漏的"西班牙流感"病毒——于 1976 年在迪克斯堡造成一人死亡后，引发了一场大规模的疫苗接种运动。当 10% 的人口接种后，发生了 500 多例格林 – 巴利综合征病例（Guillain-Barré Syndrome），这场接种运动旋即被叫停，史称"猪流感的惨败"。[12] 这一事件揭示了，基于毒株间差异，制造疫苗以为未来疫情做准备的确是十分困难的。它还揭示了实验室间流转的流感病毒并非中性，因为存活的毒株可以从实验室中逃逸，并于人群中增殖从而导致新的流行，这进一步导致了冷战结束后人们对生物恐怖主义日渐增长的担忧。

同期发生的另一个事件改变了病毒博物馆的战略。1976年，在其首席兽医马丁·卡普兰的领导下，世界卫生组织增设了传染病生态学专家委员会，作用是预测病原体在它们的动物宿主身上发生的变异。该委员会的主要成员包括格拉米·拉夫尔和罗伯特·韦伯斯特。在马丁·卡普兰的帮助下，通过收集世界各地的鸟类粪便，韦伯斯特建立了一个流感毒株储库（见第一章）。此外，曾在澳大利亚接受学术训练的肯尼迪·肖特里奇（Kennedy Shortridge）也是该委员会成员。彼时，肖特里奇的导师弗兰克·麦克法兰·伯内特刚刚在香港大学医学院创办了微生物系。第四章中将提到，肖特里奇认为，由于此前中国不是世卫组织的成员，而主要的流感皆起源于被他称为"流感震中"的华南，所以他对中国流通的流感毒株知之甚少。因此，中国香港应该成为对毒株进行收集、对比并送往世界卫生组织全球博物馆的岗哨。

这两个事件表明，作为病毒博物馆的世界卫生组织，其战略已经从预防转向准备。第一个事件表明，流感毒株的流通和对比引发了安全问题，因为病毒有自己的生命形式，不可化约为抗原形式的差距：它们会变异、重组、泄漏、引发意料之外的免疫反应。第二个事件表明，很大一部分仍然未知的流感病毒依旧在全球流通，因为部分国家拒绝提供这些病毒，或仅仅因为它们没有收集这些病毒的手段。当收集出现空白，战略则必须调整以找到能弥补它们的方法。[13] 第一个事件引导人们发明了疫苗储存方法，第二个事件则促成了岗哨装置的实施。如果不能靠比较现有毒株来防止下一次流感爆发，那么就有必要通过捕捉早期预警信号进行准备以减轻流行病爆发的后果。

因此，疫情模拟成为世卫组织流感管理的主要技术。基因银行（GenBank）让这成为可能。它使病毒学家能够根据基因序列实时比较新毒株和现有毒株，并通过生物信息软件模拟这种新病毒的来源和可能的进化方式。在一篇名为《实验者的博物馆》的文章中，布鲁诺·斯特拉瑟（Bruno Strasser）展示了基因银行如何改变了他所谓的"生物医学的道义经济"。斯特拉瑟认为，实验生物学并没有取代 18 世纪的自然史，而是重新阐述了在一个反映世界多样性的中心收集标本的方法："15 至 17世纪的珍奇柜，17、18 世纪的皇家园林和 19、20 世纪的伟大动物学博物馆，其发明都面临以下挑战：将分散在世界各地的标本归元、统一中央管理，确保自然学家的参与，探讨此标本在众多藏品中的地位。"[14]

斯特拉瑟指出，虽然自然历史藏品展示了收藏者的力量和财富，但当代数据库通过一种新的、围绕全体公民参与科学生产的道义经济，重新定义了藏品的现代梦。数据库的组织者不应该是藏的所有者，而应该是集体努力成果的管理者，因为每个个体的付出都应该得到重视。斯特拉瑟因此对比了美国两个相互竞争的基因数据库：一个是华盛顿特区国家生物医学研究基金会的玛格丽特·戴何夫（Margaret Dayhoff）的团队，从1965 年开始出版《蛋白质序列和结构地图集》（*Atlas of Protein Sequence and Structure*）；另一个是新墨西哥州洛斯阿拉莫斯科学实验室（Los Alamos Scientific Laboratory）的瓦特·戈德（Walter Goad）的团队，他们通过辐射研究蛋白质核酸序列。"无论是戴何夫还是戈德都没有对一个蛋白或 DNA 片段进行过基因测序；他们依靠别人来完成。戈德试图从其他持有者那里批量获得实验结果，而戴何夫则是通过检索文献和与已进行过实验测序的人日常交流获得的。"[15]

与戈德随时准备分享他所收集的少量蛋白质序列相比，戴何夫则认为自己拥有更多的蛋白质序列，因此可以拒绝其他人使用。一个生物学家指责她建立了自己的"私人狩猎场"，这个词经常出现在自称"狩猎—采集者"的收藏家的自我批评中。

因此在 1982 年，国家卫生研究院资助了戈德的数据库，而非戴何夫。基因银行因而得以在洛斯阿拉莫斯发展，直到 1992

年搬到国家生物技术信息中心。斯特拉瑟认为，戈德成功使博物收藏家的做法，与实验科学的新型道义经济相适应，而戴何夫则保留了 18 世纪"藏品为私人所有"的观点。[16] 换句话说，戈德找到了合适的折中方案，一面是，如国家卫生研究院和世界卫生组织在牧领治理层面的需求，一面是作为病毒猎手的做法，然而戴何夫提出的防备性的科学观则让双方都不满意。对生物学家来说，他们发现的价值来自于通过基因测序成功追踪某个生命体的活动，而对公共卫生当局来说，这个价值则是某个序列被吸收进缺失该序列的数据库中。

鸟类学博物馆

为了佐证这一观点，现在我们来聊聊观鸟者的实践。这本书认为，病毒学家在动物宿主中追踪病毒的过程，就好像鸟类学家在自然保护区中跟踪鸟类。两种科学实践都肇始于现代自然史，不过当下对于数据库的使用已经深远地改变了它们，这主要体现在人们可以通过虚拟过程来追踪目标。

在其职业生涯之初，澳大利亚微生物学院的创始人——弗兰克·麦克法兰·伯内特是一位有着热情抱负的动物学研究者，着重于维多利亚乡村地区的甲虫收集。1936 年，在首次成功将流感病毒传染给鸡胚胎之后，他推动了对于鸟类微生物学样本的收集工作。这项鸡胚感染技术为其后赫斯特发明的鉴定技术奠定了基础。[17] 他撰写了《传染病自然史》，将微生物学理论与英国以及其他工业国家观察到的自然现象进行了联系。

自 18 世纪以来，一直有一些受教养的有闲阶级对动物和
植物的活动有着天生的兴趣。这些业余博物学家中的很大一部
分人，如伊兹雷尔·沃尔顿（Izrael Walton）和吉尔伯特·怀特
（Gilbert White）等，都著书立说，阐述动物如何生存。鸟类觅
食、求偶和筑巢的习惯吸引了许多人。还有些人花了数年时间
来研究昆虫的生活史。近年来，专业生物学家加入了这一基本
上都是业余观察者的队伍，他们进行了更系统的调查，将这曾
被称粗浅的自然研究的领域提高到了生态学的地位。[18]

根据伯内特的说法，在实验室对生态系统进行的研究，包
括对生物进行严格的命名和分类，取代了对大自然的业余观
察。然而，虽然他自己的研究是这一方向，伯内特却未能描述
病毒学和鸟类学同时经历的变化。如果观鸟活动不是在原始的
自然环境而是在传染病的生态环境中进行，它会发生怎样的
变化？

欧洲观鸟活动的谱系表明，在鸟类受到的敏感威胁的环境
中，博物馆发挥了作用。斯特凡·巴吉尔（Stefan Bargheer）回
忆，与博物学者在神学中获得灵感以探索英国乡村类似，18 世
纪人们对鸟类的热情来自殖民时期的采集活动。1768 年至 1771
年间，植物学家约瑟夫·班克斯（Joseph Banks），艾萨克·牛
顿的继任者，英国皇家学会的负责人，曾参加了詹姆斯·库克
在太平洋的首次远航，带回了 500 份鸟类标本和 32 张手绘，并
将它们寄去了大英博物馆。[19]巴吉尔指出，作为对于大自然的
国家级建构，这种美学思路使得英国鸟类学与德国的情况迥然

不同。在英国，观察到自然中的鸟类带来的喜悦激发了观鸟行为，它们好像被安置在博物馆的"原生区"里。在德国，观鸟行为则是用家政学或**家园**的方式对待自然生物。当英国观鸟者剖析鸟类的翅膀观察其样貌的时候，德国鸟类学家则剖开鸟的肚子看它们吃什么。在 19 世纪的德国，鸟类学家将鸟分为有用的和有害的（或捕食害虫的和携带害虫的），而英国的观鸟家则主要区分鸟类品种的稀有性和普通性（或外来的和本地的）。在英国，鸟类标本的价值取决于其在整套收藏中的地位；而在德国，它取决于此种鸟类对栖息地的有用程度。

通过简单比较英国、德国、法国和美国的鸟类博物馆，我认为这些国家建设不应该被视为文化框架，而应当被视为一种结果，是狩猎实践和牧领技术在现代观鸟实践上的混融。在法国，18 世纪最多产的鸟类学作家、凡尔赛和玛尔丽宫皇家狩猎场负责人，也就是在编辑《植物花园的动物》（*Ménagerie of the Jardin des Plantes*）过程中启发了蒲丰—居维叶分类法的查尔斯 – 乔治·勒·罗（Charles-Georges Le Roy），以批判哲学家通过经验主义讨论动物灵魂而闻名。"只有猎人才能领会动物的智慧。"他在 18 世纪 60 年代写道："要准确了解动物就必须和它们生活在一起。"[20] 为宣誓主权而狩猎的传统是将狩猎和领土联系起来的一种方式，为领主狩猎的传统是一种将领土与实践方式相联系的方式，这就是为什么法兰西鸟类保护联盟仅有 35000 名成员，而全国猎人联盟则有 130 万名成员。在英国，皇家鸟类保护协会拥有 100 万名成员（包括 80 万名持照猎人），而德国的自然联盟拥有 42 万名成员（包括 30 万名持照猎人），美国的国立奥杜邦协会拥有 55 万名成员（包括 3.5 万名持照猎人）。[21]

这些数字可与那些鸟类藏品的数量进行比较：大英博物馆藏有 8000 种鸟类的 75 万个标本（主要来自库克、古尔德、达尔文和华莱士的旅行）；史密森尼博物馆鸟类藏区收有 8500 种鸟类的 64 万个标本（主要来自鸟类藏家如瑞奇威和查普曼组织的探险）；柏林自然博物馆藏有 5000 种鸟类的 20 万个标本（这主要是基于李奇登斯坦、卡巴尼斯和赖歇诺对此进行的系统收集）；巴黎的国家自然历史博物馆藏有 2500 种鸟类的 13 万个标本（大部分来自于博登、弗莱奇内、杜佩雷特、杜蒙·居维尔和布甘维尔的旅行）。法国由博物爱好者和丛林猎人组成的私人基金会赞助了世界唯一的"狩猎和自然保护"博物馆，它位于首都中心（巴黎第四行政区），用当代艺术呈现自然标本来反思杀害动物的矛盾心理。

英国鸟类学的创始人约翰·莱瑟姆（John Latham）把鸟类收藏者的狩猎方式转型为博物馆的预防行动，这种混合形式其后在全球范围内采用。在跟随威廉·亨特学习解剖之后，他于 1775 年成为英国皇家学会会员，并在学会的《学报》上发表了有关鸟类的文章。他查阅了大英博物馆约瑟夫·班克斯送来的鸟类藏品以及阿什顿·利弗（Ashton Lever）珍奇柜，里面还有从库克船长航行中获得的标本。1781 年到 1785 年间，他发表了《鸟类概要》（*A General Synopsis of Birds*），运用了林奈的系统分类法以及约翰·雷（John Ray）提出的陆禽和水鸟的划分。[22]

考虑到库克航行所带回的标本，尤其是在利弗珍奇柜中的那些标本正迅速腐烂，莱瑟姆出版的手册对鸟类多样性的知识完成了重要的保护。相较于珍奇柜展示了鸟类的非凡之处，却没有好好保障它们的存续，鸟类博物馆则基于全体藏品，对其中鸟类样本的稀有程度做出了定义，并相应地对其进行妥善的保存。

对于鸟类博物馆来说，鸟类在物质性层面上的脆弱性（不仅是骨骼的脆弱、皮肤的有机性，还有羽毛的颜色）是标本制作这一新职业面临的主要问题。[23] 由于博物馆被认为是鸟类多样性知识的宝库，材料的迅速腐烂显示出鸟类学家在捕杀鸟类时的矛盾态势。美国鸟类学家对这种进退维谷的境地特别敏感，他们先是为其年轻国土丰富的野生动物心潮澎湃，后来却又发现许多鸟类物种在大规模的狩猎活动后灭绝了。史密森尼协会的鸟类学掌门人罗伯特·里格威热衷于阅读和猎鸟。在他的传记中，作者丹尼尔·刘易斯写道："他对鸟类的研究主要开始于通过细细的枪管观察它们。"[24] 约翰·缪尔形容他拥有"将美国所有的鸟尽收眼底的美妙眼睛"。[25] 同喜欢对于栖息地鸟类进行观察与手绘的奥杜邦相比，里格威则痴迷在博物馆中对鸟类标本进行分类、保护和交流。

按照林奈以及达尔文的原则对生物进行完全分类的梦想，在 1882 年《美国自然学家》（*American Naturalist*）对科学的这一定义中得到了表达："事实和思想体系的合理建立，在一定程度上赋予给定对象确定性、保证、概率、甚至怀疑，以及知道为什么怀疑。"[26] 于是，博物馆成了一个通过思考过去案例来预见未来生命进化的地方。刘易斯写道："博物馆长期收藏同一系列鸟类……让科学家能够识别亚种，捕捉鸟类进化的轨迹。"[27]

在这段引语中，"捕捉"这个词提醒读者，达尔文的进化理论已经铭刻在猎人和收藏家的实践中。1896年，里格威鸟类学藏品负责人，史密森尼博物馆自然历史博物馆助理馆长乔治·古德在史密森尼协会的《年度报告》中描述了这种紧张关系："人民的博物馆不应该仅是一个装满标本的房子。它应该充满思想、通过对于系统性最为严格的自觉进行安置。"[28]

进化论是评价鸟类标本重要性的一个标准：它使策展人可以按照给定的下降线来划分标本的等第，进而从所有可获得的标本中获得比其他更有价值的标本。因此，馆长更喜欢小型鸟而非大型鸟，不仅因为小型鸟更易储存，也因为它们往往可以填补这套标准的空白，而且更容易与没有将其估价的私人藏家交换。[29]

然而，囿于面临腐烂的掣肘，鸟类的躯体在这个思想体系中回归了。刘易斯注意到，博物馆的自然学家经常在夏季感到抑郁。他解释说，在这些月份中，砷被用于防止样本皮肤的腐烂和虫害。[30] 19世纪80年代，一种防止虫咬和皮肤恶化的新方法——梅纳德皮肤防腐剂——在鸟类博物馆流行起来，因为它还能保护管理员的手免于砷中毒。[31] 那些通过理想的分层系统层级来管理鸟类标本的策展人从而感同身受，基于自身皮肤的腐烂来对鸟类皮肤遭受的苦痛进行共情的理解。

20世纪30年代，随着人们逐渐意识到鸟类从它们的自然栖息地灭绝，猎人式的鸟类收集方式和牧领式的鸟类管理方式之矛盾更加明显。1934年，塔维斯托克侯爵给鸟类杂志《海雀》的编辑写了一封信，抱怨太平洋"美洲白人探险活动无情地、过度地伤害了稀有鸟类"。[32] 这次探险的赞助方——美国自然历史博物馆鸟类藏品馆长弗兰克·查普曼（Frank Chapman）否认收藏者对鸟类构成了严重威胁。查普曼坚信，鸟类标本在博物馆里比在野外更安全，因为它们在进化论框架中找到自己的位置和意义。1926 年，组织了《牛津鸟类调查》的爱德华·尼克尔森（Edward Nicholson）也清楚表达了这一观点：

> 一个鸟类爱好者……视鸟为生物，观察它们的活动、习性和生命迹象。所以在他看来，只有活鸟才是鸟，死后不过是一具尸体。但对于收藏家来说，活着的生物也不过是玻璃后的物件——一个不错的标本远比一个生动的歌手更令他着迷，对他来说，活禽就像一个蛹，只有动物标本制作者的魔咒才能使它破茧成蝶……他并不觉得射死一只鸟是伤害了生命，这不过是让他获得完全掌控而已。[33]

猎人和牧领权力在鸟类学层面上令人最为印象深刻的混融凸显在甘瑟·尼瑟默的个性中。他曾担任奥斯威辛集中营纳粹党卫军，1941 年在维也纳《自然历史博物馆年鉴》发表了《观察奥斯维辛的鸟类生命》（Observations on the Bird-Life in Auschwitz）。1937 年至 1942 年期间，尼瑟默负责编辑柏林博物馆的《德国鸟类生命手册》，1940 年 10 月至 1941 年 10 月期间，他受聘于奥斯维辛集中营，拍摄营地周围的野生动物。尼瑟默将自己描述成"类似集中营的动物管理员"（Jägermeister），[34] 可见德国"灭绝"政策的牧领式逻辑依赖于狩猎行为。[35]

国家鸟类保护项目失败促成了二战后鸟类学的国际政治。在国际自然保护联盟（IUCN）的监督下，人们制定了濒危物种名单以规范自然历史博物馆和野生动物保护区之间的自然标本交换。虽然野生动物保护区看起来取代了自然历史博物馆成为鸟类学实践场所，但有人可能会说，这些保护区其实是作为博物馆来管理的——也就是监控生物多样性的场所。1946 年，彼得·斯科特（Peter Scott）在斯利姆布里奇创办了野生鸟类和湿地信托基金，为英国所有的野生鸟类提供庇护。1961 年，他创立了世界自然基金会为项目提供资金，特别是国际自然保护联盟还建立了濒危物种红色名录。将仙鹤重新引入英国的项目涉及多个国家，包括德国和法国。[36] 鸟类不再只是填补收藏空白的标本，它们成了研究灭绝趋势的“指示物种”。[37] 这一概念是自然保护杀虫剂研究小组负责人诺曼·摩尔（Norman Moore）在 1973 年提出的。他写道：“野生动物在经济、科学和美学方面变得越来越有价值，另一种新的价值也出现了。现今的科学技术是如此广泛和迅速，我们需要指示物种来衡量我们的行为、帮助我们预测。人们逐渐认识到，野生动植物在现代还有另一种作用——潜在问题的生物指示物。”[38]

指示物种的概念将与动物交流的狩猎技术带入了牧领框架，其中“野生动物”被作为“人口”来治理。从自然博物馆的鸟类学到野生动物保护区的转变中，狩猎措施从未消失，因为在多种权力关系作用下，对鸟类的猎杀和监控同时发生。野生动物保护区的自然主义者在意识到鸟类灭绝之前，博物馆将鸟定义为濒临灭绝的物种，这两个群体都致力于保护脆弱的物种。鸟类博物馆并非把鸟类作为文物从它们的自然栖息地移除，而是让现代人了解鸟类的脆弱性，这就解释了为什么野生鸟类保护区被当作博物馆来管理。在这些保护区里，鸟类被自然学家观察、分类、治疗和监控，就像博物馆管理员保存文物一样。因此，从揭示鸟类物种意义的进化论到灭绝场景下揭示人和动物命运的指示物种，鸟类博物馆和野生动物保护区已经逐渐从预防模式变成准备模式。英国最受欢迎的观鸟者和作家斯蒂芬·摩丝（Stephen Moss）清楚表达了这种转变：

> 我常认为一个有趣的类比是"艺术"。如果拉斐尔所有的画都被毁了又有什么关系呢？假设一个展览汇聚了他的所有作品，然后一场火灾烧毁了它们，这又有什么关系呢？因为人们会说："这是多么可怕的灾难。"但这些画的照片仍然存在，这些画很漂亮，但那又有什么关系？当然，那是有关系的。最后我们会想知道为什么这很重要。我想我们都会觉得这是人类文化的悲剧。我认为鸟类灭绝也是一样的。[39]

通过比较鸟类的灭绝和艺术家作品的毁灭，摩丝将自然栖息地和文化遗产进行了类比。但他也指出，这些空间的管理者应该为灾难的发生做准备——如果没有这些充满价值的生命，世界会是什么样子。

因此在 20 世纪 60 年代，飞禽病毒仓库的概念出现在鸟类学和病毒学平行发展的十字路口。如果病毒和鸟类已经在实验室和自然保护区像绵羊一样被培养、分类，而它们的野外进化也被监控和跟踪，认识到新病毒在中国野生鸟类中的出现可能已经在全球博物馆历史中珠胎暗结。

因此，21 世纪初微生物学家和观鸟者在中国香港的相遇被载入了西方收集史。将华南描述为流感疫情的"震中"，可能会在物种灭绝来临前，助益对此地自然物种繁衍的记载。

尽管如此，这个完全存档的梦想和准备性措施还是有区别的。我曾说过，准备是狩猎实践在现代科学定义的采集方式中的回归，因为这涉及从鸟类携带的病原体中预测未来。知识的完全收集已经在对于基础设施脆弱性的意识中化为泡影。宝拉·芬德伦（Paula Findlen）证实，16 世纪珍奇柜里藏品的作用是"建立物体和信息流动的仓库……当我们把自然历史博物馆视为实验室或公共教育场所时，（16 世纪的收藏家）却把它理解为社会集体想象力的宝库"。[40]博物馆被认为是围绕教育公众的理论原则组织起来的藏品"公共库"。[41]因此，卡拉·雅尼（Carla Yanni）写道："生物学家倾向于在实验室或野外研究生物，他们不需要像 19 世纪古生物学家和分类学家那样研究博物馆……自然历史博物馆并没有自觉过时，而是把重点转移到教育公众保护自然之上。"[42]那么，随着博物馆从预防到准备的转变，发生变化的是藏品的价值将更多地来自于它们共同面临的灾难，而不是进步的阶序。

飞禽病毒仓库因此被记录在一个更普遍的历史趋势中，尼莉亚·迪亚斯（Nelia Dias）和费尔南多·维达尔（Fernando Vidal）将它描述为"濒危敏感性"，[43]其特征是"博物馆管理形式的扩张"。[44]在这个新的世界观中，生物的价值并不是来自可被转化为标准商品的利润，而是来自对未来威胁的预测，以引领人们针对一些优先事件行动起来。如果环境没有内在价值，而是像迪亚斯和维达尔认为的那样取决于收集、储存和分类行为，那么飞禽病毒仓库概念的价值则会通过鸟儿和它们携带的病原体的视角来体现。

人类学博物馆

关于准备的争论常常集中于一点，即其预测的事件没有发生，我在这本书中关注的是使这些预测成为可能的收藏工作所赖以展开的基础设施。博物馆展出的文物比公开声明更有价值，这让在此工作的我可以质疑那些禽流感预言的价值。我关心的不是它们预测的未来事件，而是当下改变的生物。在处理有关禽流感议题时，人类学家可以依赖与微生物学家、鸟类学家同样的原则，因为三者同属西方博物馆谱系——一种通过连接中心与边缘来生产知识的积累。通过追踪这些领域如何生成知识来预测未来，我们可以了解它们是如何规划现在的——以一种既有意义又谨慎的方式来展示它们的藏品。[45] 现在我想研究从预防到准备的转变是如何影响博物馆里人类学家的思考和工作的。在前两章，我设问，通过将社会构建为一个本体论领域和民族志空间，人类学家是如何回应人畜共患病的专业需求。现在我想问，他们在收藏和规划方面都衍生了哪些具体实践？如果过去两个世纪里，作为联系大学和博物馆的科学实践人类学在西方世界取得了蓬勃发展，那在我受训的法国它又是如何发展的？

1996 年，法国前总统雅克·希拉克创建的凯布朗利博物馆合并了两部分藏品：一部分来自人类博物馆，另一部分来自非洲美洲大洋洲艺术博物馆。必须对这两部分藏品的系谱加以分开描述，才能理解它们的合并所带来的问题。

1938 年，人类博物馆由保罗·里维特（Paul Rivet）和乔治－亨利·里维尔（Georges-Henri Rivière）成立，收有前特罗卡迪罗人种博物馆的藏品，有来自皇家内阁的礼物（大多来自美国）和帝国远征的收获（大多来自太平洋），还有共和时期颅相学头骨（主要来自非洲）。1925 年，南美文化和语言专业的里维特与卢西安·列维－布留尔以及马塞尔·莫斯联合创办了巴黎大学民族学学院。

里维特致力于提倡通过收集、记录和存储物品进行民族志研究，譬如，由马塞尔·格里奥尔（Marcel Griaule）在 1931 年组织的著名的达喀尔—吉布提任务。另一个例子是克洛德·列维－斯特劳斯在 1935 年至 1938 年间的亚马逊探险。法国启蒙运动后，人类博物馆将自己定义为一个储存库，世界上所有的文化都可以通过研究巴黎收藏的民族物件来完成。它既是文物信息的实验室，也是展示文物美学价值的场所。

和里维尔一起，里维特以超现实主义艺术家"原始艺术"的风格展出了他的藏品。他们两人都是国际博物馆理事会（ICOM）的关键角色，国际博物馆理事会是 1945 年后产生影响的联合国教科文组织的一个部门，它对于人类学的意义就像世界卫生组织之于病毒学、国际自然保护联盟之于鸟类学。1948 年至 1965 年，里维特担任了国际博物馆理事会的会长。1937 至

1967 年，他是展览欧洲民俗的人口传统美术博物馆的负责人。[46]
尽管晚年他对阿尔及利亚独立的反对玷污了他的社会主义和人
类进步信念，但里维特依旧强烈支持通过博物馆发展公共教育
和科学研究。[47] 因此 1947 年 11 月 8 日，他于国际博物馆理事
会在巴黎的会议上说："联合国教科文组织做出了以下贡献：通
过出版作品、讲演、收音机广播等，在世界范围内创建了公共
机构，致力于发展科学、传播科学文化、散播研究与科学发现
的重要性以及其在人类进步方面的成果。"

1969 年，结束了拥护戴高乐将军领导的共产反殖民主义运
动的十年青涩年华后，安德烈·马尔罗（André Malraux）创立
了非洲美洲大洋洲艺术博物馆。1959 年戴高乐担任总统期间，
马尔罗设立了职能上与教育部长相分离的文化部长。他认为教
育是面向思想的，而文化是面向心灵的。他提出，一个理想
中的博物馆是让世界所有文化进行情感交流的场所。这与克洛
德·列维－斯特劳斯在法兰西学院创立的结构主义文化观大相
径庭。[48] 在殖民博物馆原址上建立的镀金门宫，其所展览的文
化藏品旨在激发人类所共有的情感，比如对神灵的恐惧或对人
类起源的渴望。

同时受到文化部长和研究部长支持的凯布朗利博物馆，其
创立来自这两种针对文物观点的冲突。它拥有 30 万件藏品和
50 万份文件，是世界上最大的展览"非西方艺术"或"世界文
化"的博物馆之一，但它脱离了其他人类学博物馆的框架。著
名的路易·杜蒙发表了他的有力观点后，大多数人类学家纷纷
批评创建法国凯布朗利博物馆，因为雅克·希拉克声称"原始

艺术博物馆"的概念启发于非洲艺术收藏家、商人雅克·盖尔沙什。[49]支持这个项目的克洛德–列维–斯特劳斯认为人类博物馆没有妥善保护藏品，导致许多文物被盗并在艺术市场上被出售。1992 年，他说："我一直在宣扬我的想法：博物馆首先是为文物而建，其次才为游客，尽管主流文化不这么认为。博物馆的首要功能是保护文物。"[50]

　　为了通过当代措施履行这一功能，凯布朗利博物馆对两个主要技术的创新进行了投资：安全化和数字化。建筑师让·努维尔（Jean Nouvel）在博物馆入口处设计了一个开放的乐器储藏厅，并在博物馆地下设计了一个封闭的储藏室存放其他文物。在博物馆工作的四百个员工中只有两个可以进入这个封闭的储藏室；他们需要通过数字识别打开大门。所有取得的或出借的短期展览文物都必须经过一项名为"去氧"（anoxia）的技术除氧后才能进入储藏室，这样藏品含带的昆虫会在几天内死去。储藏室外层被一层黏土包围，据说能保护文物免受塞纳河洪涝的伤害。藏品数字化则很好地弥补了准入条例带来的掣肘。所有藏品都可以通过一个名为 TMS（博物馆系统）的软件在互联网上找到，并附文档讲解它们的来源和组成。如果游客想要获得对某个藏品的参观许可，必须提前几周在"博物馆文库"上向管理员预约。因此，文物的数字照片弥补了实地访问的困难。[51]

　　博物馆展览反映了准入条例的矛盾。在名为"高原藏品"的永久性展览中，大师级作品在黑暗中展出，标签或屏幕上几乎没有什么信息好让参观者体验这些有趣物件的神秘。短期展览将这些收藏品与历史、美学或哲学联系起来以揭示其某些特征。

当参观者间接接触到展览玻璃盒子下的物品时，这些展览利用不同形式的光线引发肉体和感官对文化多样性的思考。虽然这个永久性的展览以"世界之旅"为主题，它并没有一个总述来呈现艺术品多样的连贯性。凯布朗利博物馆唱出了全球化的复调。

人类博物馆的人类学家和非洲美洲大洋洲艺术博物馆的黑暗美学家都拒绝采用进化的口吻进行陈述，这代表了他们正在从预防走向准备。这就使得亚洲的古老藏品被收藏在塞纳河另一边的吉美博物馆（Musée Guimet）。在那里，文物没有被以进化论的口吻加以呈现，从而成为研究人类物种的稀有记载；而是被当做在艺术市场中不断增值的脆弱物件，因其科学、美学和经济价值而被保护起来。凯布朗利博物馆面对的威胁不是这些文物所代表的文明的消失，比如它的前身人类博物馆代表着原始往文明的进化，而是这些物件本身以及由于生态灭绝让它们蕴含的价值受到了损害。[52]

民族志文物大多是由有机物（木材、皮肤、头骨、羽毛、唾液等）组成的，它们很容易被细菌降解或被昆虫侵蚀。为了采取必要的预防性保护，人们计算出古典欧洲艺术材料（如木头或石头）的降解时间，同时进行了适当改革以保存那些不为博物馆储存而设计的材料。如果技术手段能使文物保存时间超过预期寿命，那么保存时间的长短就涉及一个政治选择——将有价值的文物视为国家遗产才能防止昂贵技术的粗放使用。因此，将这些文物回归它们原产地的观点总是饱受争议：要使保护它们所花的钱不打水漂，应该将文物展示给大量的参观者。

当文物被外借给其他博物馆，需要在出借前根据文物的保存状况评测保险费用。然而，保险不能覆盖灾难，比如自然灾害造成的大规模破坏。作为有争议的脆弱对象，民族志文物在被展览的同时应被保护，只有这样才能延续该物品的社会性生命。[53]

詹姆斯·克利福德将博物馆定义为"接触区"，一个后现代世界中人和物进行流动的开放性地带，[54] 但出于对物品流通过程中生物安全的担忧，博物馆往往也被重新定义为"传染空间"。

和 20 世纪末中国香港鸟类保护区一样，凯布朗利博物馆也运用了岗哨、模拟和储存等准备措施。博物馆入口处的乐器开发展厅被定义为昆虫出没的"热点"地带。[55] 通过对昆虫在啃噬木头时发出的超声波所进行的技术性测录，人们得以绘制了这片区域的昆虫分布图（见图 3.1）。这段录音被称为"木琴安魂曲"。这张图显示，衣帽间附近的乐器更容易被游客携带的跳蚤所感染。在部落艺术黑市中，这些乐器价值很低，因此可以称它们为监测博物馆文物威胁的岗哨。

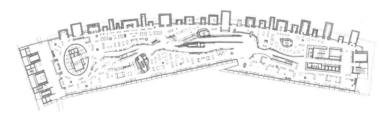

图 3.1　凯布朗利博物馆主厅虫害风险分布图。

图片版权：凯布朗利博物馆

　　如果虫害是持续的、非首要的威胁——木头的侵蚀是缓慢的，那么洪水则非常可怕——因为它可以破坏所有由有机材料构成的物品和文件。由于每一个世纪中，塞纳河都会发生洪水，博物馆每年都会组织藏品疏散演习，一次针对档案，一次针对文物。博物馆的工作人员很热衷于参与这些活动，因为这是他们直接接触文物的少数机会之一。他们将这些文物转移到展览厅的过程就好像在照料受灾者。

　　除了灾难实地演习，凯布朗利博物馆还开发了数字化应用程序使游客与文物互动：通过虚拟程序，文物讲述了它们的故事，从被创造一直到成为藏品的一部分，它们仿佛恢复了生命力。

　　应急计划中，凯布朗利博物馆制定了洪水来临时藏品疏散的优先次序。令人惊讶的是，这不是由材料暴露在水中的脆弱程度，而是由它们在艺术品市场上的价值决定的。因此，一个昂贵的非洲木雕像将被排在疏散的第一位，尽管它绝对可以抵御几个小时的洪水。来自越南的一系列植物或来自墨西哥的骷髅糖则将排在第三位，因为它们在艺术品市场上的价值较低。从这个意义上说，馆藏类似于一种囤积形式，文物之间价值的比较也类似疫苗在人体内所催生的不同免疫反应。

　　作为一名在博物馆研究部门工作的人类学家，我的责任不是保存或记录民族志文物，而是反思它们的出现和展览。我想知道，作为对象的民族志文物，其处理思路是如何从预防变成准备的？生态保护的导向如何从进化转变为灭绝？这种从狩猎思路到藏品的牧领化治理思路之转向，是如何让管理人体会到它们在狩猎社会中的意义和用途的？

从全球健康到全球艺术的人类学讨论是当代生态保护的两个方面。如果岗哨、模拟和储存等措施从对风险计算转向对灾难联想，作为人类学家，我的任务就是描述这种联想并研究它如何能改变我们的生态保护实践。用文档记录博物馆的民族志藏品（这点我不如博物馆管理员，因为他们学习过艺术史）并不是我的工作，同样地，我也不会调查在农场、实验室或野生动物保护区被感染的风险（这点我不如流行病学家，因为他们学习过统计）。利用人类学的经典方法，结合民族志描述和理论反思，我追踪了公共卫生危机中，当人类和鸟类、病毒开始互动时，图像是如何出现、影响、流通和暴露的。

在前几章中，我从西方的角度介绍了飞禽病毒仓库的历史：病原体是如何从鸟类传播给人类、如何改变了人们对动物疾病的疑问以及如何使微生物学家和观鸟者建立联盟。现在，我将结合亚洲的实践，更详细地对准备措施进行民族志分析：中国香港、中国台湾和新加坡等社会何以成为禽流感岗哨？针对未来事件和人类与鸟类关系的东亚思维中，鸟类视域中的准备概念又是什么？鸟类视域中的准备是如何体现的？在西方科学和全球健康不同的历史下，准备措施又如何在亚洲的特定地区发挥作用？

Ⅱ

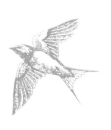

第二部分 —— 准备措施

第四章

岗哨和预警信号

在这一章中，我将描述鸟类是如何被当作岗哨使用的——也就是说，如何使它们发出信号以提醒人类存在的威胁。人类应该学会读懂鸟类，这是因为它们携带着关于未来的信息。这个古老的观念可以追溯到罗马的占卜。[1] 但现在，通过哨兵鸟的应用，人们有了一个新发现：野生动物发出的信号与实验室中所观察到的细胞间信号很相似。细胞信号这一概念源于免疫学，通过一套复杂的传导系统，生物体在自我与外来物之间建立了屏障。但正如第二章提到的，这一复杂机制也意味着集体系统容易被错误的信号所诱导。在这种免疫学的认识论基础上，狩猎并从鸟身上采集病毒的实践是如何重新组装的？它又是如何影响岗哨信号的可信度的？本章肇始于对香港哨兵鸡的民族志回顾，然后，在更深层次上讨论诱导和信任的问题。

哨兵鸡

2009 年夏天，中国香港，我在新界元朗附近厦村的一个家禽农场工作。六个月前，人们在该农场中发现了 H5N1 病毒。这迎来了微生物学家、记者和一位人类学家的光临——这些人中唯一留下的，是我。农场的主人王一川（Wang Yichuan，音译）是中国香港家禽养殖户协会的会长。这个贸易协会成立于 1949 年，囊括 145 个养鸡场，约 1000 只鸡。1997 年，在港府推出鼓励农民退休的"自愿退还牌照计划"（Voluntary Surrender Scheme）后，香港的持牌养鸡场锐减至 29 个，规格上每家约 5 万只。

王一川说自己是一个现代家禽养殖户。他保持着与媒体的定期沟通，媒体称他的企业是"模范农场"。1994 年，在报纸上看到一则新加坡华人养鸡致富的消息后，还是一名卡车司机的王一川便买下了这个农场。出身于家禽养殖家庭的妻子劝他不要从事这项工作，她觉得这既辛苦又危险。他面对的第一个难题——粪便处理——便引发了邻居们的抱怨。在 1997 年之后，他面临的重大问题则变成了禽流感。他说，每天发现有十只鸡死掉是稀松平常的事。然而，2009 年 12 月 6 日，当发现有两百只鸡死掉时，他旋即意识到有些不对劲。更令人担忧的是，这些死禽中有一半是"哨兵鸡"。

汉语语境中，"哨兵鸡"的字面意思是"吹口哨的士兵鸡"。哨兵的意思是在前线哨所发出信号的士兵。[2]王一川特意没有给这几百只鸡接种 H5N1 病毒疫苗，它们从而就成了农场的"哨兵鸡"。它们的死亡意味着一种可传染给人类的禽流感病毒侵入了农场。于是乎，鸡这人类抗击流感病毒的盟友，它们最先牺牲在前线。"哨兵"这个词有机结合了农业、公共卫生和军事层面的关切，这些关切共同凝聚在这一生物安全措施之中。在"自愿退还牌照计划"和"模范农场"等词语中，这种思路也有所体现。

2003 年，元朗区爆发了两次禽流感。其后，港府强制本港

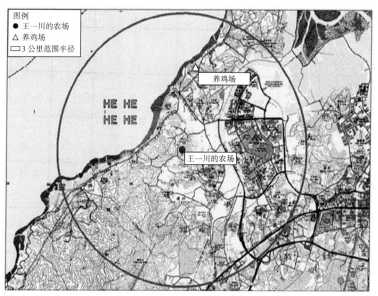

图 4.1 位于元朗的王一川农场地图，其位置在深水湾一带。圆圈显示疫情的安全隔离距离。

图片由中国香港特区政府渔农自然护理署提供。

所有家禽接受疫苗注射，要求所有农民都要给鸡接种一种疫苗——含有油乳佐剂和荷兰英特威（Intervet）公司生产的灭活H5N2 抗原。仔鸡在出生后第 9 到 11 天时接种疫苗，四周以及第 150 天后需要打加强针。未接种疫苗的鸡被安置于每排鸡笼的末端，平均每 3500 只鸡或 500 个养殖户拥有 60 只哨兵鸡。政府农业食品自然保护署的工作人员每星期都到农场视察，确保接种疫苗的鸡可以保持免疫，哨兵鸡没有感染病菌。

农场应用哨兵鸡的措施并不限于禽流感防治，还包括破坏性更为严重但只影响家禽的鸡瘟（Newcastle Disease）。[3] 此外，哨兵鸡也可为对人类比对鸟类伤害更大的疾病做出预警，比如澳大利亚的罗斯河病毒（Ross River virus）和默里谷脑炎病毒（Murray Valley Encephalitis virus）。将装有鸡的观察笼覆盖整个区域，使其暴露在蚊虫叮咬中，然后抽样检查它们是否发生了血清转化。[4] 当野生鸟类大规模死于某新兴疾病时，譬如美国的西尼罗河病毒，它们也可以被称作是哨兵鸡。[5] 尽管发生感染时，鸟类和人类的症状非常不同（例如感染了高致病性禽流感的鸟，其消化道会变成血包，而人类的症状则是上呼吸道感染以及肺炎），它们仍然可以向另一个物种做出清晰预警。尽管鸟类不似耕牛那样惹人同情（尽管我们将在后面发现，可以通过它们的歌声来与鸟类交流），它们却更有能力肩负岗哨这一职责。同时，它们体积更小，数量更多，移动能力更强。19 世纪，由于金丝雀呼吸时需要大量的氧气，人们便把金丝雀装在笼子中，带入煤矿来预警危险气体——在人类受到影响前对有毒气体进行有效监测。

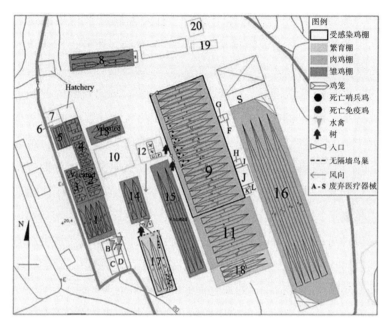

图 4.2 元朗王一川农场平面图。
图片由中国香港特区政府渔农自然护理署提供。

　　人们将哨兵鸡的死亡向政府报告后，一个专家小组就被派往王一川的农场调查流行病的起因。该小组由香港大学微生物学系主任、中国香港政府卫生署卫生防护中心新发人畜共患病科学委员会长官袁国勇领导。他曾在香港警察局担任外科医生，1997 年，他最先报告了高致病性 H5N1 的出现。[6]

　　他大力支持在农村和菜场采取生物安全措施，鼓励食用本地新鲜宰杀的禽畜肉，以及时刻为控制禽流感爆发做准备工作。[7]香港主流英文日报《南华早报》的封面上，袁国勇正俯身面对王一川——病毒猎人之于牧羊人。

　　几个谣言开始在媒体上流传。有人说病毒来自从内地走私来的鸡蛋，有人说病毒是通过野鸟传播的，还有一些人认为是荷兰疫苗的实验失败所导致的。针对这些谣言，专家小组不得不进行病毒学检测。调查从最先显示该农场出现病毒的哨兵鸡开始。蛋鸡棚里哨兵鸡的死亡率为83%，对照组的死亡率为7%；在邻近的鸡舍里，哨兵鸡的死亡率为43%，对照组为0.2%。与肉鸡相比，蛋鸡更容易受到感染，这是因为定期授精使它们与工人有更多的接触而肉鸡从不离开它们的笼子。他们还收集了2500份棉签样本，这些样本来自临近农场的哨兵鸡以及接种过疫苗的鸡，发现结果呈阴性。之前有人还在该农场看到过野生鸟类白鹭和麻雀，在既往的流行病学史中，它们曾经是H5N1病毒的宿主，然而它们的样本结果也均呈现阴性。

　　在发生感染的两个鸡舍所收集的样本显示，这个H5N1病毒属于Clade 2.3.4亚型，这种病毒在华南以及越南的家禽和野生鸟类中传播。专家小组从而指出，他们现在不能确定病毒的确切来源。它可能是进入过农场的人、野鸟，甚至风。因为小鸡都是农场自产的，所以走私的鸡蛋被排除在外。研究小组觉得两个因素加重了病毒的危害。一个是缺乏对生物安全措施的重视（"规则的遵守前后不一致"），工人们不戴口罩或手套，经常忘记在棚屋入口处的池塘里清洗靴子；经常把消毒剂和漂白剂混合在池塘里；麻雀可以钻入有破洞的隔离网。另一个因素是一排排鸡笼末端的哨兵鸡密度，它们携带的病毒量足以对接种过疫苗的鸡之免疫力产生威胁。矛盾的是，这意味着过多的生物安全措施反而可能会成为病毒的扩散器。因此，针对该农场的建议是优化生物安全措施，并将哨兵鸡均匀散布在接种鸡群中。[8]

王一川遵守了政府在生物安全问题检查中所提出的要求。流行病爆发后，他将六名员工送往医院检查健康状况。与此同时，他把两个女儿送到祖父母家，他和妻子则留在农场接受隔离。他必须处理并埋葬农场里的七万只鸡和二万五千个受精鸡蛋，清洗所有设备并更换鸡网。"一根羽毛也没有了。"[9]他骄傲地告诉我。2009年8月，我在他的农场工作时，他一共养了三万只鸡（执照配额为十万），只雇了四名工人。后来，他在中国内地购置了另一块农场，雇用了另外四名工人，他因此经常做跨境生意。他告诉我："我喜欢家禽生意，因此我乐于承受禽流感的风险。你可能会失去很多，但也会得到很多！"他讲到遍布世界各地的中国商人，从成吉思汗的军队到当代中国商人。他坚持说普通话而不是粤语。当我基于有关流行病爆发原因的谣言询问他的看法时，他说他理解记者需要"添油加醋"，但他更愿意表达得透明、直截了当。在其他农民散布谣言说他的农场被走私鸡蛋感染的时候，他依旧坚信是麻雀传播了H5N1病毒。

他在香港家禽养殖户协会的同事开玩笑说，王一川表现得"像个三好学生"。面对流行病，家禽养殖户之间的团结程度并不高。王一川告诉我，并没有什么人帮助他清理农场。讨论禽流感时，大多数农民会挖苦地把香港的生活条件比作鸡受压迫的生活。其中一人告诉我："世界上没有哪个政府的反应会像港府那样。只要是活着的东西都有疾病。鸡会死，但不一定是因为病毒而死。在香港，人们压力很大，大家生活在密集的建筑物里，就像被关在笼子里的鸡一样。"[10]元朗曾是一个乡村，过去二十年里，因为香港的公共住房兴建计划逐渐发展成一个中产市镇。这里的居民已增至五十万，移民、失业和自杀率都很高。这使它被称为"悲伤之城"。[11]

王一川雇佣的工人都来自内地。大部分时间，我都和一个来自广州的年轻人在一起，他叫李其贵（音译），负责喂鸡以及清理粪便。每天，我们从一个巨型粮仓里取出玉米粉（同样产自内地），强劲的通风气流可以把玉米粉送进笼边的食槽里。

鸡笼按一定的比例层层叠起，这样工人输送饲料的方向是下行的，这同时也让鸡的粪便得以从笼子下面的空隙中落下。下午，我们不得不处理笼子旁边机械锹带来的大量粪便。我们纯用手工作，把它们铲到垃圾箱中，每过两天就会有卡车来，清空垃圾桶里的粪便。有时候，死鸡会被装进塑料袋，也扔进这些垃圾箱。这项工作让我意识到家禽养殖场就像一个代谢工厂，它产出的活鸡和粪便在数量上几乎是持平的，因此很容易想象里面病毒的存在。

还有一段时间我是和严育仁（音译）一起度过的。她是一位上了年纪的女人，五年前她离开家人，从福建来到这个农场工作。她负责照顾雏鸡和蛋鸡，用大针给它们注射药物和疫苗，这一直令李其贵感兴趣。他认为我是禽流感方面的专家，于是问了我一些问题。严育仁给我看了每排末端的哨兵鸡，告诉我说，如果健康状况良好，它们就会被送往市场。她还说，她无法按照政府的要求把哨兵鸡分散开，因为那样的话她就无从得知哪些接种了疫苗，哪些没有。她给了我一袋添加营养的、供小鸡食用的种子，叫我通过过滤机将饲料里面所有的小虫子（蠢）都筛出来。蠢是中国古代对昆虫的俗称，它似乎比病毒更让严育仁担忧。[12]

　　严育仁也担任厨师，给我们和另外两个翻新鸡棚的中年工人做饭。我惊讶地发现她准备了猪肉、鱼、蔬菜和米饭，但从不烹饪鸡肉。当我问他们是否吃鸡肉时，她让王太太杀了一只，她说她有时候会"为了朋友"这么做。晚饭吃了鸡肉后，我们沐浴更衣，好像吃鸡肉打破了他们的日常轨迹。[13]为了使这餐显得不一样，我拿出了从法国带来的一瓶红酒，这让同事们一度感到困惑。最后，他们把红酒倒进盛有鸡肉的碗里，像餐后汤点一样喝了。后来我才意识到，中国酒（茅台）是白的，可以和鸡肉一起煮，红酒在他们看来则更像血。根据克洛德·列维－斯特劳斯的经典分析，葡萄酒造就了这一欢享时刻，宰杀生鸡并共享它们的血液，这使得鸡肉完全不同于其他食物。[14]饭后，我们一边喝着茅台一边观看了关于中国人民解放军的电视节目。

　　每到周末晚上，就会

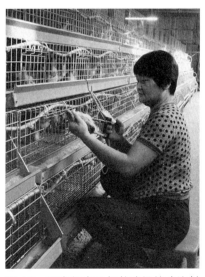

图 4.3　严育仁在元朗养鸡场给鸡注射疫苗。

图片由作者提供，摄于 2009 年 8 月。

有一些人过来抓大约一千只鸡以供在批发市场出售。还在睡觉时，鸡就被拽出自己的温柔乡，塞进密不透风的红色笼子。每次抓完鸡我们都得清理地上的鸡屎和羽毛，卡车也需要用清水打扫干净。一天晚上，我和抓鸡人一起开车去批发市场。路上他们跟我谈到了美国的大学，他们想把自己的儿子送去那里读书。通过这个高利润产业中不可缺少的环节谋生，他们的生活水平看起来还不错。到达批发市场时，他们把红色的笼子放在地上，等待上午6点拍卖开始。来自内地的卡车也会送来活鸡，它们被装在黄色的笼子里。继上水的边检机构对这批鸡进行检查之后，批发市场又再次对它们进行了检查和清理。

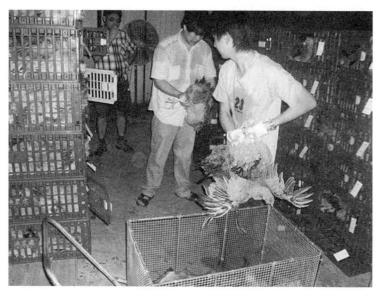

图 4.4　员工正准备把鸡从元朗农场运送到长沙湾市场。

图片由作者提供，摄于 2009 年 8 月。

每天大约会有一万只鸡从内地运来，香港农场也会运来同样数量的鸡。但香港鸡的价格是内地鸡的两倍（分别约合 60 港元与 30 港元），它们其后被送往香港各地的零售卖场，在那里作为活禽出售给消费者。

乘上卡车离开厦村时，我们路过了珠江三角洲岸边等待启航的货轮。轮船集装箱上写着"我们运输，我们关心"的口号，这体现了香港作为来自中国的大宗商品门户的天职观：将货物运往市场，确保货品安全。禽流感爆发期间，人们对公共卫生的担忧、分离可食用的健康鸡和受感染的病鸡、区别有利可图的商品和危险生物，隐藏着禽畜生产的照顾关系，保障了食用的可能性。[15] 人们可以像食用普通鸡一样食用对流行病异常进行预警的哨兵鸡，这在食物链中具有象征意义：哨兵鸡既不是纯粹的商品，也不是纯粹的生物；它们发出有关威胁来临和商品的信号。

哨所

就像养鸡场内鸡笼末端的哨兵鸡一样，香港就像是预警禽流感爆发的岗哨。回顾我在导论中引述港大微生物学家的话："流感生态研究于 20 世纪 70 年代在香港开始，香港就像一个岗哨，这在历史上第一次揭示了通过鸟类层面预备禽流感是可能的。"[16] 将整个香港地区定义为全球禽流感的岗哨，这意味着什么？[17] 它体现了中国香港、中国内地和世界其他地方之间什么样的关系？我想将哨兵鸡、接种鸡和农场经理分别类比为中国香港人民、中国内地人民和香港政府——在政治层面上研究在禽流感流行病预警过程中，人和鸟之间的密切关联。

长沙湾的中央市场位于九龙中部，是世界上人口最稠密的地区之一。2008 年 12 月，当我听到 H5N1 病毒爆发的消息时，我去长沙湾拍下了活鸡在记者众目睽睽下被气体毒死的照片。这 1 万只作为防备措施被宰杀的鸡来自距离王一川家三公里的一个农场。[18] 此外，王一川家附近的另一个农场有 1.8 万只鸡要被杀掉，王一川自己要杀 7 万只鸡，这意味着由于此次流行病，共有 10 万只鸡要被杀掉。农场大屠杀，在中央市场宰杀这些鸡，被呈现给了公众，之前在 2001 年和 2002 年的 H5N1 禽流感爆发期间，分别有 120 万和 90 万只鸡被杀，这仿佛意味着香港家禽饲养量有所下降。第一次大规模屠宰是在第一例 H5N1 病毒的人鸟交叉感染发生的 1997 年 11 月，130 万到 150 万只家禽被处死。当农业部门官员被派去执行政府所谓的"扑杀"举措时，"他们大多数人以前从未见过活禽，于是必须从头学起，现在他们中的一些人已经成为家禽扑杀的专家"。[19] 与"宰杀"意义不同在于，"扑杀"强调处理部分病患以增进群体健康的目的——这种做法借鉴了园艺学。

作为防备禽流感的措施，人类历史上第一次大规模扑杀发生在 1983 年的宾夕法尼亚州：由于一种高致病性 H5N2 病毒，1700 万只鸡被处死。这种病毒并不能感染人类，但可以在家禽饲养密集的地区迅速传播开来。[20] 1995 年，《新共和》杂志援引"流感教皇"罗伯特·韦伯斯特的话说："宾州（1983 年）鸡的数量和现在持平。"如果这种病毒发生在人类身上，我们会怎么做？数以百万计的"鸡人"正等着被感染。这篇文章的作者马

尔科姆·格拉德威尔强调了这个类比的重大问题："人类的生活
并不是紧挨着挤在铁笼里。他们不会在自己的粪便中打滚。他
们有头脑，有能力防备疾病和传染病。人又不是鸡，那为什么
突然之间我们这么肯定自己是鸡人呢？"[21] 在谈论对禽流感的恐
惧时，我在香港的访谈对象经常把鸡和人做比较。香港政府在
20 世纪 90 年代中期面临挑战时可能也用过这个比喻。

　　1997 年，香港市民还记得那一幕，时任香港卫生署署长
在电视观众的注视下前往家禽市场，她说："我吃鸡肉，你也可
以！"而当我在日内瓦见到她的一位顾问时，他回忆起与她在一
次紧急会议上的对话。她说："把所有的鸡都杀了。"顾问回答：
"但如果还有病毒呢？""——那就把所有的鸭子都杀了。""但如
果那也不管用呢？""——那你干脆把我杀了！"[22]

　　这段话惊人地重塑了治理者在危机时期扮演的角色，而危
机常常伴随着政权更迭或革命。在这个儒教式的比喻中，主权
者或者他 / 她的代表必须举行生祭，聚集天下万千生灵，即在政
治中心处理祭祀动物（猪、鸡、牛）。[23] 对政府来说，禽流感源
于密集的人、物流动，"人"指"人类""人性"，"物"指"动
物""物体"，"流"指"流动""流感"。

　　在过去的五十年里，许多人逃到此地，在艰苦的条件下工
作。因此他们养在后院的鸡不仅是蛋白质来源，也是他们的伙
伴。2006 年，为了防止禽流感传播，香港政府禁止在后院饲养
家禽。然而，尽管政府鼓励市民购买从内地进口的冰鲜鸡肉，
历代香港市民仍喜欢食用本地新鲜宰杀的鸡。他们继续前往活
禽市场（也被称为"零售市场"或"湿货市场"），在那里，鸡

被当着顾客的面宰杀，这样买家起码可以确认鸡是否健康。[24] 因此，尽管香港宣称大规模杀鸡是为了维护公民利益，这还是破坏了人们长久以来建立的对后院家禽的依赖，也代表着香港对内地的依赖正日益增加。只剩下每日营业的活禽市场可以维持人们与鸡的亲近了——听上去很吊诡。

很多相关人士，虽然认同这种牺牲措施，却质疑其机制和伦理后果。香港佛教协会在边境为死鸡的灵魂进行祷告。这些佛教徒没有在城市中心杀害家禽，而是试图帮助这些鸡的灵魂逃离、减少转世恶业。他们在市场上买鸟，在周边自然公园"放生"的活动也被政府禁止了，因为放生的很多鸟都死了，有些还感染了禽流感。在为期三天、为纪念环境之神开展的环保素食节开始时，新界乡村居民组织的道教节日就不得不停止宰杀公鸡。据说宰杀公鸡、把它们的血洒在村庄边界这一传统实践能驱逐当地的邪恶力量。[25]

我遇到的佛教和道教人士解释说，H5N1 的出现是由于人们食用越来越多的鸡肉，这产生了邪恶力量和因果报应，于是鸡通过传播病原体来报复人类。相比之下，香港的微生物学家对禽流感有不同的看法。虽然他们中的大多数并非出生在香港，而是来自澳大利亚、斯里兰卡和中国内地，但是在主权框架下，他们给予了香港全新的岗哨身份。

1972 年，肯尼迪·肖特里奇创立了香港大学微生物学系。他是罗伯特·韦伯斯特在墨尔本大学的同事，也是日内瓦世界卫生组织流感生态学专家委员会的成员。1968 年，在全球范围导致一百万人死亡的禽流感病毒首先在香港出现，因此被称

为"香港流感"。自那以后，肖特里奇和他的同事们预测，下一
次大流行也将出现在华南。当时，中华人民共和国并非世界卫
生组织成员，没有分享在其境内传播的流感病毒信息，也没有
将其作为一个重大公共卫生事件对待。肖特里奇与广东省的兽
医们建立了私人关系，收集了该地区鸭子和猪的流感病毒样本。
接着，他提出，华南的生态环境使其成为世界的"流感震中"。
在那里，鸭子担任稻田里的杀虫匠，与人和猪接触密切。他与
英国著名流感专家查尔斯·斯图尔特－哈里斯（Charles Stuart-
Harris）写道："毗邻香港的华南地区，人口密集，是病毒在宿
主间传播的理想场所。"[26] 为支持这一假说，他提出，汉字的
"家"是一只猪在一个屋顶下，通过这个传统汉字，仿佛就能看
到来自动物的病毒变体。

　　1997 年 2 月，首例禽流感病例出现时，肖特里奇被派往市
场进行预警。当时香港有一千个活禽市场，一些市场中，H5N1
病毒呈阳性的鸡可达 36%。他回忆道："这一刻，鸟儿还在愉快
地啄食着谷粒，下一秒，它们就慢慢倒地，大口喘着气，内脏
缓缓渗出鲜血。我从未见过这样的事，我想，'天哪。如果这种
病毒跨出这个市场并传播到其他地方该怎么办呢？'"[27] 他后来
说，香港市场中鸡的尸体让他想起母亲提到的家乡昆士兰 1918
年流感大爆发时的死者。[28] 他的策略是在病毒毒性被猪减弱前
找到鸟类携带的病毒，这样就可以在猪传染人之前研发出针对
人的疫苗。但在 1997 年，由于疫苗是在鸡胚上培养的，所以
不可能制造出疫苗来对付一种直接从禽类传播给人类、并对禽
类造成致命危害的病毒。[29] 因此，他建议政府在全港宰杀活禽，

根除 H5N1 病毒的动物病毒仓库。

"我们没有扑杀，我们进行了屠宰！"肖特里奇在采访中告诉我。[30] 当我问他香港市民怎么会接受这样的屠宰，他告诉我——五年前，因为马流感的爆发，他建议香港停止赛马；马流感对马是致命的，但却不会传播给人类。[31] 在香港，赛马是唯一合法的赌博方式，而赛马会是香港最富有的协会。对许多香港市民来说，关闭赛马会的代价比宰杀自家后院的鸡还要高。后来，肖特里奇发声：反复屠杀感染病毒的家禽是先发制人的举措。

随着迹象越来越明显，为了防止人类感染，家禽被一个市场接一个地宰杀，这导致全部家禽被先发制人地屠宰殆尽。早检测、早应对的命令同样出现在 2002 年和 2003 年。因此，要做的禽流感准备工作不仅在人的层面，最好是在禽类的根本层面上。如果一种病毒能够在感染人类之前被消灭，就不会导致感染或爆发。1997 年，世界距离传染病爆发可能只需要一两个突变，而在 2002 年，如果及早发现，世界大流行可能需要三四个突变事件才会发生。[32]

在此处，评估流行病大爆发所需的突变事件数量时，肖特里奇使用了概率学语言。然而他的准备措施却主要依赖于想象，比如他回忆起家人对 1918 年流感疫情的记忆，或者他用来佐证其对"流感震中"看法的汉字"家"。卫生署署长以牧领思维谈论防备措施，而肖特里奇以军事思维谈论先发制人。两者都混合了传统预防措施和新的准备技术。

肖特里奇在 1982 年提出的最糟糕的情况—— 一场始于华南的动物大流行病——后来由"非典"证实。2002 年 11 月,广州首次发现神秘肺炎个案。当时,在新界一个跑马场附近的彭福公园,人们发现 30 只带有 H5N1 病毒的野鸟,其后在农场和市集发现受感染的家禽。[33] 2003 年 3 月,香港多个医院出现首批非典案例,病毒还通过急症室的空气散播,港大微生物学家却错失了两个星期的时间,因为他们在检测的是禽流感病毒,因而未能找出这种新型疾病的病原体。该病毒迅速通过医院和中产社区传播开来,非典疫情因此被认为是香港公共卫生管理的一次失误。这一事件使卫生署迅速重组,并以一个独立于医院且专门处理危机的卫生防护中心的面目存续。[34] 很快,非典便成了在早期阶段检测出人畜共患病的成功案例。

港大两位微生物学家的研究为此做出了贡献。他们揭示了非典病毒在人类和动物之间的传播途径,从而成为公众心目中的英雄。[35] 2003 年 3 月 18 日,裴伟士(Malik Peiris)在狗和猴子的细胞中培养了人类病毒样本,揭开了这个新病毒的身份。他发现这是一种有着巨大衣壳的冠状病毒,通常情况下呈良性,但刺突蛋白的变异可以使其变得致命。[36] 此外,这种病毒可以在细胞外存活两天并通过飞沫传播。裴伟士出生于斯里兰卡,曾在牛津大学研究微生物学。1997 年搬到香港开展禽流感研究之前,他在自己的国家进行了一段时间的前沿研究。他与兽医合作,研究养猪场的取缔如何影响了流行性乙脑的传播。这使得他得以初窥牲畜在传染病发生中的作用。[37]

另一位重要人物是管轶，他出生在江苏农村，1989 年前往孟菲斯研究病毒学，师从韦伯斯特。1997 年，管轶回到香港"追踪"禽流感病毒。二人都称自己为"病毒猎手"，也喜欢把自己想象成入侵细胞的病毒：农村背景的管轶将自己想象为伴随着广州流动人口"入侵"香港的人，[38] 裴伟士解释，跨越物种的边界时，病毒会表现得人生地不熟——他自己从斯里兰卡搬到牛津和香港时就遇到了同样的情况。[39]

2003 年 2 月和 3 月，管轶来内地开展取样工作。首先是去了医院，然后他来到广州和深圳的市场采集样本。5 月，他证明了裴伟士的发现，即冠状病毒来源于果子狸——一种中医用来治疗呼吸道疾病的啮齿类动物——以及往来于华南林区和城市的蝙蝠。[40] 这使得非典病毒的动物宿主得以确认：冠状病毒是由蝙蝠通过"混合容器"（mixing vessel）果子狸传播给人类的。中国相关部门因此在各大菜市场采取了大规模的扑杀政策，果子狸的交易也被禁止。

尽管是事后诸葛，非典危机也验证了提早发现新传染病的重要性，同时也让香港专家更加坚信，早期的威胁信号是模糊不清的。2002 年冬天，危机的第一阶段，香港方面得知广州人纷纷买醋治疗一种神秘的疾病，但没有关于疾病的任何信息，直到 2 月底，九龙京华国际酒店和香港淘大花园被发现多人感染。当疾病传播到中国其他地区甚至全球——越南、新加坡、菲律宾和加拿大时，一场强有力的公共卫生运动在中国开始推行以抗击非典——在全国范围内实施隔离检疫，呼吁带口罩，修建医院。2003 年 6 月底疫情结束时，中国内地有 5327 人感染，349 人死亡，中国香港有 1755 人感染，300 人死亡。尽管统计数据存在不确定性，但由于城市人口密集和早期恐慌情绪，香港的死亡人数可能更高。而中国内地使用的中药治疗法似乎有更好的长期效果。[41] 如果非典危机再长一些，香港经济就会崩溃，因为所有的航班和交易所都被暂停了几个月。曾经使香港成为"亚洲四小龙"的优点——密集、勤劳的高素质人口以及位于东亚交通枢纽的地理位置现在却成了它的弱点。

　　面对这些弱点，香港大学微生物学家的策略是试图反客为主。借助非典危机，学者们将作为商业门户的香港打造为一个公共卫生岗哨。第二次世界大战之前，中国商品在发往其他国家前必须以香港为转口港接受检查。[42] 冷战期间，在美国奉行

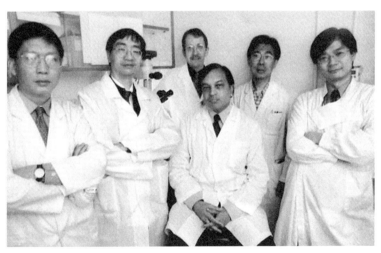

图 4.5 "非典英雄"在中国香港医学史博物馆。从左往右：管轶、袁国勇、约翰·尼古拉斯、裴伟士、张宏林（音译）、潘烈文。

图片由作者提供，摄于 2009 年 6 月。

贸易禁运的背景下，来自中国内地的移民以廉价劳动力的身份来到香港，这推动了"香港制造"的工业热潮，但它的转口港功能仍被保留。[43] 在 20 世纪 90 年代，随着中国经济的开放和现代化，香港成了金融贸易中心，诞生了在中国和西方都具有法律效力的合同。1997 年后，由于亚洲金融危机，香港的地位受到动摇。

以禽流感和非典为契机，香港的精英们展示了香港在中国内地和世界其他地区之间的地位——提供了一个及早发现公共卫生和环境性威胁的空间。1967 年，面对骚乱，殖民政府试图通过国家福利政策平定之，从而建设了良好的医院基础设施，[44]非典的发生进一步加强了香港的应急管理和生物研究的实力。2004 年，在纪念 1894 年亚历山大·耶尔森（Alexandre Yersin）发现鼠疫杆菌的活动上，香港重申它拥有全球传染病两百年研究传统的老资格。[45] 2005，当 H5N1 型病毒扩散至东南亚、日本、俄罗斯和欧洲时，时任世卫组织总干事陈冯富珍推荐其他国家也采用 1997 年以来香港实行的措施。基于肖特里奇、裴伟士和管轶之前提出"下个流感疫情大爆发"的预测，香港已经成为了一个在食品生产乃至大环境的所有环节实施准备措施的实验室。

把香港定义为岗哨如何改变了市民与禽鸟的关系？我们谈到了病毒猎人如何通过在养鸡场以及市场追踪进行识别工作以试图跟病毒产生共鸣，现在可以看看观鸟者是如何与他们追踪的候鸟产生共鸣的。

环境哨兵

2005 年，人们在中国西北部的青海湖地区和俄罗斯的乌拉尔山—乌拉尔河—大高加索山地区发现了感染了 H5N1 病毒的鸟类，公共卫生机关呼吁鸟类学家回答以下问题：还可以允许感染了禽流感病毒的鸟继续飞吗？国际野生生物保护学会总部设在美国，它与全球关注人类和动物健康的组织（世界卫生组织、世界动物卫生组织、联合国粮农组织）合作开展了一项雄心勃勃的计划，名为"同一个世界，同一个健康"。这项活动认为禽流感和其他新兴传染病的管理需要涉及人、动物和环境接触面的全球性协查。[46] 受 H5N1 影响的主要是环境团体、病毒学家和公共卫生官员的协作。新的岗哨形式因它而出现，不光是农场或地域层面的，还有鸟的迁徙线路——美国鸟类学家发明了这个概念来描述鸟类改变冬夏栖息地航线的行为。[47]

香港位于东澳大拉西亚迁徙线路上，连接中国内地、日本、韩国、印度尼西亚和澳大利亚。据估计，大约有五百个常驻或迁徙物种往来于这片狭小的土地，这与整个欧洲大陆上可以观察到的一样多。这种多样性吸引了世界各地的观鸟者。英国官员于 1957 年成立了香港观鸟会（HKBWS），目的是建立一份本港鸟类名单，助力环保工作。英国驻港部队司令约翰·查普爵士负责监察米埔沼泽。查普爵士是前香港总督爱德华·尤德的朋友，也是一位热爱观鸟的人士。这个位于珠江三角洲边缘的地区曾是难民和候鸟越境的必经之地。在 2008 年出版的《香港观鸟会通讯》中，查普爵士解释了军事管控是如何成为生态资产的："军事控制意味着控制出入；寻找非法移民的军事巡逻

（对难民的新分类）意味着对整个地区的持续性监督，这反而有助于防止有人在围墙内设置非法陷阱；对道路更有力的控制有益于环境研究，也使建造石板路和遮阳设施更加容易。"[48]

因此，英国人的观鸟行为与绘制殖民地地图和保卫领土的军事计划有关联。1984 年，港英政府让世界自然基金会接管了米埔沼泽，成立自然保护区。[49]公园聘请基围虾渔民维持池塘的低水位以吸引鸟类。根据 1995 年的拉姆萨尔公约，这里成为"国际重要湿地"，每年有 1 万只候鸟在这个沼泽觅食。保护区的第一任管理者大卫·梅尔维尔（David Melville）曾在 1974 年至 1980 年间担任港英政府的鸟类学家。世界自然基金会仍在培训来自中国内地的环保人士，教他们如何保护湿地（特别是邻近的福建省）。该中心每年都举办香港观鸟赛，参赛队伍要争取于一天内在全港观赏尽可能多的鸟类。

香港的英国观鸟者也参加了由鸟类学家埃利奥特·麦克卢尔（Elliott McClure）和查尔斯·巴恩斯（Charles Barnes）上校从 1963 年到 1971 年为美国陆军设计的"迁徙动物病理学调查"（MAPS）。这个项目涉及在整个远东地区捕捉候鸟并为它们戴上脚环，目的是评估流行性乙脑的传播。它包括来自 9 个国家的 13 个团队，并为超过 1218 个物种的 100 万只候鸟戴上了脚环。[50]虽然这个项目的总部设在东京和曼谷，但香港是参考中心，所有迁徙路线上发现的候鸟，其标签都要寄往香港。这个项目首次生成了关于东亚鸟类的统计数据，也第一次将对生物安全进行的军事化关注转化为生物多样性视角下的环境保护工作。[51]

香港位于珠江三角洲的末端，又位于东亚—澳洲迁徙线路

的中部，因此香港成为鸟类和人类共同面对环境威胁过程中的
岗哨。此外，虽然港英政府专家垄断了管辖权，但观鸟活动却
使香港成为在参与上更为民主的岗哨，越来越多的市民参与到
环境保护中来。1997 年香港回归中国后，香港观鸟会的华人成
员超过了外籍人士，增至 1500 人，这使之成为香港最大的环
保协会。1976 年，香港天文台台长林超英成了香港观鸟会的第
一个华人成员。见面时，他向我描述了在殖民地的军事精英中
以及寻求自然休闲的新中产阶级受众中，他是如何让观鸟变得
流行的。"以前，他们认为每个人都要有车，但我为会员组织
了到米埔的长途大巴。以前，他们认为应该在日出前来到观鸟
地，我则让长途汽车早上 8 点出发。这使得我们能吸引更多人
参加。"[52] 作为一名受过学术训练的观星者，林超英是观鸟运动
的成功倡导者。

　　香港观鸟会最成功的项目是新界北部塱原地区的保护运动，
很多会员也是因此入会的。这片农业湿地一直受到广九铁路建
设的困扰。香港观鸟会指出，塱原是超过 210 种鸟类的家园，
在香江对岸，其中一些物种的栖息地已经看不到了。1999 年至
2001 年，香港观鸟会发起了一场群众运动，目的是确保铁路改
为地下隧道，不对栖息地产生影响。

　　林超英回忆说："当时我们毫无胜算，因为我们是在和有
钱有势的铁路公司竞争。我们也被贴上了'观鸟者小团体'的
标签。但我们通力合作：一些人写信，一些人出谋划策，一些
人协调与其他非政府组织和媒体的联系，一些人采取法律行动
等等。"[53]

塱原保卫战为香港观鸟会与市民沟通提供了重要经验。有关这次运动的信息多次出现在《南华早报》的头条。国际鸟盟的专家到香港考察广九铁路项目的环境影响评估，发现湿地的保育价值确实被低估了。曾受过公共关系培训的香港观鸟会保育委员会成员麦克·基尔本（Mike Kilburn）于 2000 年在国际鸟盟的《世界鸟类观察》期刊上发表了一篇关于塱原的文章。[54]

这方面的成功鼓励了香港观鸟会的抵制运动，尤其是在面对政府以防备野鸟传染禽流感为名义所实施的措施时。2004 年 3 月，因为保护区周围 3 公里内发现了一只感染了 H5N1 病毒的野鸟，政府关闭了米埔保护区。这一决定受到了强烈的批评，它被认为是防备过度并很快就被撤回。[55] 但后来几乎每年都有类似的情况发生，当更多被感染的鸟出现在保护区附近时，保护区就面临为期 21 天的禁令。香港观鸟人士认为，本港发现的带有 H5N1 病毒的野鸟是留鸟，而非候鸟，因此关闭米埔而非九龙的鸟类公园是不合理的。虽然城市人可能会接触到鸟类的羽毛粪便，不过观鸟者说："是不可能通过双筒望远镜感染禽流感的！"[56] 鸟类观察者用鸟类学和基本逻辑来批评人们因害怕禽流感而怪罪野生鸟类的行为。他们指出，与令一个百万人口级城市禁止活禽接触相比，关闭一个每年只有几千名生态游客的前殖民设施要容易得多。这个政策否定了豪情万丈的观鸟人作为殖民地和后殖民地群体在两个世纪以来所积累的知识。

2007 年 5 月，麦克·基尔本和裴伟士与香港大学微生物学系组织了一次联合会议。他们向记者们展示了一张地图，上面标注了发现 H5N1 病毒感染野生鸟类的个案所在地。很明显，大部分病例发生在九龙，很奇怪的是，这幅地图也令人联想到半岛爆发的非典危机。

家禽市场是野鸟传播 H5N1 的震中，因此麦克·基尔本认为那里在进行野生鸟类的非法交易，但是政府拒绝监管。他后来告诉我：

米埔可能是世界上对野生鸟类测试最多的地方，目前还没有发现野生鸟类感染这种疾病。我知道在这个地区发现了一两具鸟的尸体，但如果说"将死亡传播给人类的是候鸟"，则是无稽之谈。令我沮丧的是，很少有人研究野生鸟类的交易。事实上，鸟儿们成了政府找的替罪羊。你说"把鸟打下来"，势必会受到少数环保团体的阻碍；你说"关闭家禽养殖场"，那就是与全球农业抗衡。[57]

因此麦克·基尔本比较了以下两点：观鸟者对定期监测生物多样性的共识和别有用心的恐吓者拿少数鸟类死亡案例做的文章。他自豪地指出，渔护署已委托香港观鸟会调查米埔沼泽的水鸟并研究全港的白鹭群落。[58] 观鸟人鉴别鸟类和计数的能力也能用于调查受威胁地区的生态多样性。

我们在香港记录鸟类已经有 50 年的历史了。香港观鸟会是由来自英国的观鸟者成立的业余观鸟团体，没有人可以质疑我们在鸟类方面的权威。会员将观察到的鸟记录下来，然后在年底前提交给协会，这些记录可供任何人使用。渔护署向我承认，当他们试图收集某地区的生物多样性信息时，他们没有与香港观鸟会竞争的必要。[59]

　　如果说香港观鸟会在本港扮演集体哨兵的角色，其成员之一杰夫·威尔士（Geoff Welsh）所扮演的角色则更为独特——独行前哨。他十几岁时在英国学习了观鸟，后来在香港经商。退休后他重拾爱好，把职业生涯中学到的严谨投入到观鸟活动中。他每周都到香港南部只有少数渔民居住的蒲台岛待上三天来清点海鸟。

　　他随后会将数据和图片上传到香港观鸟会的网站上。这得到了协会其他成员的高度赞赏，因为他的资料清晰展现了一些本地物种灭绝和新物种出现的过程。其他观鸟人不定期地回到同一个地方，把观察当成业余爱好，而杰夫·威尔士则是系统性地这么做，把荒岛变成了岗哨。然而，他坚称自己不是气候变化的环保斗士，他满足于提供有价值的记录，但把诠释的工作留给别人。"我喜欢数字。"他告诉我，"我这辈子都是在和数字打交道。"[60]

　　香港市民在禽流感威胁下建立了民主岗哨，这可与台湾地区观鸟者在同一时间所做的工作相媲美。作为中国海上的两个岛屿，香港和台湾处于东亚—澳大利亚迁徙线路上的重要位置，栖息的候鸟也是一样的。但由于范围和生态环境的不同，它们拥有不同的留鸟种类。台湾岛很大一部分是山，因此森林鸟类更多。而且如果说香港的观鸟者更偏爱候鸟——有经验的观鸟者在他们熟悉的栖息地发现从来没见到过的物种，那么台湾的观鸟者则更关注留鸟——希望吸引生态游客来发现本地独有的物种。

　　虽然英国和日本的鸟类学家在 19 世纪和 20 世纪上半叶收集了大量台湾地区鸟类的标本，但台湾本土的观鸟活动发展则始于 20 世纪 70 年代的谢尔登·谢福林豪斯（Sheldon Severinghaus）。他曾就读于康奈尔大学并在台中东海大学教授法语和英语，后来负责台湾的迁徙动物病理调查（MAPS）。通过这个项目，他训练当地工人学会捕鸟、上脚环。他们中的一些人成了著名的观鸟者，比如他的妻子露西亚·刘，毕业于康奈尔大学鸟类学专业，后来任职于台湾中研院；还有陈彼得，他在美国学习生态学，后来在东海大学教授生态学。1970 年，谢尔登·谢福林豪斯出版了第一本台湾地区鸟类双语野外指南。2010 年，露西亚·刘修订了《台湾鸟类志》三卷本。[61] 下面是露西亚·刘和陈彼得对他们前几年在台湾观鸟的回忆：

　　　　正如它的名字所揭示的，MAPS 是病理学项目。但麦克卢尔博士也对鸟类迁徙感兴趣。因此这个病理学研究像伞一样涵盖了多方面，小组成员进行鸟的研究。不过早期在台湾地区活动的人并非观鸟者。对他们中的一些人来说，这是一份条件艰苦的工作。一些人并不喜欢野外工作。这与现在带着休闲心态出去的观鸟协会成员大不相同。[62]

　　我们搭了个存放脚环的地方。环上有两个号码，一个是身份识别码，另一个是香港信箱。我们测量了鸟的重量、体长、翼长，收集了体内和体外的寄生虫进行病理检查。我们把鸟放在纸上，把干粉洒在羽毛上，接着寄生虫就会掉在纸上。我们把鸟腿的中趾指甲剪掉，把油脂收集起来，然后把样品寄到曼谷和东京总部。[63]

因此，台湾观鸟领域的发展与公民社会民主化同时进行着。由于长久的戒严禁令，民间协会的成立被持续地禁止。1973 年在台北出现的"观鸟俱乐部"，服务于那些想要观鸟的西方人，并受到蒋介石赞助的动物保护协会的扶植。1975 年台中、1979 年高雄都有类似社团的成立。在军管时期，在公共场合戴双筒望远镜会让人联想到间谍活动，因此只有经过授权的专家才可以这样做。

第一批非西方成员是露西亚·刘、陈彼得和游汉庭（绰号"猎人游"，音译）。游汉庭曾在美国学习自然公园管理，后来在国家旅游局台湾分部工作。[64]露西亚·刘回忆：

第一次团会是在一个西方人的家里。我记得通常有十几个西方人会到，只有两三个中国人，大部分都是西方人。到 20 世纪 70 年代末，几乎没有西方人了，都是中国人。我在美国攻读学位，而我丈夫 1980 年回到台湾地区工作。当时他是台北鸟类协会郊游时唯一的西方人；其余都是当地的中国人。那时候情况很艰难；私家车很少见，双筒望远镜也很少见，人们聚集在一起，坐公共汽车去目的地，共用那几副望远镜。观鸟也是非常困难的。但是人们真的很喜欢这个活动，他们每个星期都去，因此人数一直在增加。[65]

　　1987 年戒严令的解除不仅使观鸟活动的公开组织成为可能，而且使更多的人渴望享受工作之外的休闲活动。协会的数量增加到 19 个并成立了联合会，该联合会于 1996 年加入了国际地区鸟盟。据称，联合会目前有 5000 名成员。正如社会学家萧新煌（H. H. Michael Hsiao）观察到的，"由于台湾地区自然环境日益被破坏，这个本不关心政治的组织也逐渐倾向于激进主义政策，这与协会的基本信念背道而驰"。[66] 稍后我将解释为什么中国香港和中国台湾的身份是来自殖民主义和冷战时期的遗产。在这一章中，我将探究当存在被错误信号诱导的风险时，

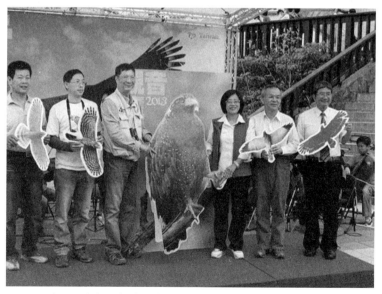

图 4.6　台北观鸟俱乐部成员参加观音山猛禽节日。

图片由作者提供，摄于 2013 年 4 月。

参与观鸟活动的一般民众是如何影响了边境岗哨接收预警信号之能力的。

作为民主哨兵，台湾野生鸟类联合会的崛起得益于在两方面的成功：其一是积极的，第二个则显得有些暧昧。1996 年，经过联合会为期 10 年的对房建项目的努力抵制，关渡自然保护区终于得以建立。这是第一个重大成果。[67] 这个台北郊区的公园是滨鸟的家园，联合会每年 10 月在此举办鸟类博览会，这会吸引大约 1 万人参加。它在观鸟方面的普及作用可与香港的米埔相提并论。这与塱原同期发生的另一场群众运动形成有趣的对比，那是有关中华野鸟协会对云林县湖本村村民反对陆砂开采项目的支持。他们据理力争，湖本村是八色鸟（Pitta nympha）的家园，八色鸟是台湾本地特有的一种色彩斑斓的候鸟。他们发起了一项国际请愿活动，"拯救八色鸟家园，停止陆砂开采"，收集了一万多个签名，包括湖本村 95% 的村民。农委会对云林县八色鸟的繁殖数量进行了调查，估算云林县有 40 只。2000 年 6 月 14 日，湖本村被国际鸟盟指定为重要鸟类保护区（IBA），在台湾则被指定为生态村。[68] 然而，地方物种研究所的进一步研究显示，八色鸟其实遍布台湾各地，其数量的整体下降主要是由于过冬地——婆罗洲的森林砍伐。因此，经过长期的环境影响评估，当地政府于 2008 年批准在湖本村修建大坝。

湖本村观鸟人运动的失败，可能由于它是围绕一个"旗舰物种"展开的。旗舰物种是标志性的、含有象征意义的物种，能够吸引不同的行动者参与环保运动。[69] 相比之下，香港湿地公园并没有只关注塱原的某一个物种，而是坚信当地村民自治管理的生态价值。为了维持这片农业区的保护，观鸟人被要求定期回访，将他们拍摄的鸟类照片发布在协会网站上。塱原和湖本村同时发生的环保运动用两种方式警示了人们鸟类的命运。如果一项研究表明旗舰物种并没有受到人们所认为的威胁，那么保护这一旗舰物种就存在风险。而针对环境破坏所造成的长远影响设立的边界岗哨地区，对它们的保护似乎更具可持续性。

香港和台湾周边观鸟者动员过程的另一对比则具有启发意义。有一个地方，对台湾的重要性就像塱原之于香港。金门离厦门很近，历史上爆发过多次战争。金门野生鸟类协会写了一份请愿书，反对一项在金门和厦门之间修建桥梁的举措。他们认为，这座桥梁会破坏岛上的生物多样性。他们得到了厦门野生鸟类协会的支持。生态系统类似的厦门之情况显示，城市化进程的加快已经使许多物种从厦门消失了。然而当地岛民却支持这个桥梁的修建，他们认为，经过半个世纪的军事隔离，这座桥将带来大量慕名欣赏当地丰富的文化遗产（17 世纪的客家民居和战争博物馆）和葡萄园产业的游客。与香港不同，台湾的军事岗哨未能转变为环境岗哨，因为人们并没有觉得外来威胁程度高到足以需要动员群众力量的地步。[70]

香港观鸟者作为环境岗哨的成功转型似乎取决于他们的中庸之道，而不像台湾走的两个极端：过度警觉（动员保护湖本村的特有物种八色鸟）和认为无伤大雅（人们对家园的生态保护缺乏热情）。香港鸟类的命运揭示了旗舰物种的象征价值和对大环境威胁之混乱认知的信号。关于岗哨的问题自然就出现了：如何充分地发出环境威胁信号？哨兵会诱导监测者吗？监测者如何才能相信这些信号呢？在全球性的威胁下，这个问题已经变得至关重要，免疫学家在机体层面的根本性思考能帮我们寻找答案。

岗哨细胞

我们回顾了岗哨规格从一个农场到一片区域再到全球环境的扩大，现在有必要去从有机体的角度进行思考。在这一层面上，"岗哨细胞"的发现让免疫学家得以反思早期预警的成败。"微生物是敌人"的观点已经受到生物学家的批评，同样受到批评的还有免疫系统有能力区分"自我"和"外来"的观点。这就使得生物体信号链变得更为复杂。[71]这如何改变了免疫系统中岗哨的觉知？

我第一次得知岗哨细胞的概念是在香港大学巴斯德研究中心，在那里，让·米莱特（Jean Millet）讲述了这些知识。当时，我在该中心担任2008—2009年度访问学者。1999年，巴黎巴斯德研究所创建了这个教学研究中心。我定期参加实验室会议，学习病毒学、免疫学和细胞成像的基础知识。但考虑到严格的生物安全规定和时间限制，一年后我才敢提出观摩实验室实验的请求。巴斯德研究中心有一个二级生物安全实验室，主要研究病毒粒子，研究它们如何附着于细胞之上，又如何从细胞分离。

但如果想在动物身上做活体病毒试验的话，他们必须去港大微生物学系的三级生物安全实验室。这两个实验室在禽流感、非典和登革热病毒方面进行过合作，这些病毒在病理学意义上存在着类似的问题。相比之下，研究如天花或埃博拉等更具致命性的病毒则需要四级生物安全实验室。不过，巴斯德中心专门研究细胞和病毒之间的关系信号，不需要用有活性的病毒进行实验。

让·米莱特在香港的法国高中长大，他的母亲是日本人。他刚从巴黎巴斯德研究所取得博士学位，正进行关于冠状病毒（如引起非典的冠状病毒）的博士后研究。当实验室里的亚裔和法籍研究人员交流有障碍时，他便扮演起沟通的桥梁。亚裔研究人员认为新发传染病对当地社区造成威胁，同时通过病毒学工作支持当地公共卫生。而法国研究人员则认为这有助于吸引国际研究基金以进行病毒—细胞根本作用机制的研究。让·米莱特可以用法国生物科学的语言来陈述香港市民的政治想象，因此他的帮助很有价值。

他的实验旨在识别在非典病毒附着并入侵细胞的过程中，哪些蛋白质发挥了作用。在二级生物安全实验室外，他用酵母进行了双杂交试验，结果表明细胞中的埃兹蛋白与病毒的刺突蛋白相互作用。他告诉我：“酵母闻起来很香，就像在蛋糕工厂！”酵母研究是巴斯德微生物学的基石：港大巴斯德研究中心的成立最初是为了绘制酵母基因图谱，在 2003 年才转向新发传染病研究。接着，让·米莱特在二级生物安全实验室通过结合病毒样颗粒（VLP）和猴肾上皮细胞（MDCK）证实了他的假设。VLP 包含了 HIV 逆转录病毒的主干和非典冠状病毒的刺突蛋白。这类合成是感染细胞的第一步，但它们仍然不具传染性。让·米莱特接着用冰箱把它们储存起来以保持“新鲜”。

在我曾参与的一个实验室会议中，研究人员讨论了使细胞产生有意义感染信号所需的"新鲜度"。经过 20 次感染，这些细胞就过于衰老了，必须被消灭，这是因为它们已经不能很好地与其它细胞交流信号。为了保持新鲜，细胞被喂以一种"营养液"，含有小牛血清、二氧化碳和一种名为 PBS（磷酸盐缓冲生理盐水），可以避免受体在取出时出现渗透休克的液体。[72] 在观察让·米莱特在二级生物安全实验室的工作时，我联想到王一川农场的高级别生物安全要求，唯一的区别只不过是现在这一套规则是在实验室中贯彻，细胞代替鸡成了需要被照料的对象。[73]

让·米莱特从盒子里取出病毒粒子，把它们注射到 27 个含有细胞的孔以及另外 27 个对比孔中。"我不知道哪一个孔含有细胞，哪一个没有。"他说，"这样我重复这个步骤的手法就会完全一致，不会在碰到病毒时刻意不同。"[74] 这并非是担心病毒的致命性，而是为了产生有意义的实验结果。让·米莱特向我解释，实验室的生物安全措施与其说是为了防止研究人员将实验室的感染源带出去，不如说是为了避免实验受到外来病原体的影响而使得结果模糊不明。

几分钟后，结果出来了。一开始，细胞位于孔底，而病毒作为"上清液"浮在上面。发生感染时，细胞们聚集在一起，大部分都被破坏了。让·米莱特将这种现象解释为"过度拥挤"，并从受感染细胞的视角说："嘿，姑娘们，我们没有空间了，我们只好自杀！"这之后，一些细胞留在了孔中。让·米莱特告诉我，它们看起来"很高兴"，这意味着病毒和细胞的遗传信息是匹配的。[75] 为了证明他在细胞与病毒相互作用方面的推测是正确的，让·米莱特提到了芭芭拉·麦克林托克（Barbara McClintock）"与有机体感同身受"的观点。麦克林托克对玉米细胞之基因移位的观察彻底改变了细胞研究。[76] 她坚持需要通过细胞的"生长"与"繁殖"来了解它们的遗传机制。当人们第一次在烟草植物上发现病毒，[77] 病毒学家便从植物细胞的角度观察到了病毒破坏机体的过程。

让·米莱特给我展示了他在三级生物安全实验室的同事们在电镜下所拍摄的感染照片，这证实了他在二级生物安全实验室进行的 VLP 实验结果。荧光标记显示了细胞蛋白和病毒蛋白之间的相互作用，显示了二者的空间重叠（共定位）。他又随机抽出一些图片，称一些感染是"美丽的"而另一些则是"丑陋的"。后者中，细胞就像爆炸了一样，释放出大量的病毒跳跃到其他细胞上。让·米莱特称之为"肮脏的死亡"或细胞坏死。相比之下，在"美丽的"感染下，其他细胞张开双臂好像在呼救，通过这些臂桥，病毒从一个细胞过渡到另一个细胞，称作"干净的死亡"，或细胞凋亡：受到感染的细胞将病毒信息告知其他细胞令它们产生预防机制。"丑陋的"感染看起来像是一个大细胞和小病毒对抗的战场，而"美丽的"感染则更像是一个发射病毒通过信号的细胞网络。

这些伸展手臂的细胞被称为**树突细胞**，它们与大脑神经元突触的树突相似。[78] 它们也被称为**岗哨细胞**或**抗原呈递细胞**，这是因为它们会移动到免疫系统的第一道防线来获取病原体信息。人们认为免疫系统的细胞占据人体细胞总量的 15% 到 20%，它们相互通信以提示身体被未知生物干扰。近年来，先天免疫和适应性免疫的概念被加以区分，前者出现在任何生物中，尤其是更为人熟知的植物和昆虫身上，后者仅存在于脊椎动物中，并且可以通过疫苗接种扩展其生物记忆。先天免疫的发生基于细胞对特定病原体的识别，如朱尔斯·霍夫曼（Jules Hoffmann）在苍蝇体内和布鲁斯·博伊特勒（Bruce Beutler）在老鼠体内发现的 Toll 样受体（TLR）。而适应性免疫则被能检测到任何病原体的细胞激活，如拉尔夫·斯坦曼（Ralph Steinman）研究的小鼠和人类树突细胞。霍夫曼、博伊特勒和斯坦曼因他们的发现获得了 2011 年诺贝尔奖，也彻底改变了免疫学。

巴黎巴斯德研究所的前主任、法兰西学院分子免疫学教授菲利普·考罗斯基（Philippe Kourilsky）将树突细胞定义为"专业的哨兵"。[79] 免疫系统日常监测机体破坏的所有细胞中，树突细胞是唯一能够针对未知病原体激活新免疫反应的细胞。它们有数百个传感器，可以检测病原体中的特定蛋白质以及可以黏附在其他免疫细胞（B 细胞、T 细胞、巨噬细胞、自然杀伤细胞）上的受体。这种依附需要细胞因子和趋化因子等化学分子形成一系列病理学家称之为"炎症"的信号——身体调节异常信息的自然过程。[80] 就算树突细胞不是第一个检测到感染——趋化因子或细胞因子浓度高于正常水平——的细胞，它们也能通过信号解读以及免疫系统整体协调做出反应进而加强预警。[81]

考罗斯基举了一个例子。一个人在与携带流感病毒的人握手后触摸了自己的眼睛，先天免疫系统的 T 细胞试图识别病毒的抗原，但由于流感病毒的不稳定以及机体中"只有"10 亿个特异性 T 细胞，它们需要将抗原运送给适应性免疫系统的树突细胞。这些树突细胞可以分析 5 万个 T 细胞携带的信息并为新病毒找到足够的受体。因此，按照大卫·纳皮尔（David Napier）的说法，它们是"病毒中隐藏信息的（有害或有益）搜索引擎"。[82] 如果对未知病原体做出反应的信息已经存储在有机体中，那么树突细胞机体周围乐此不疲地移动着的突触则会将此记忆与病原体信息相匹配。

这种搜寻过程对生物体至关重要。当携带它们无法识别的信息时，细胞容易发生凋亡，或者试图通过传递这些信息以存活下来。考罗斯基写道："在一个以细胞凋亡为主导的世界里，一切问题都与信号有关，没有收到生存信号的细胞必须自杀。因此，机体用各种方式检查构成生命的细胞是否正常。"[83] 考罗斯基将树突细胞比作"部署在有机体中的一群无人机，它们被赋予一般指令，但能够根据环境遭遇来调整它们的既定目标"。但他又指出，这支无人机部队并非由某个中心指挥，而是由一个不断探测机体新事件的化学介质场主导的。[84]

这个新观点认为免疫系统是一个不断地捕捉信息并进行监测的网络。因此外在病原体的入侵无法解释机体的病理——人们渐渐意识到机体正在和它们体内的微生物进化共生。因此，机体很难将微生物识别为"全新"的入侵体——因此导致机体生病的是未能充分激活免疫系统信号流。许多评论家都把注意力集中在自身免疫性上，这是机体触发免疫防御时排斥自身组织的过程。[85] 但港大巴斯德研究中心针对新发传染病的研究则指明另一个方向。

2007 年被任命为巴斯德中心科学主任的裴伟士提出一个假设：禽流感病毒在人体中的致命性主要体现为过量的化学介质侵入呼吸系统。他称之为"细胞因子风暴"。[86] 流感专家对此表示高度质疑，尤其是罗伯特·韦伯斯特，他声称这还没有通过老鼠实验证实。[87] 但这一假设原理来自裴伟士和其他登革热病理学专家的最早期的研究，可以用被称为"抗体依赖增强"的机制来解释。[88]

同时被两种不同的登革热病毒感染对机体的杀伤力更大，因为免疫系统针对第一种毒株产生的抗体对第二种毒株来说则过量了。因此，新兴病毒的致命性可能与先天免疫系统在面对错误信息时产生的恐慌有关。[89]

在这一假说中，树突细胞扮演了主要角色，因为它们被当作适应性免疫的调制者。裴伟士团队的假设是，通过它们的抗原特征，致命病毒如 H5N1 和非典可以诱导或欺骗岗哨细胞，使之绕路而行。意大利免疫学家阿尔贝托·曼托瓦尼（Alberto Mantovani）证实，一些蛋白质起着"诱饵受体"或"分子陷阱"的作用，抑制细胞因子和趋化因子产生炎症反应。根据这一假说，病毒可以模仿这些蛋白质并"食腐"炎症反应，也就是说，阻止本该识别病毒的受体发出信号，接着入侵那些"被封口的"免疫细胞。[90] 疫苗学中的药物创新尝试通过计算机模拟这些诱饵蛋白来人为调节免疫系统。

"诱饵"和"食腐"这两个词来源于狩猎。食腐动物是一种以死去动物为食的肉食动物，诱饵则通过模仿捕食者的行为来引诱猎物。在英国，"鸭子诱饵"（源自荷兰语 endenkooi，意为

"鸭笼")是一种建在池塘边的木质结构：当一只道具狗被安置在池塘尽头，鸭子会集体游过去检查是什么在搅动着水。这个陷阱来源于人们观察到鸭子会依靠群体的优势攻击胆敢下水的狐狸，或是检查杂草中贪玩的狐狸露出的尾巴。因此，诱饵能够吸引动物不仅仅基于动物的生理欲望，还基于它能将意图或至少是某种信号传递给想要捕获的猎物。人们常用狩猎词汇描述病毒与细胞之间的关系，描述病毒逃避细胞防御或伪装进入细胞的策略。菲利普·考罗斯基写道："当我写到捕食者以猎物为食时，并不意味着一定有吞食行为。作为微小的捕食者，传染性病原体通过消耗能量和分散宿主生理组成的注意力来获益（如以牺牲某人的生命为代价）。"[91] 狩猎关系并非建立在猎杀和吞食的基础上，而是在共享的环境中通过信号交流。猎杀和吞食只是偶然的结果。

　　因此，病毒（如禽流感病毒）杀死它的人类宿主的原因，实际上是宿主自身对病毒进入宿主制造的诱饵行为的过度反应。树突细胞很聪明，但当它们的行为被病原体模仿，它的聪明就变成了负担，因为它向免疫系统的其他部分发出了错误的预警。因此，免疫系统病变是岗哨细胞被诱饵欺骗所导致的预警失败。这也为政治和生态层面做出了启示——岗哨调节自我与他人之间的关系。这种细胞水平上信号的过度产生是否也反映了岗哨在其他层面的特征？它是否在本体论层面揭示了岗哨的性质？

岗哨行为

　　在禽流感生命的不同阶段，岗哨的功能和障碍可与同一时期的内分泌干扰物研究进行比较。在这项研究中，鸟类携带了威胁人类的灾难信号，并在不同的本体论层面上表现出新的信号模式。

西奥·科尔伯恩（Theo Colborn）对内分泌干扰物提出了警告，她跟随雷切尔·卡森的脚步研究野生动物健康，于1999年获得了雷切尔·卡森奖。20世纪80年代末，科尔伯恩参加了加拿大的一个项目，研究农药对五大湖生态健康的影响。虽然她没有发现可以解释鱼类数量减少的癌变现象，却发现了海鸥停止产卵、繁殖能力已经衰退的事实。她将这些发现与加州大学戴维斯分校的迈克尔·弗莱（Michael Fry）的实验进行了对比——弗莱将DDT注射到未受污染地区的海鸥蛋中，发现"睾丸中存在雌性细胞型"。她还提到了弗雷德里克·冯·萨尔（Frederick vom Saal）对内分泌系统的研究——萨尔证明，老鼠在子宫中的排列会将胚胎暴露在雄性和雌性荷尔蒙的交换之中：胚胎位于两个雄性之间的雌鼠比被置于两个雌性之间的雌鼠更具攻击性。如果腺体（卵巢、甲状腺、垂体）产生的激素是由血液携带并向器官传递发育信息，那么性别则取决于胚胎暴露在子宫内的环境，而非仅仅由X或Y染色体决定。激素，就像免疫系统的化学介质一样，在信号场中发挥调节的作用，因此生物学家称之为"内分泌系统"。

综合这些不同的数据，西奥·科尔伯恩"超越癌症"[92]，提出了一种新的理论解释化学物质对有机体的影响。这些研究在1991年因"翼展声明"为人熟知。DDT、DES和PCB等化学物质由于结构相似而可以充当激素的角色。[93]通过与受体结合，它们欺骗、扰乱内分泌系统。科尔伯恩称它们的行为是"潜入"：它们进入人体的剂量低于毒物学可感知的水平，这主要是由于如果剂量太高就会被拒之门外。因此，科尔伯恩有必要脱离癌症"剂量决定毒性"的毒理学范式，发明能够感知低剂量毒性的早期预警模式。在北美五大湖地区，雄海鸥孵蛋的雌性化行为是一种"微弱的噪音"：即使海鸥不会因为这种行为而死亡，这也对海鸥物种和生活于同一环境中的人类的命运提出了警告。[94]由于海鸥在食物链中捕食鱼类，它们能够放大影响地区大环境的化学污染。

在这个有趣又可怕的生物研究故事中，岗哨的概念——尽管科尔伯恩没有直接使用这个表达——可以描述四个层面的信号：内分泌干扰物与内分泌系统的相互作用、"雌性化的雄海鸥"、作为加拿大和美国间的政治领土的五大湖、野生动物受到化学污染影响的北美环境。[95]在这四个层次上，科学家们面临的问题是如何充分认识那些早期预警信号，不受违规的化工行业以及那些欺骗生理系统的化学物质的干扰。要想成倍暴露被工业封锁的信息，公民科学是必要的，比如中国香港观鸟者的参与或者西奥·科尔伯恩建立的监测网络，这些网络发现那些会使居住在压裂井周围的动物生病的化学污染。[96]内分泌干扰物影响着捕食者，诱导这些试图抓住它们的人——包括野生动物和"捕捉"它们数量减少的原因的科学家，因为科学家扮演的角色类似捕食者。

以色列鸟类学家阿莫兹·扎哈维（Amotz Zahavi）主持的另一项研究可以与中国香港禽流感专家的工作相媲美。他和妻子阿维沙格在内盖夫沙漠观察了二十年鸫鹛后，提出一个进化理论叫"负担原则"。当鸫鹛习惯了研究人员的存在后，他们便可以观察鸟儿的行为而不惊扰到它们。一些"哨兵"鸫鹛会在它们的同伴觅食时立于树枝上，一旦有捕食者靠近就大声鸣叫。但有时其他鸟儿非但没有逃跑，反而也飞到树枝上和"哨兵"唱和得更响。扎哈维提出一个问题：为什么当捕食者出现在这片区域，且尚未注意到伪装好的鸟群之前，鸟儿们就提高嗓音预警，使捕食者清楚地意识到它们的存在？[97]

扎哈维称这些鸫鹛为"哨兵"，就好像他在以色列军队当兵时的任务是密切关注任何邻国攻击的迹象。[98]但那并不意味着他把自己的社会观投射到鸟类的行为上。相反，他在以色列边境发现了新的信号方式，这使他重新塑造了生物学的基础。[99]扎哈维把"哨兵"鸫鹛的行为比作孔雀开屏——达尔文进化论中的经典谜团。实用主义的指导思想下，警告捕食者的存在是一个负担，因为它增加了自身被捕的风险，却也为"哨兵"带来了荣誉。扎哈维称哨兵发出的预警为"昂贵信号"：告诉捕食者它已经暴露，别再浪费时间试图抓住猎物了，就像孔雀开屏是在告诉潜在的交配对手它们会输掉比赛。捕食者和猎物之间的信号以及交配对手之间的信号都帮助双方评估它们会从潜在互动中获得怎样的优势。[100]哨兵并不直接与捕食者或交配对手战斗，而是威胁它们，发出的信号表明双方的相遇可能充满不利因素。

扎哈维的观察是新达尔文主义人类学的关键案例，它依赖于一种强烈的实用主义，即最大化个体的遗传潜力。但通过揭示个体间新的交流方式，这个观点也变得难以适用。虽然哨兵鸟的行为通常被解释为个体对群体的利他主义牺牲，但扎哈维认为，哨兵个体也有展示自己声望的利己主义动机。他并没有从交配选择的角度来看个体与群体的关系，而是从信号交流的角度来看个体之间的关系。"不同于交配选择，信号选择囊括了所有信号——不仅是那些影响潜在伴侣和竞争对手的信号，还有发送给其他对手、同伴、敌人等所有个体的信号……因此，信号选择理论为观察从微生物到人类自身的地球物种提供了新方法。"[101] 就好像裴伟士不再认为禽流感病毒是敌人，西奥·科尔伯恩不再关注癌症学的剂量关系，阿莫兹·扎哈维拒绝将哨兵鸟定义为牺牲品来分析哨兵行为的复杂信号链一样。

因此，扎哈维去参加 1994 年在魏茨曼科学研究所举行的"免疫学认知科学"会议，给大家讲解无毒病原体是如何变得有毒（也就是它们是如何摧毁宿主细胞的）也就不足为奇。他认为病原体和细胞之间的关系是一种交流信号、交换双方信息的过程。他写道："如果宿主不合作，这将加剧寄生体的毒性。只有宿主的合作才能使寄生体表达更多无毒基因而非有毒基因。"[102] 扎哈维不认为存在虚假的信号；信号总是在传递信息，即使由威胁变成攻击。当两个捕食者互相引诱时，似乎是过度的交流导致了生物毒性或暴力。

相比之下，在扎哈维看来，信号交流是美学创造的虚构空间。虽然他借鉴了新达尔文生物学核心的交配竞争和引诱理论，但他将狩猎关系导向了追逐或舞蹈。[103] 如果岗哨行为在交流的缺乏和过度之间摇摆，那么它们又是在交流什么呢？扎哈维的"昂贵信号"理论表明它们传达的是岗哨的价值。[104] 这可以解释为什么岗哨会编造使个体相信威胁已经存在以及安全系统有能力减轻这种威胁的谎言。它们累积信号的方式近乎铺张浪费。因此扎哈维将他的负担理论总结为"这个概念非常简单：浪费是有意义的，因为通过它，个体可以证明它有足够的资产可以浪费。这个投资——也就是浪费本身——正是最好的广告"。[105] 按照扎哈维的理论，猎人制造了信号的浪费以获取信任。信号本身没有价值，只与其发送者的未来行为有关。[106]

在本章最后一节我的问题是：如何解释岗哨在不同层面过度产生的信号？一个类似的问题是：为什么鸟类可以担当良好的哨兵？五大湖区的西奥·科尔伯恩、以色列的阿莫兹·扎哈维和中国香港的裴伟士的研究一致表明，考虑到在食物链中的重要位置，鸟类特别容易在微生物和人类、免疫细胞和受威胁区域之间发出中等强度的早期预警信号。

岗哨行为在无反应和过度预警之间游走，在熟视无睹和过度反应之间摇摆。我已经在不同的层面上分辨了鸟类向人类预警的活动：在农场层面上，它们可以是一种商品，一种需要照顾的生物；在主权层面，它们可以是政治威胁的象征或流行病的早期预警；在环境层面上，它们可以是旗舰物种或普通栖息地居民；在细胞层面上，禽流感病毒可以破坏免疫系统的信号流。在这些不同的层面上，通过建立共同的想象，信号消解了潜在的诱导，使其变得有意义。飞禽病毒仓库是人类感知到这些信号的处所，是为未来的威胁做出的准备。在下一章，我们将看到这些信号在实践中是如何工作以及如何产生价值的。

第五章

模拟和情境反溯

本章着眼于在模拟潜在流行病病原体由鸟类传播给人类的过程中，与禽流感相关的行动者行为。在过去的二十年里，电脑模拟技术在灾害管理领域取得了长足的发展。模拟的既定目标是灾难演习，为了更好地进行准备工作；人们假设灾难已经发生，试图减轻其破坏性。模拟有两种思路：一种是基于计算机程序，在室内进行的桌面模拟；另一种是将室外环境因素的影响纳入考虑范围的真实场景（全景）模拟。[1]这两种方法都考虑到了最坏的情形，这些情形是由受过小说写作训练的专业灾难管理人员设计的。新加坡和中国香港的微生物学家、公共卫生官员以及中国台湾的观鸟者都采用了这两种模拟思路。

大体来说，我的观点是，在微生物学家和观鸟者通过岗哨与动物交流的"狩猎"与公共卫生人员在群体层面囤积疫苗以减轻疫情影响的"牧领"之间，模拟是一种短暂的过渡。我认为，对鸟类疾病的模拟既关乎公共卫生，也关乎环境：它不仅可以为流行病爆发做准备，更重要的是能为人与动物、捕食者与猎物潜在的遭遇做准备。[2]

虽然模拟始于冷战时期关于核灾难的讨论，但我从狩猎社会的角度分析了"模拟""表现""仪式"和"扮演"的概念。因为这些模拟是关乎生命政治的牧领实践，社会科学家并未在灾难模拟中采用动物视角，从而忽视了研究狩猎社会的人类学对仪式行为的考量。病毒猎人和观鸟者将人类和鸟类之间的相遇模拟为有可能导致灾难的事件，旨在确立物种之间的关系。在第四章中探讨的岗哨视角将被用于模拟实验，这看起来更像是一种保护群体免受敌人攻击的牧领传统。接下来我将探讨通过构建有着人类、动物和物件的场景来对未来流行病爆发进行的模拟，其意义如何体现。

为了对鸟类疾病模拟实验作出分析，这里将"情境反溯"与"条件反射性仪式"的概念结合起来。我认为，大流行病或物种灭绝的情境将人和动物现实地联系起来，使人们可以构想病原体出现的后果。动物病毒仓库就像一面镜子，反映了人们对流行病的担忧，人们也在一个想象与动物关系逆转的未来中与动物交换视域。因此，在人类学视域中，模拟实验可以被当作一个介于"扮演"和"仪式"之间的概念。

桌面演练和情境反溯

2013 年 7 月，我拜访了加文·史密斯（Gavin Smith）。当时，他在杜克—新加坡国立大学医学研究生院任职助理教授。我们在香港相识时，他正在由管轶建立的香港大学微生物学系新发传染病国家重点实验室工作。他出生于澳大利亚，曾在墨尔本大学修习植物学和生态学，其后前往香港，在管轶的指导下攻读分子系统学博士学位。加文首先研究了真菌的基因组，然后是非典冠状病毒，[3] 后来转向禽流感的研究。

他指出，对于进行测序的研究对象而言，伴随着其体积的变小，实验数据和结果则越来越精细。得益于罗伯特·韦伯斯特的帮助，加文 40 多岁时已经是流感科学家中的佼佼者。他与韦伯斯特在《科学》和《自然》杂志上发表过联合署名文章。他总是心情愉快，充满幽默感。他说话很快，但和别人讨论时总是很有耐心。他呼吁环保政策，并把禽流感视为一个对抗家禽养殖业和大气污染的契机。

加文于 2012 年离开香港，与家人在新加坡定居。原来的团队伙伴维杰（Vijaykrishna Dhanasekaran 或 "Vijay"）被杜克—新加坡国立大学聘为医学研究生院的助理教授，因此随他来到了新加坡。香港团队的最后一名成员贾斯汀·巴尔（Justin Bahl）之后去了得克萨斯大学，但他同时是杜克—新加坡国立大学医学院的兼职教授，这就使得他们三人可以继续合作发表论文。在香港，依托新发传染病国家重点实验室与汕头大学的合作，他们开展了关于流感病毒分子进化的基础研究。汕头大学是广东一所由私人基金会——李嘉诚基金会持续资助的公立大学，李嘉诚是原籍广东的香港富商。汕头大学向新发传染病国家重点实验室提供了从福建省家禽市场采集的样本，这使得他们可以在"流感震中"对新发流感病毒进行实时监测。[4] 后来加文搬到了新加坡，这让他的导师管轶很失望，不过新加坡给予了他在基础研究上更大的自由，同时还有更丰厚的国际资助。他的研究曾主要集中在流感震中的岗哨，监测禽流感变异，现在转向了在高科技计算机上模拟病毒进化。

当时，新加坡在生物研究领域呈执牛耳之势。1965 年，李光耀在马来半岛的尽头建立了这个小城邦。作为要冲之地，新加坡在东西方商业贸易线上的地理位置为其带来了巨大的工业、金融比较优势。在资本积累取得一定实力后，领导人将其逐步转型为一个由知识和信息主导的经济体，同时，该国在生物技术方面也投入了大量资金。世纪之交，新加坡政府成立了启奥生物医药园（Biopolis），通过金融和技术基础设施吸引了来自民营企业和公共部门的研究人员乃至世界各地的学者。这个研究中心最初由天桥连接的七座大厦组成，共有五个研究所。新加坡基因组研究所是其中之一，负责人是爱迪生·刘（Edison Liu）。出生于中国香港的爱迪生在美国开创了自己的事业，后来到新加坡执掌基因组研究所，他还曾在 2008 年至 2013 年期间担任人类基因组计划主席，并在 2014 年成功将该国际联盟的办公室从伦敦搬到了新加坡。非典危机后，他成了"科学家英雄"：他的形象频繁在媒体上出现。也正是这期间，在与香港、亚特兰大力争首个对新型冠状病毒进行测序资格的赛跑中，新加坡几乎大获全胜。[5]

但加文·史密斯并没有在这座位于城东，靠近新加坡国立大学主校区的启奥生物医药园任职，而是在靠近卫生部和新加坡总医院的城市中心工作。2005 年，杜克—新加坡国立大学医学院成立，旨在效仿北卡罗来纳州杜克大学医学院的模式培养高技术医疗领军者。杜克—新加坡国立大学拥有着针对新加坡国立大学理事会任何决议的绝对否决权。以新发传染病项目总监的名义对加文进行聘任的是王林发，他也在吉郎的澳大利亚动物健康实验室领导着一个蝙蝠病毒研究项目。[6]他出生于上海，求学于加州大学戴维斯分校，曾担任《病毒学》(Virology)杂志的主编，加文·史密斯是副主编。他还在新加坡和其他东南亚国家开展新发传染病监测项目，尤其是针对流感和其他呼吸道疾病。

在 2009 年 H1N1 流感疫情最严重的时候，加文的团队发表了两篇重要文献，这使其职业生涯出现重大转折。第一篇题为《禽流感病毒疫情爆发时间点》，于 2009 年 4 月在《美国国家科学院学报》上发表，那时 H1N1 流感病毒刚刚在墨西哥出现。不过这篇文章之前就已经写好，只是对过去几年研究工作的总结。文章表明，早在 1911 年，1918 年西班牙流感病毒的遗传成分就开始在猪和人之间传播，从而质疑了人们认为西班牙流感是在 1918 年从鸟类传染给人的普遍观点。针对新的 H1N1 "猪流感"，这篇文章强调要加强对猪的监测，以期在新流感大爆发之前发现它们。加文研究团队总结道："如果未来的大爆发以这种方式出现，卫生机关可以好好利用这段时间进行干预以减轻疫情的影响，甚至可以完全杜绝流行病爆发。"[7]

加文团队的第二篇"爆款文章"再次强调了这一结论。文章题为《2009 年甲型猪缘 H1N1 流感疫情的起源与进化基因组学》，在 2009 年末的《自然》杂志上发表。他们在这篇文章中指出：2004 年在香港的猪身上发现了一种"孪生"病毒，其遗传成分与 H1N1 病毒相同。美国食品和药物管理局因此引用了这篇文章以说明 H1N1 疫情的起源是亚洲而非北美。[8] 加文研究团队则明确表示，他们的研究结果并不说明亚洲养猪业是罪魁祸首，恰恰相反，这表明中国香港对禽流感动物病毒仓库（水禽和猪）的监测比美国更完善。文章最后写道："尽管流感监测广泛应用于人类社会，但缺乏对猪的系统监测才导致了这一有着大流行潜在风险的病毒多年来未被发现，同时一直在进化。"[9]

2009 年 7 月，我在香港大学巴斯德研究中心参与了一门生物信息学课程。在此期间，加文、维杰和贾斯汀向学生解释了上述结果的获得过程。生物信息学使用专业软件处理网上的大量生物数据，特别是美国国家生物技术信息中心的基因数据库。软件名为生物资讯工具（BLAST，Basic Local Alignment Search Tool）和多重序列比对（MSA，Multiple Sequence Analysis），它们可以计算出遗传序列相互衍生的概率。这种过程被称为"校准排序"，目的是尽可能获得病毒间真正的亲缘关系以绘制出最佳的"生命树"。这一切建基于达尔文的假设，即生命的扩展遵循理性，目的是最大限度地提高适应性。科学技术研究学者阿德里安·麦肯兹（Adrian Mackenzie）说："生物信息学研究的真正问题是计算'最佳排列'，即从一个序列变成另一个序列所需的最小编辑次数。生物信息学的基础是如下公理：最佳排序能够表达生化实体之间的相似性或亲缘关系。"[10]

　　然而加文的研究团队明确表示，生物信息学不仅是概率计算，也是基于实际经验的虚拟过程。在构建一个系统发生树的过程中，生物知识是必要的。因为从进化的角度来看，计算机得出的一些相关性结论毫无意义，它们可能是由于测序错误或基因片段缺失导致的。为了决定哪些相关性有意义，哪些是不相关的，病毒学家要使用其他软件（如 Bootstrap、Jukes Cantor、Tamura）根据特定情境计算关联概率。维杰解释："想象你已经对一种病毒进行了测序，你想知道它的进化过程，它从哪里来。你从基因银行下载这些序列之后，对其进行校准排序，检查哪些核苷酸是重要的。但如果序列中有什么不对劲的地方，你只需查看参考文献，询问发表序列的实验室：'你们的分析是哪个月完成的？'"[11] 计算机中序列之间的逻辑关联需要通过菌株之间的年代推导加以确认。

　　在生物信息学的第一课上，加文就展示了他们在 H1N1 病毒出现几个月前进行的桌面模拟，这是为了告诉大家新病毒出现时该做些什么。"假设我们已经收到了来自亚特兰大的新病毒测序结果。把它粘贴到 BLAST，尽可能多地收集信息，据此构建一个庞大的进化树，这一切不是仅仅一张纸就可以把它打印出来的。在明确问题意识的过程中，这些资料将是一个很好的开端。"[12] 加文研究小组解释说：与其他流感病毒学家不同的是，他们决定以流感病毒的八个 RNA 片段而不仅仅是人们普遍认为的 H 和 N 两段重要抗原漂移记号蛋白为基础进行建模。因此他们可以同时建立八个进化树，通过它们的相似之处显示整个流感病毒的真实进化过程。正如贾斯汀后来对我说的，最好先从大量数据开始，再逐步缩小范围，直到获得一个有生物学意义的结果。"每次删减信息都需要确保一致。我们如此做，所遵循的是马尔可夫链——每前进一步都必须基于上一步的信息反馈。随着我们越来越接近那个真实的进化树，基因序列也就变得更容易解释：我们称它'绝对进化树'。"[13]

加文团队拍摄的照片令人印象深刻。通过推理和绘制病毒间亲缘关系的"分子钟"，病毒学家得以从这些照片看到基因进化过程中的断裂以及病原体从一个物种跳跃到另一个物种的过程。通过跟踪遗传序列的连续性，他们展示了进化生态位的不连续性。贾斯汀说，当病毒从一个物种跳到另一个物种时，树图将开辟一个新的分支，因为环境的"免疫压力"创造了一个容许基因复制突变的"进化瓶颈"。当病毒学家从这些分支向上回溯时，便可找到被他们称为"最近的共同祖先"的序列。他补充道："我喜欢这些树。"仅这一张图所包含的信息量就将关于共同祖先的统一进化假说联系起来了。[14] 这幅图可以告诉我们在基因变异的连续过程中哪里发生了不连续的基因跃迁。

研究科学与艺术的历史学家展示了进化树在达尔文主义所衍生的新视觉文化中扮演的角色。[15] 即使这个模型仰仗的自然竞争观会遭到新生态观点的反驳，加文团队也可以通过"情境反溯"的预期推理模式将数字变成图像，这令我感到好奇。这个概念由娜塔莎·舒尔（Natasha Schüll）在她关于网络赌徒的研究中提出。根据她的描述，"这些人应对未来不确定手牌的方法是回到过去某个时候，推翻不同的决定以及可能出现的结果"。[16] 这也同样适用于"遗传学反溯"这种重建病毒历史的技术，即使得"病毒猎人"可以回到过去想象病原体可能在未来发生的变化。[17] 就像赌徒会思考如果他出某张牌能赢多少钱，加文的团队想的是，如果早在 1918 年或 2009 年以前他们就在猪身上检测到 H1N1 病毒，那会发生什么。加文在他的主页上解释道："我们想从历史事件和当前的病毒传播中吸取一些教训，理解新病毒出现时可能发生的情况。"[18]

因此，通过计算机模拟，病毒学家将病毒的生命视为可以在屏幕上加以治理的潜在风险。就像交易员和猎人，病毒学家必须利用生物信息软件作为陷阱或诱饵，想象病原体在动物宿主中的可能活动以对其到来做出争分夺秒的预测。从这个角度来看，流感病毒突变的风险就变得像金融产品。交易员就像配备了电脑的赌博老手，在屏幕上追踪这些金融产品的走势。在对于法国交易所的民族志研究中，文森特·勒皮内（Vincent Lépinay）指出，全球性金融衍生品的出现意味着"不确定性已经被取代了：曾经参与者面对的只是单个证券，现在则是由公式衍生出的、各种错综复杂的投资组合"。

借用交易员"野性的思维"，勒皮内隐喻地解释了"组合"的意思："这些投资组合价值升降的不可预测性类似于和野生生物打交道。'野兽'一词经常出现在交易员对其产品的描述中，这早已是见怪不怪的事情。"[19] "感染""传染"和"毒性"可以隐喻交易员在电脑上模拟高风险金融产品以及它们在金融危机中的增值，还可以隐喻病毒学家通过监测动物宿主的病毒变异来预测其下一次爆发的过程，这是因为动物和投资组合都可以在全球市场流动。[20] 同样，加文团队赤子般的热情来自他们对生物学的梦想——控制进化不连续的地方、在电脑上抓住与他们躲猫猫的潜在流行病原体。如果说模拟是一种想象而非概率计算，那么呈现在屏幕上的基因序列就像大自然创造的"野兽"，模拟则是一场驯化它的理性游戏。

现在，我将从桌面模拟转向实地模拟，从虚拟想象转向实际表现，介绍公共卫生规划人员关注的问题。这两种模拟都使用了"情境反溯"，有趣地将虚构和现实结合起来。

实地演练和实景情境

在拜访了杜克—新加坡国立大学医学院的加文·史密斯后，我到附近的新加坡卫生部会见了杰弗瑞·卡特（Jeffery Cutter）。杰弗瑞·卡特是流行病学家，也是卫生部传染病司司长，还负责"准备"新发传染病的演习协调工作。他告诉我："新加坡樟宜机场每年接待 5000 万乘客，所以这里很有可能出现新发传染病，我们需要做好准备。"他说在非典的时候，仅仅 3 月至 5 月之间，新加坡就有 238 人感染了这种新型冠状病毒，其中 33 人死亡。他们都在陈笃生医院接受治疗。该院被政府指定为非典患者的隔离医院，这场流行病最终还导致三名护士死于感染。在最危急的时候，全国所有学校停课 10 天，6000 多名与非典感染者有密切接触的人进行居家隔离。[21] 时任新加坡总理吴作栋公开表示，非典可能是新加坡独立以来面临的最大危机。当一位记者问他是否在危言耸听时，吴作栋回答："我只是比较现实，

谁都不知道事情会如何发展。这是一个全球性问题，而我们正
处于这个疾病的早期阶段。"[22] 十年后，卫生部开始为另一种冠
状病毒——中东呼吸综合征的到来做准备。中东呼吸综合征冠
状病毒于 2012 年初在沙特阿拉伯出现，其后在全球传播，截至
2013 年 7 月，已有 50 人感染，其中一半人死亡。

杰弗瑞·卡特把我介绍给了卫生部应急准备与响应司司长
黄永昌（音译）。黄永昌曾是一名警察，现在负责组织医院新发
传染病的演习。2006 年，在泰国发现首例 H5N1 人传人的疑似
病例后，新加坡组织了第一次全国流感演习，被称为"雀鹰行
动"。它包括两个阶段：4 月至 6 月的桌面讨论，对六个医院的
流行病应对计划进行探讨；7 月 21 日至 22 日的实战演习——
六个定点医院需要管理潜在患者并共享他们的行程信息。黄先
生解释说，有 1000 人参加了实地演习，其中大部分是民间组织
的志愿者和培训机构的护士。在患者从一家医院被转移到另一
家医院的过程中，一些医院对其他医院的行为进行评估并同时
根据情况将伤亡人数调整得更高（以对具体的操演实践做出调
整）。"如果一家医院有 200 名伤员，他们需要哪些资源？"黄永
昌认为这就是问题的核心。因此，演习的目的是使医务人员了
解如何管理大规模伤亡。他告诉我："护理工作可不是廉价劳动，
它需要日日训练做准备。"

通常，公共卫生专家指出：这些演练的目的是找到流行病
爆发时行动者之间协调不力的地方。但最为演练情境的设计策
划者所诟病的是，这些演习仍然比较浮夸，不太真实，因此难
以带动参与者。"我们尽最大努力做到真实。"黄永昌说。但他

承认，人们都知道"这只是演习"。

我们可以通过改变演习的条件来提高其对于现实的拟合度，或者干脆不告诉人们这是演习，这样人们就以毫无准备的姿态面对这一切。一份官方传单称与 2006 年相比，新加坡 2008 年的"雀鹰"演练在进步："在秘而不宣的基础上进行演习提高了真实度。卫生部应急医务人员在没有事先通知的情况下出现在演习医院的普通病房，'启动'了人类感染禽流感的案例模拟。"[23]

模拟的真实度意味着什么？"情境反溯"的概念在这里是有用的。正如微生物学家想象在动物宿主内消灭病毒，公共卫生决策者也想象在患者进入医院之前就将传染病消灭。但这两种情况都没有考虑死亡，因为那是一个令人反感的事项，无法进入情景模拟。死亡只能通过对数据的处理来进行反溯。相比之下，在新加坡进行的另一种演练则非常真实。2013 年 7 月 17 日，当我在卫生部进行研究时，新加坡农业食品和兽医局与一个同马来西亚接壤的边境家禽屠宰场组织了一次演习。马来鸡占新加坡禽类消费的一半，另一半则是从泰国、巴西和北美进口的冰鲜或冷冻鸡肉。新加坡领土内没有持照的家禽养殖场，生产鸡蛋的农场也只有五个，因此新加坡每年从马来西亚进口和屠宰的活鸡就高达 4000 万只。马来西亚农民需要获得新加坡农业食品和兽医局的许可才能将家禽出口到新加坡，其间一直需要接受边境检疫。这一趋势随着禽流感的威胁加剧，但截至目前，新加坡还没有发现 H5N1 型禽流感病例。

我在线观看了这场演习，许多网站都直播了，其后我采访了演习的组织者。这场演习的名字叫作"勇敢者演习 7 号"，表明这是农业食品和兽医局自 2002 年以来进行的第七次禽流感演习。顺利食品工业（Soonly Food Processing Industry）在新加坡运营的 10 个最大的屠宰场进行了这项演习。该公司一天能够处理八万只鸡，可满足新加坡 25% 的新鲜鸡肉需求。[24] 演习的场景如下：根据应急反应计划，1500 只感染了 H5N1 病毒的鸡需要被消灭。屠宰场有大约一百名员工（大部分是印度人）必须接受体温检测，服用抗病毒药物，然后佩戴背面写有个人姓名的防护装备（靴子、帽子、口罩、眼镜、手套）。

受到"感染"的鸡被放在绿色笼子里由传输带送来，接着被浸在水里电死，然后被放进两层生物危害袋进行焚烧。隔离和检验组主任叶雄和（音译）在电视上宣称："为确保农业食品和兽医局为所有生物入侵做好准备，通过这个演习，我们最想培养官员和其他参与应急的相关方对反应流程的熟悉度。"[25] 农业食品和兽医局的食品安全官员德斯蒙德·陈（音译）在之前的一次演习中说："经过今天的整套实践，在今后的扑杀以及卸载死鸡的活动中，我们都可以更快的速度加以完成。我相信参与扑杀的人员有能力更迅速地处理所有的问题。"[26]

在谈论这些演习中的家长作风、民族、阶级和年龄的区隔前，我想先关注一下人类和动物之间的分歧，这种分歧的重要度似乎远远超过了其他。医院里虚构疫情的模拟形成一种紧迫感和资源稀缺感，而屠宰场里的模拟则顺理成章地将健康的鸡杀死，甚至不需要假装它们是病鸡——就像纯粹的商品，可以被销毁，像被污染了一样，可是工人们服用药物、穿戴防护设备的举措则搞得鸡好像真的生病了一样。我感兴趣的另一个事是，中国香港政府从人的角度组织了很多这样的演习，但尽管流行病经常在港岛的家禽饲养场爆发，港府也从未在养殖场里如此模拟禽流感。事实上，新加坡政府仅仅出于模拟的需要就杀死了并未对其国家人口造成威胁的鸡。相比之下，中国香港政府仅在病毒在禽类中流通的事实基础上，才对禽流感由鸡传给人的过程进行模拟。这就使得"情境反溯"成为一种连接形式或行动方案：如果场景不能真实地表现死亡，那么对于最后一个事件的期待将连接模拟舞台的所有演员。新加坡和中国香港的公共卫生决策者都运用了来自电脑游戏的"情境反溯"形式，但它们实现方式的不同则取决于病原体如何跨越物种屏障，如何揭示人与动物的各种关系。这就是为什么我使用"情境反溯"这个术语来描述禽流感场景的不同形式，以及它们如何模拟动物死亡来预测人类死亡的过程。

接下来我将比较中国香港和新加坡对于流行病爆发的准备性预演。

香港为内地协调此类演习，与新加坡在东南亚扮演的主导角色有某种相似之处。2006 年 6 月 7 日至 8 日，新加坡和澳大利亚为亚太经济合作组织的 21 个成员国举行了桌面演习。演习协调中心设在堪培拉，情境信息也是从那里发给 21 名公共卫生工作人员：新加坡爆发人传人的 H5N1 流感（称为"海峡流感"），世卫组织已将预警级别由第 4 级提升至第 5 级，一个生产个人防护装备的仓库被烧毁，各球队正飞往越南参加 APEC 足球锦标赛，爆发地附近的背包客和渔民开始出现生病的状况。

8 月 14 日至 15 日，新加坡主办了演习后的研讨会，与会者一致认为："演习提供了建立和测试通信网络的绝佳机会，并且增进了各国间的友谊。"[27]

同样，在 2006 年 11 月 13 日，香港开展了一项名为"长城"的桌面演习。在该演习中，香港、澳门、江苏和北京的卫生部门访问家禽市场后，必须模拟性地对一个家庭的三个 H5N1 感染者成员进行管理。该家庭的一名成员本应从江苏前往港澳，因此，演习的目标是"使三个（疫情应对）系统协同制定有效的应对方案"。[28]

2009 年 1 月，在与卫生防护中心进行了长时间讨论后，我获准观看一所香港医院的演习。卫生署在非典危机后成立了"卫生防护中心"，希望通过积极监察和沟通以预测类似疫情。中心内，由一名警官领导的紧急反应处负责设计场景和组织模拟。香港每年举行两次实地演习，观众来自全球。

这些实地演习都是用自然景物命名——"枫树""柏树""栗树""红木""老鹰""华山"——似乎想表明疾病是港岛自然生态系统的一部分。2009 年香港没有开设其他的流行病模拟，因为紧急反应处认为在春秋季管理 H1N1 病毒是一个"实景演习"。

"红木演习"在港岛工薪阶层区域的诊所举行。参与者已经了解到演习包含的如下情境，具体信息也已张贴在主要公共建筑物内：香港的邻近城市报告有居民已经确诊禽流感，而香港医院类似流感症状的病人数量亦有上升趋势。当对于香港活禽的流感病毒测试呈阳性时，人们在农场和菜场对它们进行了扑杀；报告称一名参与扑杀的工作人员和一个曾与活禽玩耍的 8 岁男童感染了 H5N1 病毒，香港已指定四间诊所对流感样患者进行分级诊疗，并把感染 H5N1 患者送往重症监护室。只有最后一个场景在筲箕湾上演。第一部分旨在提供合理的背景。

模拟演习的官方目的是协调医院服务以管理流感样病患。80 名扮演病人的演员从医院前门进来，根据他们的症状（肺病、肺结核等）被送往不同的科室。20 个演员为他们提供治疗服务，两个模拟员通过热线与其他医院交流。救护车从医院后门疏散那些被诊断出感染 H5N1 的人，记者们在后门拍照。卫生部部长在访问医院后举行了新闻发布会，但人们的关注点并不在演习的成功，而是在私人按摩浴缸中发现的新细菌上。演习得以顺利举行，记者和公共卫生机关认为它是成功的。这个场景设计不含有任何令人惊讶的成分：现实中人们唯一没有预料到的是有关浴缸里的细菌，而并非家禽市场里的病毒。

所有演员看上去都很年轻、放松，他们戴着蓝色的帽子，穿着休闲服，他们脖子上挂着的标签写有他们的症状、姓名、地址、国籍、性别和年龄。这些卡片颜色有红有绿，区分了他们患的是禽流感还是只是类似流感的疾病。不必假装生病，他们唯一的任务就是去指定的医护部门。另一次演习中，卫生保护中心调来一架飞机以疏散一名流感样病患，坐在病人旁边的人被贴上了红色的标签，坐在远处的人则被贴上了黄色的标签。在"红木演习"中，医护人员的处变不惊着实令人刮目相看。虽然人道主义民间机构认为，面对有限资源以及大量病人所进行的分级诊疗总会产生很多伦理问题，[29] 但筲箕湾诊所的医护人员的划分标准仅仅是有无症状，这就足以使得医护人员规避疾病的扩散，他们并不需要在不堪重负的医疗环境下根据生存概率划分病人。事态的紧迫由标签和帽子等物件来表达——谁是传播者，则谁需要优先治疗。在媒体的注视下，人们被降格为医院里流动的标语载体。

　　医院的医务人员扮演自己，扮演流感样病患的演员则来自人道主义协会"医疗辅助队"（AMS）。1950 年，为处理难民涌入的相关问题，这个协会得以成立，其后于 1983 年在香港政府安全部门进行了注册。该组织的 4000 名成员在香港内外接受了灾害管理培训。一名成员描述，培训就像是"下班后的娱

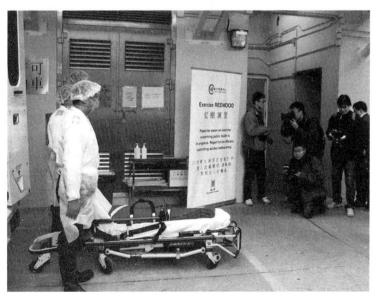

图 5.1　筲箕湾诊所"红木演习"。

图片由作者提供，摄于 2009 年 12 月。

乐""一个认识其他单身人士的地方"。[30] 这个精英团体汇聚了相似的人，他们在这里表达和分享价值观。他们的月度演习是在假人身上安装假心脏模拟心跳，训练大家如何营救车祸或火灾受害者。组织者告诉我："因为病人不能伪装心率或呼吸速度，所以才用标签。"标签作为信息载体间接增加了现实感，而假人却可以真实地模拟受害者的心跳。

因此可以这样说，在流行病演习中，当医疗辅助队成员模拟戴上标签和帽子的病人时，他们的行为就像是假人。不同的地方在于，他们在常规事故救援演习中占有主动权，而在非常规疫情疏散演习中需要与多个政府部门协调。我遇到的医疗辅助队成员觉得他们自己的月度演习是协会生活的重要时刻——相比之下，"红木演习"令他们沮丧。其中一个成员说他觉得自己很"被动"。他用这个词表达了自己模棱两可的态度："因为我们在 2003 年经历了非典，所以已经知道了在诸如禽流感这样的情况下要干什么。作为公民，我们很被动。我认为我们应该遵循指南和政府建议以防止自己受到感染，但在演习中我们是被动的。"[31] 这段态度模糊的话表达了当公民不知道如何应对流行病时，他们是被动的——当按照演习的情境行事时演员就没有主动权，因此也是被动的。[32]

在实地演习中，演员和操作者之间有一个根本区别。虽然行动者是被动的，物件代替他们"行动"或"说话"，但模拟者则是主动的，他们可以改变场景的组合，引入不确定因素。如果演员必须在媒体前看起来是"真实的"，模拟者就会引入场景变化的建议。[33]

　　在实地演习中，模拟者和演员就像桌面演习中的病毒学家和公共卫生官员。演员和公共卫生官员只是遵循他们在场景中的角色，而模拟者和病毒学家则需要探索"情境反溯"的潜力。另外，模拟者大多是上了年纪男性，而演员大多是年轻女性——这点我在以后会讨论。

　　对于模拟者而言，实地演习和桌面模拟的区别并不明显，两者都以不同的方式将虚拟和现实结合起来。在一次名为"翡翠"的演习中，应急响应部门的成员正在模拟一座居民楼的疏散过程。该方案的内容是，他们必须被从模拟房间疏散到"备用房间"。在模拟室里，人们对香港重要基础设施的脆弱性进行了虚拟评估，因此模拟室本身就是处于威胁下的物质环境。在向我描述这次演习时，应急响应部门负责人说，这"比电影更有趣"。这让人脑海中突然闪过银幕画面。在这个情境反溯的案例中，模拟者同时也是演员和虚构的现实。既不是仪式表演，也非科学的预测模型，这场演习是为这位前警察所享受的一场游戏。

　　"被动演员"的悖论也反映出一种人与动物的区分。在某种意义上，动物可以被描述为"被动演员"，这并不有悖于直觉。即使因为香港家禽市场经常发生扑杀从而觉得没有进行模拟的必要，香港居民大楼的疏散举措也应制定关于居民携带宠物的相关政策，这是因为动物在疏散中的反应是难以预料的，所以农业部门应当小心处理。类似地，在飞机疏散演习中，演员学习了如何处理"不情愿的潜在病患"。因此，在模拟中真正的对立面并不是人和动物，而是可以像商品一样被销毁的家禽以及普通市民和需要被小心处理的宠物，还包括有权改变游戏规则的模拟者。模拟演习产生的虚拟和现实在本体论层面上并没有明显区别，它们相互杂糅着、创生着各类行为。

因此，模拟的超现实环境提供了展示一系列明显矛盾的机会：人类变得和物件或动物一样，演员变得被动，虚构却变得真实。

因此不同于娜塔莎·舒尔，我对"情境反溯"的定义是：情境模拟的意义不仅在于能够扭转现在以回到过去，而且还可以由此改变参与现实的状态。这种通过超现实的情境反溯消除矛盾的能力使模拟接近于仪式，尽管是从游戏中借鉴而来的。模拟可以理解为公共卫生仪式，因为它证明了病毒猎手的工作是基于未来的流行病对公众进行预警。然而，对"红木演习"的分析促使我进行更深入的观察，这一切不仅向我们表明模拟可以在巨大混乱后创造秩序，同时，在这种非凡的互动框架中，模拟也令我们关注演员是如何转变的。我认为，当进入由病毒猎人发起的模拟空间时，鸟类的意义会改变。与其他流行病相比，禽流感的模拟中有一些特别之处，那就是鸟类充当了影响人类未来灾难的"哨兵"。为了分析作为病毒猎人仪式的禽流感模拟，我们需要将目光再次转向观鸟者，抛开家禽的话题来谈谈野生鸟类。

鸟类观察演习和灭绝场景

与我合作的观鸟者进行两类集体活动：一类是对野鸟数量进行计算，二是照顾它们。我在香港和台湾观察过这些演习，正如我在前几章中所论述的，它们借鉴英国和美国的模式，并使之适用于中国的情况。在此基础上，他们发明了对待野生鸟类的新方法。

观察家通常在春天组织鸟类比赛。这些比赛滥觞于猎人争夺猎物的传统，尤其借鉴了 1900 年由弗兰克·查普曼（Frank Chapman）在美国发起的"圣诞鸟类计数"活动，尽管此称谓前的宗教字眼很快就被省略了。[34] 这些比赛受到全民科学理想的激励，旨在通过地方民众的参与使其获得更多关于物种灭绝的知识。[35] 在一两天的时间里，在一个很大的区域内，观鸟者发起竞争以发现尽可能多的鸟。2013 年 4 月，我参加了台湾地区野生鸟类联合会在大雪山举办的一场比赛。大雪山是一个位于台湾中部山区的公园。两天时间里，100 名参与者需要在海拔 2000 米、长达 50 公里的道路上角力。在那个潮湿异常且雾气弥漫的日子里，最成功的团队发现了该地区 200 种鸟类中的 100 种。赛后，人们进行演讲并颁发了包括望远镜、照相机、书和茶叶在内的礼品。

比赛前，参赛者要玩一个游戏。他们被分配为三种不同的角色：昆虫、鸟和树。组织者分发给他们一些卡片和情境脚本，规定他们必须相互吞食，保证这三个组在森林生态系统中的平衡。在台北野鸟协会举办的年度节日上，演员们打扮成鸟的样子跳舞，台下是背上贴有巨鹰图像的协会领导。这些竞赛和观鸟节就像是仪式，它们创造了不同寻常的空间和机会使人们接近鸟类，想象自己就"是"鸟。与禽流感流行的模拟相反，他们并没有想象病原体从鸟传播给人，而是将鸟类物种的潜在灭绝作为人类灭绝的征兆。这些非同寻常的模拟实践建基于数据库的日常工作；对于病毒猎人而言意味着基因储存库的病毒测序，对于观鸟者来说它是国际自然保护联盟的濒临灭绝物种红色名单。

　　从台南大雪山的鸟类竞赛回来后，我看到有人在模拟野生鸟类的捕捉与释放过程。因为涉及对鸟类的照顾，我从中看到了有趣的仪式性。就在我去拜访台南野鸟协会的前一天晚上，他们抓住了三只黑脸琵鹭。这种鸟只在东亚生存，由于其迁徙路线上觅食地点的被破坏而被列为濒危物种。20 世纪 90 年代，它们的数量约为 2000 只，基于日本、韩国（它们夏天繁殖的地方）、中国台湾和中国香港（它们冬天迁徙的地方）在生态上的共同努力，它们的数量在 21 世纪头个十年增加到了 3000 只。

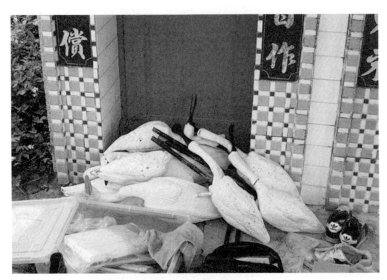

图 5.2　台南用来吸引黑脸琵鹭的诱饵道具。

图片由作者提供，摄于 2013 年 4 月。

除了中国内地的福建海岸外，香港的米埔沼泽和台湾的台江公园（台南以北）是黑脸琵鹭迁徙路线上的两个主要觅食地。这一切令濒临灭绝的黑脸琵鹭得以幸存。

2002 年至 2003 年冬季，人们在台江公园发现 73 只死于肉毒杆菌中毒的黑脸琵鹭。这是主要的候鸟流行病之一，当候鸟在迁徙过程中集中在湿地寻求庇护时，肉毒杆菌中毒的情况就更加严重。[36]

因此，台南野鸟协会组织了一场为琵鹭注射肉毒杆菌疫苗的运动。他们使用道具训练工作人员如何安全地为这些鸟进行接种。从那以后，他们定期组织演习，让护鸟人员学习如何小心操纵琵鹭道具。这些诱饵道具也被用来吸引琵鹭以便使用 GPS 追踪其迁徙轨迹。这些道具用木头雕成，刷上了黑白色，被置放在湿地旁的陷阱附近。

2013 年 4 月 29 日上午，我看到了他们前天晚上捕获的三只黑脸琵鹭，旁边是 10 个布设在沼泽地以引诱它们进入陷阱的木头道具。台湾地区观鸟者说我很幸运。在过去的几个月里他们没能抓到任何一只，而如今他们在一天内抓到了三只。[37] 在那个阳光分外明媚的早晨，观鸟者来到沼泽旁的一座道观休息，播放一些佛教音乐来抚慰鸟儿。一名女子温柔地固定着琵鹭，另一名戴着手套和面具的男子把卫星探测装置缝在琵鹭腰上，格外沉着谨慎。

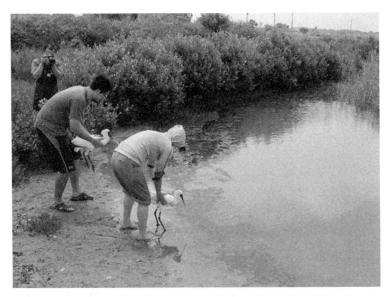

图 5.3　观鸟人士在台南湿地保护区放生黑脸琵鹭。
图片由作者提供，摄于 2012 年 4 月。

　　另外五名观鸟者饶有兴趣地看着他们，一边拍照一边对这只鸟的反应发表评论。有一次，琵鹭成功逃跑，在道观的某个角落排泄了很多粪便，不过他们重新抓住了它并继续缝制卫星装置。那个男人向我解释说，在安装过程中，他必须非常小心，因为这是一只年轻的琵鹭。施加在它身上的微型装置，其重量不能妨碍它的生长，也不能使它的飞行失去平衡。[38]他们以同样的方式装备好三只琵鹭，绑上彩色的脚环，然后来到最近的池塘把它们放生了。琵鹭们慢慢地来到池塘中央，展翅飞走。

　　那一刻我的心受到格外的触动，一项保护环境的举措，多么妥善地结合了科学的装置以及宗教性的追求。正如我在第四章中提到的，在道教和佛教的仪式中很常见的放生实践也引起了人们对放生动物健康的担忧。台南观鸟者将模拟措施引入仪式，可以说，这一举措的伦理观照如此充盈：对个别被转化为群体哨兵的琵鹭，他们尤为在意它们的健康状况。

就像在香港演练中，志愿者交替扮演演员和假人的角色一样，琵鹭在这些模拟实践中既是被动的道具，也是能够反抗的生灵。

人们常用"牺牲"的概念来描述人道主义分诊或环境追踪所带来的伦理困境：为了拯救那些危重症病人而暂且牺牲轻症病人，为了保护群体而牺牲绑上卫星追踪装置却导致死亡的野生动物。[39] 但是我观察到这些演习并未对此进行区分。他们利用诱饵道具创造了例外的情境，在这种情境中，谁是主角——鸟还是人——的问题被近乎仪式性地悬置。在这个模拟时空中，病人和医生、动物和人类之间在日常生活中紧张的照看关系通过诱饵道具被悬置。正如我们在第四章中看到的，哨兵并不是被无意义牺牲掉，作为人类和动物的居间者，它们有着特别的身份。我将这个过程称为飞禽病毒仓库的情境反溯模拟。

释放黑脸琵鹭以及其他我没有观察到的演练都在说明，2003 年 3 月至 7 月持续的非典似乎证实了这些担忧，其中 181 人死亡。在人们对抗疟疾、肺结核和登革热取得一系列的成功后，非典被认为是台湾地区卫生机关在传染病工作上的失利。因此，疾病预防控制中心于 2004 年 9 月 22 日在台北市政厅进行了非典演习，2005 年 4 月 14 日进行了天花演习，2005 年 12 月 8 日在台北地铁进行了禽流感演习。2005 年 10 月，台湾地区疾控中心主任郭旭崧对媒体表示："在准备方面，台湾做得比

2003 年非典来临时要好。"

长期以来，台湾海峡一直是一个模拟和预测的场所。在 17 世纪，明朝将军郑成功准备从福建沿海进入被荷兰占领的台湾。在那里，以经典骰子游戏为原型，他为士兵发明了月饼游戏——"博饼"。[40] 掷到一些骰子的组合便意味着特定奖品，作为士兵好运气的奖励。矗立在厦门的郑成功雕像仍然纪念着他的这项发明。后来，金门成为自然、文化遗产，尤其受到观鸟人士的喜爱。[41]

考虑到这一语境，在台湾海峡释放黑脸琵鹭就变得别有意义：它不是传递关于战争的敌对信息，而是发出鸟类栖息地变化的信号，这同时也与人类息息相关。通过这种新的仪式，通过这种对于疾病的模拟技术，鸟类被培育为对中国海域未来威胁进行预警的哨兵。由此观之，飞禽病毒仓库的模拟实践结合了不同的逻辑：安全（抵御来自外部的威胁）、科学（通过计算生物数量来补充知识）和宗教（通过集体对象建立人类与动物的身份识别）。流行病模拟往往可以追溯到冷战时期的准备性演练，所以它们也可以与猎人对动物的做法联系起来。本章的最后一节将对这种双重系谱进行考量，考察在鸟类疾病模拟中"扮演""虚构"和"仪式"之间的关系。在从民族志角度讨论了公共卫生官员和观鸟者的模拟实践之后，以下两个部分将更加着重于理论，通过比较的方法对演练的各方面进行讨论。

模拟核爆和末日场景

在描述美国为疫情爆发所做的准备时，历史学家帕特里克·齐尔伯曼（Patrick Zylberman）指出："历史世界受到了虚构世界的污染。"[42] 他因此评论说：很多小说，如理查德·普雷斯顿的《血疫》（*The Hot Zone*, 1994）和《眼镜蛇事件》（*The Cobra Event*, 1997）影响了电影和演习的场景构建，成功说服了官方领导人在公共卫生准备工作上的投入。

齐尔伯曼引用了哲学家让·玛丽·谢费尔（Jean-Marie Schaeffer）的著作，将虚构定义为"意图伪装的信号"，同时区分了诱导和模拟这两个概念。尽管只有诱导者才有意图，但在模拟中所有的行动者都被赋予了意图并能够预测彼此的反应。我们已经看到，模拟禽类疾病使用的诱饵道具是如何通过预先准备的场景转化为行动者的。我在第四章中论述过，当诱导的展示能够捕获意图，它就变成了道具。根据这个假设，我要谈谈作为一系列行为总和的模拟如何将意图赋予参与者，以及模拟空间到底产生了什么样的信号。在模拟中，哨兵是如何表达它们想要交流之意图的？

历史表明，最初，灾难模拟并不是用来预测新发病原体，而是用来控制核辐射威力的。历史学家彼得·盖里森讲述了在粒子物理学领域，电脑模拟如何作为一种亚文化在实验人员和理论家之中兴起。操作电脑模拟的是"蒙特卡罗"（Monte Carlo）这一数学程序，它被发明于 20 世纪 30 年代，并在 20 世纪 60 年代被用作威慑手段。当所需的数据太多、太复杂而不能使用传统仪器处理时，模拟便替代了理论实验。它可以弥补粒子物理学家心中的现实失落感，因为随着核物理步入现实生活，计算机成像便可创建虚拟世界，这在实验室中便能操作。因此，在粒子物理学构建证据的集体工作中，模拟扮演了关键角色。它创造了一个"交易区"，在这里，不同的专业人士——电气工程师、物理学家、飞机制造商、应用物理学家和核武器设计者——共用一种洋泾浜式的语言。[43]

这一分析方法广泛适用于建筑设计或气候模拟的科学研究。[44]同样地，我认为鸟类疾病的模拟也创造了一个"交易区"，在这里，病毒学家、公共卫生决策者和观鸟者围绕一个物种（人或鸟）的灭绝开展互动。然而，尽管通过模拟图像在科学范围内捕捉现实是盖里森曾经的承诺，他的后续研究却并不能说明行动者是如何参与到这些实践中的。在这些情况下，模拟不过是"符号体制"，没有明确的例子说明如何将这些符号用于现实。

有趣的是，相比之下，被认为发明了"最坏情况"[45]这个概念的赫尔曼·卡恩对行动者的描述则非常精确。这位美国未来学专家曾建议美国政府通过情景模拟来发动热核战争。他在1962年定义："情境是对一系列假定的事件的描述。情境使人们可以同时处理一个问题的多个方面，（帮助人们）了解事件并在关键点作出抉择。"[46]在他为兰德公司设计的场景中，玩家被划分到处于战争状态的各个对立国，游戏导演扮演次要角色以及"大自然"，后者的作用是为游戏增加偶然性。[47]

人类学家约瑟夫·马斯科因此调查了在人类为核爆做准备的"边境地带"中动物所扮演的角色，比如首次实施曼哈顿计划的新墨西哥州的洛斯阿拉莫斯。人们用动物模拟核冬天，用辐射对动物身体的影响来预测对人类的影响。马斯科提到，在

1954 年的电影《他们！》中，新墨西哥州核爆后出现的巨型食肉蚂蚁被描绘成"长久以来着迷于基因突变的美国流行文化鼻祖"。[48] 他回忆说：1948 年核试验后，人们拍摄鱼的照片来捕捉辐射，因为所有食物链中的鱼都"像动物携带流行病一样"携带辐射。[49] 1957 年，在内华达核爆试验场进行的"铅锤行动"（Operation Plumbbob）中，有 135 头猪被装在单独的铝容器里。它们的毛被剃掉以模拟人的皮肤，然后被涂上各种材料暴露在核爆中。马斯科指出，在 1963 年的《有限核试验禁止条约》签署之后，将动物作为野外辐射研究工具的做法就被禁止了。现在，在一些可能对人类造成影响的地方，比如切尔诺贝利和洛斯阿拉莫斯附近的普韦布洛（Pueblo）地区，动物仍然担任着核辐射的环境哨兵。[50]

然而《有限核试验禁止条约》颁布之后，对核爆的模拟不得不在室内进行。这就使其变得高度保密，并因此出现了许多行业黑话。这些黑话将科学家与普通公民、人类与动物区分开来，休·格斯特森认为，这些封闭环境中进行的核模拟可被比作仪式，因为它们"减轻了人们的焦虑，使他们觉得一切都在掌控中"。[51] 这说明了桌面演练和实地演练的区别。

格斯特森认为，在某种意义上，像"长城"这样的桌面演练就是仪式，它允许政治家通过一个模拟决策过程的电脑游戏来控制流行病威胁。但是，人和动物在传染、互动方式上的差异影响了医院或公共建筑中进行的实地演练。同时，新加坡的加文·史密斯或中国港台的观鸟者组织模拟实践，通过协调人类与鸟类关系间的不确定因素来呈现流行病或鸟类灭绝的威胁。

因此，历史学家特雷西·戴维斯（Tracy Davis）用"表现"而非"仪式"的概念来描述 1945 年后美国和英国民防界发明的技术。她指出这些"表现"技巧直接来源于戏剧："戏剧（超越了把戏）在 20 世纪的政治、教育和社会生活中具有实用价值，它不仅允许人们表达焦虑，更重要的是帮人们找到识别和解决焦虑的方法。"[52] 的确，借助于道具的设计，戏剧人士可以真实地展现冷战专家构建的场景。[53] 因此，模拟实践的设计人关心的不是公众参与，而是这些手工制品在构建灾难世界时的真实度——这在戏剧中被称为"道具"。"做好准备不仅意味着想象核爆，还意味着使用合适的手工制品，排演正确的步骤从而使不可能变为现实。"正如戴维斯所指出的，"这里重要的不是'表现'，而是为它做的准备：也就是'排练'以及'排练'的目的"。[54]

特雷西·戴维斯指出，在民防模拟中，动物起了决定性作用，作为人们日常生活的伙伴，它们是对核攻击所造成之破坏进行真实传达的重要元素。1954 年，考文垂演习后，首相丘吉尔抱怨过度真实的模拟浪费了财政资金。"谁会记得那个提着鸟笼，浑身是血的老太婆？我希望政府不要再为这些事糟蹋民众的钱了。"[55] 据特雷西·戴维斯所说，这名来自"伤亡联盟"的演员曾在伦敦之前的一次演习中提着同一只鸟扮演过相同角色。现实模拟受到的诟病不仅来自政府，也来自参与者本身。1959 年，在纽约的一次演练中，一名年轻女子和她尖叫的孩子"接到命令找个地方躲起来"，但她拒绝了，说："我不同意……这不对。"[56]

特雷西·戴维斯将我们面临的问题引到了性别区隔上，类似于我们在新加坡和中国香港的模拟中听到的家长式话语，这些都是互动中对立关系的主要组成部分。人们一般认为民防是女性的任务，这主要是因为女性负责家务，对细节的把控更好——包括宠物的行为。民防的作用是普及核攻击的相关知识，就像 20 世纪初医生开始令妇女学习关于微生物的知识。[57] 戴维斯提到了一项民防建议："妇女应该指导她们的孩子在遭受原子弹袭击时该做什么，练习管控宠物，减少火灾危险，学习急救，并记住警报信号。"[58]

冷战结束后，这些灾难处理措施逐渐被纳入公共卫生管理之中，权力依然建构着性别不对等。模拟策划者主要是年长的男性，而演员大多是年轻的女性。在这两个场景层级间，作为被关心和担忧的对象的宠物、鸟类和标签，可以在想象威胁的即将到来时为集体的感知增加真实度。灾害公共表演将人与手工制品、人与动物、老者与年轻人、男人与女人之间的关系进行分级，使之可以被操控、扮演。因此，扮演的概念在理解病毒猎人和观鸟者模拟末日鸟类疾病的实践中至关重要。

在仪式表现中操控掠食性关系

本书主旨在于，模拟分析不应只是牧领意义上的实践，即动员人口在面对共同威胁时为了他人牺牲一些人，更应该是狩猎措施，跨物种地将人和动物之间感知的不确定性加以具象化。赌博和扮演都是虚构"最坏情况"的重要部分，但它们都是以表演剧本为导向的。我在第四章中确立的多个层级信号如今混杂成了一系列行为。作为岗哨的关键性质，在模拟中，引诱或被引诱通过诱饵道具和其他装置被加以表达。我现在想要用狩猎社会的人类学仪式作为论点来佐证这个模拟分析。

正如我们在第一章看到的，基于自己的职业生涯，克洛德·列维－斯特劳斯对同类相食行为进行了反思，这与20世纪50年代到90年代卡尔顿·盖杜谢克在巴布亚新几内亚的研究一脉相承。1974年到1975年，他在法兰西学院开的课程"同类相食和仪式装扮（易装）"中，定义"同类相食"为掠食性关系的下限，而"沟通"则为掠食性关系的上限。为了支持这个理论，他援引了同类相食社会所采用的仪式。他注意到，在这些仪式中，妇女扮演的角色不太清晰，她们要么不参与同类相食，要么处于宴会的主导地位。列维－斯特劳斯接着引用了格雷戈里·贝特森对巴布亚新几内亚伊亚特姆的"纳文"仪式之研究。在这个男子成年仪式上，男孩的舅舅会打扮成老妇人讲笑话，蜚短流长，女性则反串男性猎头。这个案例使列维－斯特劳斯比较了人类学仪式，通过男性和女性分工的调换来模拟形成人类社会的战争状态。例如北美的普韦布洛地区："年轻男人在武力活动之余有着偷窃新娘的癖好。当族群的心智生活脱嵌于结构因素，只能通过降级才能操演大环境下战争的严重。"[59]列维－斯特劳斯在课程结尾说，仪式易装并非女性反对男权统治的象征，而是男性通过女性这个媒介来模拟战争状态。

列维－斯特劳斯后来几乎搁置了关于同类相食的研究而转向"家屋"领域。尽管他曾在90年代用同类相食来分析疯牛病，但这些想法的成熟得益于后世研究者对食人仪式中所使用的动物和手工艺品持之以恒的探索。在《暮光之矛》（*Spears of Twilight*）一书中，菲利普·德斯科拉指出，希瓦罗地区对立族群之间的关系就像捕猎时捕食者和猎物之间的关系，这可以由族群间流通的仪式纽带"缩头术"（tsantsa）体现。[60] 在阅读了贝特森对伊亚特姆族群纳文仪式的民族志研究后，迈克尔·豪斯曼（Michael Houseman）和卡洛·塞维利（Carlo Severi）分析了这个仪式上出现的多层关系，尤其是人与动物的图腾联系（猪、鳄鱼……），以批判贝特森试图将它们包含在内的控制论模型。对于豪斯曼和塞维利来说，这些关系在日常生活中的扩散产生了矛盾，而仪式则提供了一个绝佳的舞台，允许参与者通过语言和行为浓缩并操纵这些矛盾。[61]

在一篇题为《作为宗教反身性形式的伪装和模拟》的文章中，迈克尔·豪斯曼在他与卡洛·塞维利提出的仪式行为理论的基础之上，提出不要再把仪式定义成一种基于共享秘密的集体行动，而是要研究"一般意义上仪式模拟的涌现性质"。他引用了两个中非狩猎社会案例：象征性地杀死男性新人，以及拿一只山羊去献祭。他的问题是，"新人死了"，这些明显为假的言语，是如何取信于参与者的？他的答案是，仪式行为为群体的关系构成创造了反思空间，这允许个体从其他角度来看待这些关系。"除了互动令人痛苦和焦虑的特征之外，可以确定的是这两类参与者对彼此行为的感知。我认为，是一种社会感知，而非任何对事件的明确概念（是"真实"还是"模拟"？"真"是什么意思？）使他们个人对此信以为真。"[62]

男性新手的仪式是"伪装"，调换已入会和未经入会仪式成员的角色使得死亡充满不确定性。而豪斯曼说献祭山羊的仪式则是对同意的"模拟"，山羊吃草时的沉默模拟了男性猎人对他们入会的同意。仪式本身就是反身性的，因为它定义了仪式本身的状态——以发起者所知而新加入者所未知的秘密——通过人与动物日常关系的操纵，其不对称性就像被镜子反射了出来。豪斯曼总结道："对于新人而言，有经验的成员间进行的模拟只是伪装。"[63] 通过仪式学习行为举止揭示了从伪装向模拟、从隐藏秘密向记录个人行为反身关系的转变。

在本章中，通过描述的鸟类疾病模拟案例，我试图说明，仪式只有在能像镜子一样反射普通关系的多个层面时才会非比寻常。鸟类传染病情境利用了人与鸟的不对称性以及两者相遇的不确定性，将其封装在诱饵、帽子、标签和假人等工艺品中。如果这些模拟的参与者意识到源于鸟类流行病的不确定性，他们的行为会在当下展现与鸟类的关系，同时杂糅一系列其他的性别和种族关系。在这一章中，我区分了"仪式"和"表现"、"桌面演练"和"实地演练"，但这些区分建基于伪装和模拟的不同之上。关系的反身性程度，围绕着一个所有人都知道但没有人能正视的秘密：大流行性禽流感的爆发时刻是不可能被预测到的。

我因此要指出，模仿扮演和反身性仪式是有区别的。如果病毒猎人和观鸟者扮演鸟的角色——在屏幕上跟踪鸟类病原体的运动，或者模拟鸟类在野外飞行——仪式就会将这些游戏包含在反身性的框架中，游戏所有参与者间的关系都可以被操纵。通过"情境反溯"，这些关系可以被调整。在关于西伯利亚萨满教的民族志研究中，罗伯特·哈马甬（Roberte Hamayon）已经明确地指出了表演和仪式之间的区别。在这一章中，我分析了来自东亚、美洲、新几内亚和非洲的模拟实践，不过，西伯利亚的萨满实践也揭示了关于这些模拟的还没有探索的其他方面。

米歇尔·雷利斯（Michel Leiris）在他关于附身的有影响的著作开篇，引用任教于法兰西学院的印度研究专家让·菲丽奥扎特（Jean Filliozat）对萨满教的描述："西伯利亚的萨满实践往往伴随着鼓声和疯狂的舞蹈。鼓是巫师的经典道具之一。这到底是暴力附身还是模拟过去的附身事件，通过仪式来重塑其特征？萨满的疯狂举止确实不是随机的。每一个举动都好像是他作为一个演员在扮演一个疯子，一言一行都是提前设计好的。"[64] 雷利斯将这些分析应用到他在埃塞俄比亚的民族志观察中。被马灵附身时，埃塞俄比亚的扎尔巫师（zar）所制造的悬念就类似于西伯利亚地区模仿狗熊跳舞的萨满巫师：伪造的身份证明是所有参与者展示其关系的机会。萨满崇拜不光是附身，即被动地被魂灵附身，对未来狩猎结果的感知也驱使萨满主动走向魂灵。模拟则积极地模仿动物，增加捕捉到它们的可能。雷利斯对萨满教的解读使人类学理论发生了重要的转变，模拟从撒谎伪装变成一种反身性表演。但他对于在模拟中人类与动物关系的分析还不够深入。

罗伯特·哈马甬对蒙古和西伯利亚狩猎社会中"表演"（jouer）的各种方式进行了深入思考。蒙古语中"表演"一词的解释是"像家畜一样跳"[65]——西方思想中我们已不再能看到这样的含义，这种对待世界的孩子气方式是会受到批评的。哈马甬认为，萨满的作用是精准地模仿动物，从而给狩猎社会带来食物。萨满模仿的不是动物的日常行为，而是来自于另一个语境中。"通过模仿，萨满仪式重塑了动物。萨满的姿态同样也是受到动物范本的启发，但是模仿的模式不同：它**包含**了动物行为在未来可能的发展。"[66] 如兰·威勒斯勒夫（Rane Willerslev）所说，严肃对待萨满意味着要走入他们的世界，那里他们与动物既相似又不同。因此哈马甫认为有必要明白虚构的概念以及实践是如何进入萨满社会的。这些社会需要虚构来应对狩猎的不确定性并预测未来与动物的相遇。模拟是虚构的一个维度，是面对善变的现实时，猎人想要采取行动所必需的。猎人多为男性，而萨满多为女性，他们通过打鼓的表演来调换人与动物的关系，就像通过镜子反射一样。

英语中有一个词捕捉到了这种猎人和萨满之间的不确定性："game"，它含有双重含义，一是狩猎的目标（杀死野生动物），二是狩猎的行为模式（模仿猎物的行为然后杀死它）。另一个捕捉到这个双重含义的词是"chance"（机会）。如果一个猎人想抓住一个好猎物，他／她需要祈求机会，但他／她无法计算成功概率（与风险相比）。哈马甫注意到，"game"和"chance"是区分概念：这个模糊的整体难以被分开，但有必要对其实践进行重新分配以确保未来的平稳顺遂。这就解释了为什么幸运的猎人不得不冒着被动物灵魂惩罚的危险重新分配他们的猎物，他们并不需要基于概率的统计知识来分配猎物。通过集体想象来驯服未来的不确定性，这就是哈玛甫所说的"做准备"。她写道："为了把握游戏的特殊性，我们首先必须问问自己，是否有必要为'所有可能发生的'事情'做准备'。"[67]

当他们模拟鸟类传播疾病给人类的过程时，由于身份的不同，病毒猎人和观鸟者在价值分配上产生了问题：病原体、疫苗、抗病毒药物，但也有在这个关系链中作为物件出现的鸟类标本、图像。模拟类似仪式之处在于它消除了在准备工作进行时，禽流感管理的行动者之间产生的不平等。"最坏情况"的真实性受到了质疑，因为模拟策划人意识到了参与这些表演的演员间的不对称——雷利斯沿用萨特的说法，称其为"自欺"（ mauvaise foi ）。然而，他们只能增加各种形式的情境反溯，通过新的模拟来接近一个正在远去的现实。现实主义只是推动虚构写作的道德训诫，在认识论的战场上并没有一席之地。

在关于岗哨的那一章，我们聊到了信任和批评；在关于模拟的这一章，我们聊到了现实和秘密。如今针对禽流感管理，我们必须讨论公平和公正。如果说，帮助人和动物交流的过程中，哨兵意味着产生被诱导的风险；构造人和动物虚拟关系时，模拟可能会变为虚构，那么我们现在来看看，囤积和储存措施如何通过稳定当下的不平等，来为不确定的未来做准备。

第六章

囤积和储存

我们在本章将要指出，禽流感样本的积累和交换是针对流感病毒全球流通的调节方式。作为一种为未来灾难做准备的措施，囤积也是一种关于新发传染病机制的经济学。如果无法预测流行病毒将在何时何地出现，那么囤积治疗药物（疫苗和药物）将有助于在病毒出现时减轻威胁。对未来灾难性事件的想象引领着公共卫生官员根据预测来对当下现实做出调整。我认为，从生物与未来世界的关系上来说，囤积具有新的生物价值。[1]

为了证明这一点，我将囤积与两个相关的概念进行对比：储存和牲畜。囤积产生对未来有用的价值，储存则保存了与过去相关的价值。病毒被储存起来以研究它们过去的突变，被降低毒性制成疫苗从而囤积起来以应对下一次大流行病。牲畜指的是由于活畜积累产生出允许病毒突变的、不受控制的病毒仓库。它是唱黑脸，或是以囤积"被诅咒的部分"的形式出现。[2] 虽然囤积的目的是缓解新兴流感病毒的爆发，但回顾过去，家畜一直被视为新病毒的起源。相比之下，病毒储存似乎别无目的，人们认为储存的病毒都将有助于理解大流行病的出现。储存、囤积和牲畜似乎是在疫情中积累和交换病毒的三种方式。

为了讨论结构和事件的关系，我将参考人类学关于狩猎—采集者的研究。病毒猎人和观鸟者做法的相似之处也体现在他们积累和交换的做法上，特别是使用数据库了解更多关于鸟和人类都有的弱点。因此，准备性狩猎措施和预防性牧领措施之间的区别将受到关系机制的考验。如果"储存"是狩猎社会通过虚拟踪迹追踪动物的做法，那么对于大流行病来说，它又是如何重组为"囤积"的呢？因此，在病毒信息的生产模式上，人与动物在本体论层面的关系以及对自然灾害进行预测的技术将要联合起来。

"囤积"疫苗，"储存"病毒

2013 年 4 月 23 日，我参观了位于台北淡水河边的台湾家畜卫生试验所。淡水是为中国和日本海员所熟悉的登陆地。17世纪，第一波西班牙和荷兰探险家定居在这里，并建造了远眺台湾海峡的军事观测点——"红毛城"。1860 年，《北京条约》使得台湾地区成为了通商口岸，英国人在这里设立了第一个领事馆。1862 年，罗伯特·斯温浩来到这里协管中国海关。怡和洋行乌龙茶和包种茶的出口为淡水带来长久的繁荣，这一直持续到 20 世纪初，基隆取代它成了台湾北部的主要港口。家畜卫生试验所隶属于包括真理大学和牛津学院的系统，由加拿大长老会传教士乔治·麦凯创立。他 1844 年出生于安大略省牛津市，1872 年来到淡水，与一名当地女子成亲，他发展医学教育，1901 年逝世。所以说，我所站在的地方，曾是台湾岛重要的殖民地据点之一。

　　台湾刚刚报告了首个禽流感感染患者病例。一名从上海归来的商人被确诊携带 H7N9 病毒。在过去几个月里，这个病毒感染了 100 多人，其中五分之一的病人死亡。自从 1997 年 H5N1 病毒在香港出现以来，台湾还从来没有出现过人类感染禽流感的案例。H7N9 病毒虽然毒性较弱，但 2013 年它在中国的传播速度似乎加快了。尽管控制病毒的压力很大，公共卫生官员的交流也受到限制，但家畜卫生试验所所长蔡向荣依然同意与我会面，解释台湾地方政府对动物流感病毒的监测措施。[3]

　　他告诉我，H7N9 病毒并非首次出现。此前在台湾的野生鸟类中发现过两次，尽管基因序列都不同。在过去的 10 年里，台湾的中华野鸟协会一直与家畜卫生试验所合作，确定收集鸟粪的研究区域。截至 2013 年我访问试验所时，他们已经收集了 5 万个样本，其中 3000 个样本含有各类流感病毒。此外，他们还对台湾农场和市场的家禽进行监测。2012 年 5 月，世界动物卫生组织通报了约 4000 起 H5N2 家禽感染案例（并不感染人类）。[4]台湾大学的研究证实了这并非危言耸听，他们发现 H5N2 毒株

是在 2003 年通过墨西哥生产的疫苗进入台湾地区的。[5] 2012 年
7 月，在桃园机场一架澳门始飞飞机上发现了走私的野生鸟类携
带 H5N1，这些鸟被立即消灭了。[6]

据 2013 年 11 月 13 日的报道，一名 20 岁的女性在上一年
的 5 月感染了一种新的 H6N1 禽流感病毒。[7] 这一消息在 2013
年 11 月宣布，是因为台湾疾控中心的研究人员需要先对这名妇
女的流感病毒进行基因测序（在此期间这名妇女康复了），然后
在鸡的样本中搜索并测序类似的流感病毒。最终，台湾疾控中
心指出，在这名女性身上发现的七个基因与当年从台湾鸡身上
分离出的一个毒株密切相关。第八个基因与 2002 年首次在台湾
鸡身上发现的另一个毒株关系密切。这名妇女是一家熟食店的
店员，不确定她是如何接触到鸡的。但根据一项追踪基因组突
变的"分子钟"分析几乎可以确定，她感染的病毒曾在禽类中
传播。2013 年，这一发现引起了人们的担忧——禽流感是否会
感染人类并带来比 2002 年的疫情更严重的后果？

我问蔡向荣是怎么知道人和鸟类中流通的是同一种 H7N9
病毒的。他给我展示了一台冰箱，上面红色的电子温度计显示
"–80℃"。[8] 他告诉我那个冰箱里储存了 200 种野生禽流感毒株，
其中两种是 H7N9。第一个毒株采集于 2009 年，他们对它的
HA 基因片段进行了测序，表明了病毒的毒性。第二个毒株采集
于 2011 年，他们对其他八个片段进行了测序。通过测序和对每
个毒株突变的比较，他们证明了 2013 年的人类病毒来自这些野
生鸟类。在冰箱中保存病毒样本的行为可以使得构建基因进化
树变成可能。正如汉娜·兰德克（Hannah Landecker）指出，20

世纪 50 年代将冷冻技术应用于细胞培养，同步了以突变为特征的生物世界，并把它们变成了可操作对象——或者用兰德克的话来说，"培养"对象。"冷冻室作为各个实验室、公司和生物研究团体的中心机制，使得活株研究更加标准化、稳定化，否则基于其性质，它们将不断变化。[9] 兰德克还指出，这项技术也应用于稳定人类细胞以及培育牛类精子细胞。

在动物健康研究所的另一个部门，我看到了装有家禽疫苗的冰箱。这些疫苗在低于 4℃的环境下保存，这个温度高于病毒样本。他们告诉我这个温度足够冷，可以保存免疫佐剂。佐剂是促进免疫细胞反应的蛋白质，根据一项 20 世纪 60 年代实施的技术，通过对鸡胚中培养的流感病毒活株减毒，将其作为抗原，就可以使免疫系统产生抗体，这是流感疫苗的思路。流感疫苗的生产是一个工业级挑战，因为在人群中传播的流感毒株始终在变异。

每年，流感专家都会参加由世界性卫生机构（关注人类健康的日内瓦世卫组织，关注动物健康的巴黎世界动物卫生组织）召集的专题讨论会，试图就哪种流感毒株作为疫苗接种的应对对象达成一致意见。但对人类来说，正常季节性流感疫苗的生产有时会干扰动物病原体导致的流感疫苗的专门生产。

埃德温·基尔伯恩（Edwin Kilbourne）是纽约洛克菲勒研究所的重量级病毒学家，在 2011 年去世之前一直担任美国国家战略物资储备的负责人。这个储存抗生素、疫苗和其他医疗设备的仓库是由联邦疾控中心在 1999 年以"国家药物储备"的名义创建的。在 2004 年，基尔伯恩倡议生产一种疫苗，对 13

种已知的甲型流感病毒亚型进行重组，以期在应对新发大流行病的"壁垒疫苗"出现前作为一种"屏障疫苗"使用。[10] 作为1976 年第一个观察到"猪流感惨败"的人，[11] 他面临的主要问题是如何储存疫苗以使它们在流行病爆发时得到既安全又公正的分发。人类疫苗的储存地点是保密的，因为在准备发动流感恐怖袭击时，它们可能成为恐怖分子的主要攻击目标，这同时也是为了防止大流行病发生时有人利用公众恐慌趁火打劫。

为动物接种疫苗引发了其他经济和伦理问题，这就解释了为什么动物疫苗库存更容易获得。根据世界动物卫生组织的建议，家禽接种是对宰杀受感染家禽的合理补充，但除此以外，也应同时对野生鸟类和家禽中流感病毒的突变进行监测。因在家禽接种过程中大规模使用本地产疫苗，越南曾就毒株产生耐药性的风险而遭到批评，[12] 中国台湾则选择性地储存疫苗，并只在疫情爆发时分发。蔡向荣说："我们不应该使用疫苗，因为这会让家禽都显现阳性从而干扰监测。[13] 但如果爆发了流行病且扑杀政策不足以阻止传染时，我们就需要使用疫苗。"正如我们在第一章中所看到的，在本体论层面，扑杀令人与动物关系产生裂痕，而接种和监测则使二者在道德上维持了一致。但是，接种疫苗的经济成本高于监测。

对人类和动物疫苗提出的问题是，那些因不再流通的病毒所生产的冗余疫苗，我们应该如何处理？2013 年，台湾家畜卫生试验所保存有 1000 万剂 H5 和 500 万剂 H7——目前在家禽中最流行的两种毒株。它们是从法国 Meyrieux、意大利 Fluvac 和墨西哥 Avimex 制药公司购买的。18 个月后，他们焚毁了所有未使用过的疫苗，并购备了新疫苗。台湾地方议员对销毁的疫苗数量表示不满，认为这使台湾减少了疫苗库存。为了降低囤积和销毁疫苗的成本，台湾地区政府还与私营公司签署了一项合同，要求在疫情爆发一周内生产 300 万剂疫苗。台湾私营制药公司国光生物科技股份有限公司宣布，该公司可以在 6 至 8 周内生产出 500 万至 1000 万剂 H7N9 疫苗，因此获得了开发疫苗的权利。这是首次有台湾公司从头到尾负责人类疫苗研发，而不是贴牌销售其他公司的产品。[14]

我们因此可以看到，流感疫苗的开发关乎公私利益的复杂博弈。虽然台湾家畜卫生试验所可以生产并储存自己的疫苗，但出于对浪费的担忧，它不得不寄希望于私人公司发明大规模快速生产技术的企业家精神。一些人认为疫苗消费是自然的产物——不管是否出现了流行病——另一些人却把它解释为来自工业的压力。蔡向荣说："我们不应该生产太多的疫苗，否则私营公司会不高兴的。"

台湾也是最早储备抗流感病毒药物的地区之一。[15] 在感染后使用这些药物可以抑制神经氨酸苷酶，它们抵御着病毒进入细胞的过程。这些药包括奥司他韦（用于生产口服的"达菲"）和扎那米韦（用于生产吸入的"瑞乐砂"）。虽然疫苗需要不断更新、回收，抗病毒药物却可以在低温（2℃至 8℃）下保存 5 年至 7 年。台湾卫生部门称已经储备了 200 万剂达菲，可供 10% 的人口进行治疗。这些药物大多是由瑞士罗氏公司生产的。罗氏公司 10 年前推出了抗病毒药物，2005 年后成为全球性的供应商。2005 年 7 月，台湾地区政府向正面临 H5N1 禽流感爆发的越南政府捐赠了 60 万剂达菲以阻止病毒在整个亚洲大陆传播。[16] 2005 年 11 月，台湾地区卫生部门质疑该公司是否有能力在大流行病中为当地人口生产足够多的抗病毒药物，并扬言要自行开发抗病毒药物，最终罗氏在 2006 年生产了所需的 200 万剂。[17]

台湾地区卫生部门在囤积病毒、疫苗和抗病毒药物方面的情况可与香港相比较。香港可能是达菲的最大消费者之一，这是因为那里长期出现新的流感病毒，有应对流感爆发的必要。维基解密报道说，香港储存了 2000 万剂达菲，覆盖率为世界最高（300%），而西方的覆盖率在 20% 到 50% 之间。[18] 这也许可以解释在 2009 年大量使用抗病毒药物后，为什么对达菲有抗药性的病毒是在香港出现的。[19] 通常在初冬，当达菲有短缺的危险时，罗氏的消息在中国香港就经常见诸报端。[20]

2009 年 3 月，在香港举行的一个病毒学大会上，我参加了由葛兰素史克（罗氏在瑞乐砂生产上的竞争对手）组织的私享会，探讨哪种流感病毒最可能导致大流行病的发生。组织者称，无论出现何种新病毒，缓解流感威胁的疫苗以及抗病毒药物都是足够的。争论的唯一焦点是引致下一个流感大爆发的"候选病毒"。我们在第一章中已经了解到，家禽养殖场使用的疫苗来自荷兰和墨西哥，但由于这些疫苗的效果越来越差，人们开始讨论从别处购买疫苗的可能性，那些制药公司也给出了很不错的价格。2009 年 H1N1 流感疫情期间，香港卫生署很细致地将法国疫苗和内地疫苗进行了比较，最后采购了法国疫苗。作为一个高度自由化的经济体，香港非常担心流行病，因此这里是制药公司的角力场。

病毒毒株和疫苗的全球流通引发了主权相关的问题，这在印度尼西亚公共卫生部门的宣称上可见一斑——除非优先获得针对这些病毒的疫苗，否则印尼拒绝向世卫组织提供在本国人口中传播的 H5N1 毒株。[21] 香港对内地的依赖很重，这不仅体现在家禽的进口（以及它们携带的流感毒株）上，还在于内地生产的病毒疫苗。印尼的案例表明，流感的治疗是一种阶序性的礼物经济：发展中国家提供毒株，从具有生产疫苗和抗病毒药物技术的发达国家处获得药物。在流感病毒的世界里，存在着许多礼物流动的形式；而在许多地方，这种关系变得更具反身性和投机性。

香港的微生物学家找到了一个有趣的方法来解决这个不等式。他们并没有生产提供给全世界的疫苗或抗病毒药物，而是通过研究更多新发病毒的信息来引起世界其他国家的警惕。在全球抗击新发传染病的战场上，岗哨不仅是一个过渡地带，它还在全球知识经济中占据着有利可图的位置。还记得加文·史密斯和他的团队在香港以及新加坡所做的工作吗？当他提到地方政府切断了采集禽流感样本的通道时，维杰告诉我：

我们过去十年里获得的所有信息都得益于这个地区不间断的大规模监控。当 H5N1 病毒传染开时，可以说是我们发现了传播的基因型。世卫组织可能已经开始准备，当这个病毒在一些国家成为地方性流行病，我们便可以向它们提供疫苗。但自2006 年汕头关闭以来，我们对这一地区的了解变得有限，所以我们推测这些核苷酸正在向外扩散。但香港就是一个透明度很高的完美案例。香港一旦完成对家禽、猪、野生鸟类的监测，就会将之公之于众。这并非意味着香港情况很糟糕，而是说明媒体报道了所有的相关举措。香港坐拥大量的信息。还未知的病毒就在那里。就算我们不跟进监测，现在手头的信息也足够让我们研究五年。[22]

维杰的意思是，即使切断了获取实际流感病毒的途径，他的病毒学家团队仍然可以通过一个虚拟的生物数据仓库获取更多知识。[23]肖特里奇、韦伯斯特和他们训练过的病毒猎人所收集的大量毒株目前都储存在香港大学和孟菲斯的圣犹德医院。接着它们被上传到美国国立卫生研究院的基因银行网站上，病毒学家可以使用计算机软件追溯它们的历史。

维杰对"湿实验室"和"干实验室"做了重要的区分。湿实验室进行病毒的鉴定、提纯和冷冻，而干实验室则进行病毒的测序、比较和校准。"一般情况下我不参与所有会弄脏手的实验室工作。我主要与计算机打交道。但如果没有组员来测序，我可以自己来，因为我也干过很多年。"[24]湿实验室和干实验室是病毒信息生成过程中的两个必备阶段，在此过程中，鸟类粪便被转化为有价值的知识。病毒在测序和储存之前先被灭活并提纯。这些序列构成了丰富的信息，独立于病毒的活体宿主存在。

卫生部门囤积了大量疫苗和抗病毒药物，微生物实验室则存储了大量的病毒信息。虽然囤积是由主权、所有权和礼物交换所决定的，但储存则更在意信息的置信度、透明度和活跃度。如何描述囤积和储存的区别？有趣的是，囤积抗病毒药物（8℃）、囤积疫苗（4℃）和储存病毒（–80℃）之间只是温度不同，但我们需要从认识论的角度（它们产生什么样的知识？）和经济学的角度（它们产生什么样的价值？）来探讨这种差异。囤积和存储之间的温度差异可能会导致生产方式的历史性断裂。

收集鸟类标本和图像

为了分析微生物学家的储存措施，我想再聊聊观鸟者。我想通过探究在博物馆存储标本和在数据库中储存鸟类图像的争议弄清储存和囤积的区别。

正如第三章中提到的，鸟类学是一种源于西方的实践，可以追溯到 18 世纪。它将中央博物馆从世界各地收集的鸟类样本与当地野外观察到的鸟类进行比较。我们在第四章中已经看到，观鸟活动在 20 世纪末被中国的中产阶级所接纳，在大规模城市化的背景下提高了人们的环境意识。从欧洲、美国再蔓延到中国的观鸟活动如何改变了储存方式？在分析数字数据库的新发展前，我们应该再次求助博物馆。

历史学家范发迪在回忆 19 世纪中期时说："罗伯特·斯温浩被派驻台湾地区时，雇用了'大量的本地猎人和工作人员'。这些自然学家还鼓励当地的中国农民、渔民或任何职业的人——给他们带来任何有趣或不寻常的动物。"[25] 与此同时，谭卫道神父正在华中旅行，为巴黎国家自然历史博物馆收集哺乳动物、鸟类和植物的标本，记录它们的名字。在笔记中，他抱怨中国农民和猎人残忍地破坏了这些物种的栖息地。[26] 1905 年，在香港大会堂参观了动物标本博物馆后，哈代牧师写道："这么多美丽鸟儿的标签上都说它们来自香港，但博物馆外却看不到。似乎标本填充使它们获得了永生。"[27]

因此，观鸟活动在中国的引入不只源于西方对自然保护的关注，也可以被视为一种博物馆式的保护形式在新空间的投射。中国科学家已经发展出了几种表现自然的办法并采取了相应行动，譬如耶稣会的天文学技术，而西方观察家则引进了制图术，这激发着新渴求。范发迪认为："英国博物学家将中国视为一个值得探索并可以绘图的地方。"[28]绘制地图是掌控国家资源和人口的一种方式，除非他们可以将这些地图与当地精英分享。因此在19世纪20年代末，广州十三行的成员提议在中国建立一个大英博物馆，他们宣称："考虑到中国人对天上飞的水里游的有着特别的胃口，我们希望富裕阶层也能对珍奇柜里的那些动物有胃口（感兴趣）。"[29]的确，譬如王树恒就曾是帮助谭卫道神父在华中采集标本的动物标本剥制师，任职于1874年成立的上海博物馆。[30]中国猎人看似是西方鸟类收藏家的盟友，却同时被在中国从事动物学考察的组织机构当作眼中钉，想要了解相关内容，我们可以参考美国自然历史博物馆在1916年至1917年的记载。[31]

1895年，根据《马关条约》的规定，日本将台湾纳入其领土。于是，在这个物产丰富的热带岛屿上，独特的日本鸟类学实践开始发展。日本科学家并没有区分狩猎和采集，他们依赖原住民的知识和高超的手艺，那些土著知道在哪里可以找到鸟类以及如何用羽毛展现内心世界，尤其是阿美族人的羽毛服饰和头饰。阿美族是最大的原住民部落，居住在东部地带。[32] 日本收藏家将许多台湾地区物种带到了鸟类研究所。该研究所是1932 年由王子山階芳麿创建、拥有 1.6 万个标本的私人藏馆。1984 年，该研究所连同其 5.9 万份标本和 1.8 万册书籍搬到了千叶县的我孙子市。

从那以后，它发展成一个分析世界各地鸟类物种 DNA 的大型数据库。创立于 1952 年的《山階鸟类研究所期刊》(*Journal of the Yamashina Institute for Ornithology*) 至今仍是全球鸟类学的主要参考文献。[33]

第一本中国台湾鸟类野外指南是由一位在奥地利接受过动物标本剥制培训的台湾工程师吴森雄（音译）与一位日本画家合作完成的。吴森雄在台湾很有名气，他是一名鸟类猎人，一位热情的鸟类收集者，也是台湾地区保护灰面鵟（Butastur indicus）运动的领导人。这些鸟在日本交配，冬天飞去菲律宾，10 月和 3 月会经过台湾地区。根据日本观鸟者发表的报告，灰面鵟数量下降的原因是台湾进行的大规模商业性的猎杀。这些猛禽的皮散发着特别的魅力，因此被制作成标本卖到日本。日本媒体发表了一些文章讲述猎捕猛禽过程的残忍，包括在头上钉钉子、把皮肉开了膛、眼珠堆成金字塔——这些借用了殖民时期台湾原住民的猎头情节。吴森雄是在美国和日本开展训练的台中鸟类俱乐部的成员。1977 年，他结识了一些日本观鸟者，其中一位是市田则孝。市田则孝供职于日本野鸟协会和亚洲鸟盟，在亚洲国家发行了一系列鸟类书籍的他是黑脸琵鹭国际合作的中坚力量。当我来到吴森雄位于台中的工作室时，他回忆说那次会面是他职业生涯的转折点："我被邀请去东京半岛酒店吃晚餐。有九个人，都是日本观鸟界著名的人士。'我们担心你们每年会出口 6 万张猛禽皮！'我说，'你们太发达了，我们必须向你们学习！'"[34]

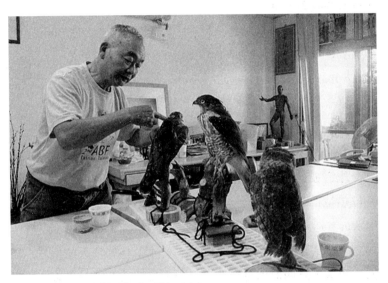

图 6.1 台中吴森雄的标本剥制研讨会。
图片由作者提供，摄于 2012 年 4 月。

吴森雄动员底层民众保护灰面鵟，得到了地方政府自上而下的呼应，这是台湾环保运动的成功典范。1972 年，蒋介石颁布了一项为期三年的灰面鵟猎杀禁令。1981 年，蒋经国批准建立了垦丁公园以保护灰面鵟迁徙区域。1983 年东亚鸟类保护会议在该公园举办。警方拯救了 4000 只被困在猎人陷阱里的鸟，并于垦丁公园将它们放生。尽管鵟的某些部位可储存起来作为中药使用，但在日本专家的建议下，台湾地方政府还是建立了自然保护区加以保护，以防这种濒危物种灭绝。

尽管吴森雄是出于民族主义加入这种濒危猛禽的保护行列，但他最感激的还是日本鸟类学家。日本专家转变了他的视域，从简单的标本剥制变为对鸟类生存环境的尊重。在他的书中，鸟类是以一种静态的方式绘制的，标本展示混合了日本绘画风格，但它们在地图上的精确位置允许人内窥它们的生活方式。这本小书像是标本珍奇柜的印刷版，让观鸟者通过观察能在野外辨识鸟类。吴森雄很自豪地把他这本讲述在野外"捕捉"鸟类的书送给了我，他还向我展示了工作室里保存的标本——他在捕鸟活动中的两个战利品。他告诉我，这本书销售八万册，野鸟协会用这些钱为西印度群岛和柬埔寨的环保项目提供了经济支持。

毕业于康奈尔大学，在台湾中研院任鸟类学教授的露西亚·刘博士也送给我一份礼物：三卷本《台湾地区鸟类志》的DVD刻录版。其简装版由台湾农业委员会林务局经过六年的集体努力编辑而成，重达八公斤。它的配图遵循了1934年罗杰·彼得森（Roger Peterson）在美国设立的标准：采用飞行中鸟类的图片以方便识别，同一物种的不同标本在同一页上加以展示。露西亚·刘向我解释道：

这本书除了鸟类识别外，容纳了尽可能多的信息：物种学名的意思，凭证标本在哪里，怎样被采集，作者是谁，怎样测量，一般形态描述，栖息地繁殖，叫声以及一个探讨物种保护和分布区域的地图。所以这是一本全面的参考书，不适合人们带到野外。你可以先去采风，回来后在书中研读你想要的物种。但如果你有 iPad，你可以把它的电子版本带出去。[35]

科学研究已经讨论过野外指南在环保运动中所发挥的作用：它们是通过培育人们对鸟类多样性的关注来提高其环境意识，还是将人们对环境的感知缩小到一本书所呈现的图像上？简而言之，观鸟者是通过阅读鸟类书籍来了解大自然，还是通过观察大自然来印证他们读过的书籍呢？[36] 我想换个提问方式：通过展示鸟类书籍如何植根于殖民地时期为博物馆收集标本的行为，并探讨如今的电子化如何改变了这些书籍，我将博物馆标本、书籍插图和数据库定义为三种存储过去的形式，这对我们理解它们如何通过囤积以"准备"未来的灾难有帮助。

在对龙潭桃园市客家文化馆的民族志研究中，安妮-克莉丝汀·特雷蒙（Anne-Christine Trémon）引用了在文化馆开幕式上客家委员会负责人的话："我以为参观的会是一个'蚊子馆'，但却深深地因此陶醉，这太棒了。不要让它空着，要加强物质和非物质软硬体的建设。"[37] 她口中的"蚊子馆"一词通常用于批评举办开幕式的博物馆内部空空如也的情况，而"软硬体"可以被理解为文化领域的硬件/软件。硬件代表往往是由国家赞助的实体建筑，软件则指向市民开源的数字资讯。基于她的观点，我认为鸟类标本博物馆和鸟类观察数据库也是面向未来、存储鸟类图像的"软硬体"。

现在让我谈谈香港观鸟者的做法。我们已经在第二章看到，香港的观鸟者已脱离殖民时期的军事协会模式，进行生物多样性的研究。这或许可以解释为什么香港历史博物馆收藏的自然历史文物非常有限，相比之下，新加坡有着大量的自然标本，但是当地人却对观鸟实践鲜有问津（与之相比，英国的样本数量和观鸟活动都已经很完善）。[38] 香港观鸟会前副会长麦克·基尔本告诉我："我们在香港展开的鸟类记录活动已经有五十年的历史了。没有人可以质疑我们在鸟类方面的权威。"[39] 用他的话说，与从大自然提取标本加以比对相比，"记录"显然是观鸟者生成足够多反映自然多样性图片的合法数据类型。麦克·基尔本批评业余观鸟人士用花哨的相机进行拍摄并将照片张贴在香港观鸟会的网站上的做法，他们常常只字不提雀鸟的品种甚至观鸟地点。他告诉我另外一个网站，"香港野生动物"，也允许上传动植物的图片，不过并不要求提供图片相关信息。麦克认为，一张没有品种和发现地信息的照片并非有价值的"记录"。他说："对观鸟者来说最大的挑战就是鸟会不断移动。以前观鸟人士常常组织展览，现在他们把照片上传到网上。25% 的人会说'哇，照片好棒'。香港观鸟会要求他们指出照片拍摄地，但他们想保密。有些摄影师团体是相互竞争的，他们只在内部分享信息。"[40]

对于观鸟网站图片的使用，麦克·基尔本在香港观鸟会的朋友、香港律师瑞伊·巴雷托有另一种看法。对他来说，一张鸟的照片的价值不仅限于它承载的信息，还在于其拍摄所展现的人与环境的互动。他告诉我："观鸟者可以为保护鸟类做出贡献，他们流动性强，处于中上阶层，表达清晰。他们可以提出建议乃至抗议。如果破坏环境的事件发生，他们可以通过拍照将其记录下来。虽然伴随着其热情的可能是经验的缺乏，但业余不是坏事，它提供了记录，允许你从中得出统计数据。"[41] 瑞伊·巴雷托以香港和深圳交界处的农业用地塱原为例，香港观鸟会成功阻止了该地区的建设项目。协会网站建议观鸟者访问这个地区，只有本地品种——米埔与之不同，那里候鸟很多——并拍照与其他会员分享。这就意味着，对照片的分享并不仅意味着向公共传播自然知识，更是直接参与保护环境的集体行动中。

香港观鸟会会员对照片价值的观点众口难调，当一项新技术被引入明显不相干和遥远的观鸟活动时，有关利益和占有的争论就会加重猎人对其猎物的关注。人们通常认为观鸟者的历史脱嵌于猎人收集鸟类标本的过程。[42] 观鸟者满足于观察而不去捕捉鸟类，这使得观鸟成为全球化商品消费经济中的一种"替代"举措。然而也可能是观鸟者在他们的知识实践中引入了看似相对的全球化经济措施。它们将某次与鸟儿的相遇转化为可被存储、保存、交

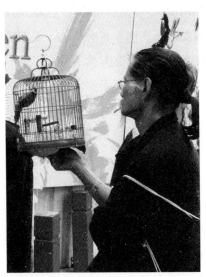

图 6.2　广州鸟市上的鸟类爱好者。
图片由作者提供，摄于 2009 年 6 月。

换的数据，这引发了关于其所有权和正当用途的争议。[43]微生物学家建立生物银行，构成展现世界、知识的连贯图片，同样地，观鸟者建立了数据库，为本地和全球范围的环保事业发声。

由此产生的伦理问题是，生物多样性数据的所有权归属于谁？是在田间拍摄它们的业余爱好者还是解码知识的鸟类学专家？[44]因此，专家和业余爱好者之间关于"公民科学"的争论改变了鸟类图像的持有模式，它们既可作为自然多样性的反映被储存起来，又可以作为在物种灭绝威胁下产生知识学意义的资源而囤积。

因此，香港观鸟会前会长林超英将消费鸟类的两大趋势进行私下比较："英国人说：'我们可以拍照吗？它属于哪个物种？'中国人说：'这能吃吗？味道怎么样？'我很想知道当我和鸟儿四目相对时会发生什么。"[45]在注视一只鸟时，观鸟者希望能与鸟类产生"视域交融"，这样他们就能从鸟的角度来看世界。但是观鸟情况并不对等，因为观鸟者配备齐全——双筒望远镜和照相机取代了以前猎人的弓箭和步枪——而鸟却只能通过飞走试图摆脱这种互动。因此鸟类观察者需要考虑到，鸟儿们同意被拍摄的同时，它们也希望能换取自然保护区对自己的庇护。

但当鸟类将病原体传染给人类时，这种互动框架意味着破灭，即被潜在的不安因素染指。

结合他是如何成为一名观鸟者的讲述，林超英的境况彰显了这种冲突。在研究鸟类这种生物前，他研究的是无生命物体——星星。他与鸟的第一次邂逅发生在墓地中，这使他认识到所观察到的鸟类也可以变成无生命的标本。"墓地是鸟类和鬼魂出没的好地方。那是我第一次观鸟，27 岁。突然这扇门开了，我看见了那些有生命的物体。它打开了我的心扉，之前我学习的是物理和数学，这些都是死的东西。我以前就像个盲人，知识器官处于打开状态然而信号却被过滤掉了。我对观鸟上瘾了，我想让更多人看到——就像布道一样。"对林超英来说，观鸟似乎蕴含了某种宗教或神秘学成分，可以提醒人们关注对自然施加的暴力，祛除心魔。对于这个香港观鸟会主席来说，鸟类的照片必须是一种使双方都受益的互惠：一方面网站展示鸟儿的行动踪迹，另一方面鸟儿也需要在它们的栖息地受到保护。如果这种机制不成立，活着的鸟就会变成标本。因此，人和鸟的相遇就扩展成了一种类似于捕捉灵异现象的信息流通。这么看来，观鸟活动与家禽饲养并无多大区别，我所观察到的鸟类图片和标本机制的冲突也同样发生在养鸡场之中。因此，在观鸟者的世界里，存储和囤积的意义可以通过家畜专家的分析来理解。

家畜革命和动物解放

微生物学家认为，当流感病毒在野生鸟类中出现时，家禽会扩大它们的影响，直至其传播给人类。如果野生鸟类是流感的动物病毒仓库，那么家禽的急剧繁殖就会增加流行病风险，这一过程可以用"家畜革命"来形容。[46] 从词源学上讲，这一概念对生物多样性变成一个可量化、可交流指标的过程进行了描述。

这个词曾为农业专家所用，描述二战后小农场变成大工厂所经历的封闭、集中和一体化过程。从美国开始的这一农业过程为家禽养殖业带来成功，随即扩展到世界其他地区和整个食品工业。[47] 但是地质学家最近提出，一万到七千年前，对华南红原鸡（Gallus Gallus）的驯化标志着一个新的地质时代、所谓的"人类世"的来临——人类改变了他们所处的环境。[48] 无论是1945 年还是公元 1 万年前，"家畜革命"的概念都表明，大流行病的出现不是由自然的危险突变而是由环境所遭受的人为改变所造成的。因此，人类应该对未来的大流行病负起责任。这种现象很久以前就在中国出现了，美国养殖业加重了这一趋势，"家畜革命"现在像幽灵一样在中国卷土重来。20 世纪 70 年代，美国的家禽养殖模式是通过像正大集团这样的公司在亚洲发展起来的。正大的经营者是一位中国商人，他在泰国和中国广东开辟了自己的事业。地理学家麦克·戴维斯（Mike Davis）批评这是在"在家门口制造怪物"。[49]

　　"家畜革命"的概念是由鸟类学家、地理学家贾雷德·戴蒙德著名的《枪炮、病菌与钢铁》而流行开来的。这本书于 1997年付梓，当年，H5N1 病毒在香港出现。在题为"牲畜的致命礼物"的章节中，戴蒙德指出：从狩猎—采集社会向畜牧社会的转变拉近了人与动物之间的距离，这为病原体的传播创造了机会。当牧羊人喂食并照料他们的羊群时，他们得到的回馈不光是动物产品，还有含有毒性的礼物——"病毒"，他们因而产生免疫。于是戴蒙德解释了美洲印第安人口锐减的原因——接触欧洲士兵和动物携带的细菌。根据这一论点，家畜的急剧增加在人和动物之间创造出新的隔阂：现代人类就像美洲印第安人一样对家畜感到陌生，这也就是为什么它们会传播病原体。1968年，美籍法裔医生勒内·杜博警告说：人类对大自然的剧烈改变使大自然发起"反击"——向人类投放人畜共患病病原体。[50] 与其把"动物的复仇"看作是全球人类历史的内在动力，我更希望看看通过准备措施，它在亚洲岗哨中是如何调节人类和鸟类关系的。

2005年8月，卡特里娜飓风之后，H5N1病毒从亚洲传播到欧洲。当时，健康和公民服务部门秘书长任命流行病学家迈克尔·奥司特霍姆（Michael Osterholm）为草创的国家生物安全科学顾问委员。奥司特霍姆在《外交》季刊上发表了一篇有影响力的论文。他在文中阐述了布什政府大量囤积达菲、流感疫苗、口罩、个人防护装备的合理性。文章结尾出现了这一组数字，后来经常被公共卫生官员引用于报告中："中国和其他亚洲国家的人口爆炸为这种病毒创造了一个超级搅拌器。思考以下发人深省的信息：最近的一次流感大爆发（1968年至1969年）出现在中国，当时中国人口为7.9亿，现在是13亿。1968年，中国有520万头猪，现在是5.08亿。1968年，中国有1230万只家禽，现在这个数字是130亿。"[51]

这些统计数据的可靠性存在争议，很难得到确认。但它展现了家畜革命作为新发传染病的一个重要因素。根据这些数据，人们担心的是家畜革命。然而，这种对家畜革命的解释依赖于过于简单化的因果关系，它将自然和文化、病毒和思想分开了。根据这种说法，随着家畜数量的增加，大流行病的风险也会增加。但它未能描述人类对牲畜的选择如何影响其作为疫情威胁的潜力。与其讨论这些统计数字的产生，不如从人类学的角度来探讨家畜革命提出的问题。如果动物通过礼物经济与人类建立接触，那么将动物作为牲畜对待又是如何使礼物变成毒药的呢？这又是如何影响人类与鸟类之间的关系以及人类自己之间的关系的呢？

萨拉·富兰克林（Sarah Franklin）在她关于克隆羊多莉和英国养羊业的书中追溯了"家畜"概念的历史。"家畜"可以被描述为最重要的生物价值形式之一，它的字面意思是就是将生物转化为可以积累、流通和交换的资产（如"股票市场"）。但是富兰克林指出，"畜"（stock）的最初含义之一是"茎"或"树干"，它与亲缘和血统关系有关。"结果显示，家畜本身是杂交品种，具有独特的血统。这个术语结合了'畜'作为工具和资产（或资本）以及先前提到的血缘。"[52]因此，像多利羊这样的克隆动物正处于不同生产和繁殖方式的十字路口：测量的标准化和对生死关系的想象。同样地，"家畜革命引发病毒突变的动物病毒仓库"，这一想法结合了两种对生物的看法：全球范围内日益流通的标准化商品和能够通过赠予病原体这种"致命礼物"来报复人类的生物。

发生在华南的家畜革命改变了在后院饲养家禽——被认为是家庭的"副业活动"的文化实践。牲畜变成了可以在市场上交换的商品。在改革开放之前，人们并不会在鸡鸭生病时找"赤脚"兽医，[53]"赤脚"兽医是20世纪80年代改革开放后牲畜产业禽类医药发展中不可或缺的部分。在中国香港、中国台湾和新加坡，家禽革命则出现在20世纪50年代，当时来自中国内地的移民学习了西方"科学"养鸡的方法。[54] "美国华人群体对中国品种家禽有着大量需求，但由于美国对中国内地家禽的进口禁令，这三个地区的家禽产业得到了蓬勃发展。美国专家在台中发展了密集度极高的家禽产业，集中了家禽生产的所有程序。为避免对进口的依赖，新加坡在与马来西亚接壤的边境发展家禽业。同时，人们开始怀疑英国当局饲养了由中国内地鸡蛋所孵化的鸡。

（很多）在香港加工再出口到美国的鸭子都是由中国内地母鸭产的蛋被带到香港孵化而成的。那么这些蛋孵出的鸭子是共产主义还是纯正的英国血统？在得到最终解决前，有关这个问题的信件堆积如山。在这只鸭子孵化时，会有一位检查员在场，这检查员立即在它的脚上盖好橡皮图章，在其完成孵化后再在它身上做一个标记，那么这只鸭子就可以被宰杀、晾干，并获得美国市场的准入资格。[55]

因此，家畜革命涉及生产的所有步骤，这些步骤被分离以标注具体风险。家禽生产中的劳动分工改变了与活禽的关系——现在，他们的工作是选育一种可以量化和交换的品种。在香港，两位来自伊拉克的犹太银行家嘉道理兄弟在新界中部建立了一个试验农场。他们开发了复杂的选育、圈养、喂食、授精和接种疫苗的措施。1997 年，H5N1 病毒出现后，嘉道理农场再也不能出售家禽产品，因此成了本地品种的保育中心，特别是惠州鸡、惠州白鸡和广州鸡品种。嘉道理农场的人自豪地说，中国内地的纯种鸡已经消失了，因而农场作为本地品种的储存库，可以把这些品种送回内地重新饲养。今天，进入嘉道理农场的游客可以观赏到植物园、野生鸟类、鳄鱼、猴子，还有不对外展览的两千只鸡。想靠近的游客会看到这样一条警告："由于对香港禽流感的担忧，为确保嘉道理农场及植物园的鸡不受任何可能的外来污染，接到进一步通知之前鸡舍都将保持关闭。"嘉道理农场自己采用的警报系统比政府和其他家禽农场更为严密。它分三个层级（警觉、严重、紧急），因为在周围的农场爆发禽流感、衡量扑杀成本时，禽肉价值并非是一个首要因素，更重要的则是几十年来育种所保存下来的遗传知识。

因此可以认为，禽流感使得嘉道理农场不得不从一个畜牧生产基地转变为生物多样性的储存库。[56] 然而，我在采访饲养队队长成谭业（Tam Yip Shing，音译）时发现，这两种做法都面临着同样的伦理困境。成谭业管理着农场里的两千只鸡和九头猪。他是一位充满热情的观鸟者和植物科学家，毕业于香港大学。他曾经的梦想是建立自己的农场，但由于太过严格的环境评估，他只好接受了嘉道理农场的工作邀请。他告诉我，在1997年之前，挑选最纯净的品种是一个公开的仪式，但出于安全考虑，1997年后这只能在私下里进行。选育包括分离雌性和雄性，给雌性上脚环，保留价值最高的雄性，然后销毁其他的雄性。他告诉我："在内地，人们少有品种的概念，对他们来说只是肉而已。"他将宰杀一天大的雏鸡与预防禽流感大规模宰杀家禽的措施进行了对比："我们使用的是二氧化碳。它们并没有受到折磨：鸡会不停地摇晃十秒，但二十秒后它们就安静下来了。他们在长沙湾宰杀家禽时，二氧化碳不够用，那些鸡用了很长时间才死掉，真是折磨。电视观众都能感到痛苦。"[57]

尽管对观鸟有所涉猎，但成谭业对家禽养殖的看法显得更加"牧领主义"。他觉得为了甄选纯种鸡而对其他鸡进行处决的举措是正当的，纯种鸡比农民照顾的普通种鸡要优越。对成谭业来说，牲畜和敏感动物的对立是次要的，保持调节所有生物循环的中国精髓是首要的。这里我们遇到一个伦理上的困境，之前也出现在有关"模拟"的章节中：人们以拯救血统为名，为了一些人的存活而放任另外一些人死亡。受到保护的品种被储存起来，就像人们储存疫苗以备紧急情况使用：纯正血统的甄选过程隐含着分类上的暗箱操作。

然而，嘉道理农场揭示了鸟类除成为家畜之外的其他生存方式。其他向公众开放的笼子展示了农场从边境巡逻队那里收集到的走私鸟类（主要是猛禽和鹦鹉）。每个周日，工作人员会将这些鸟公开放生，以此宣传宗教放生动物的风险。在中国社会，由富裕人士或道士进行的放生实践有很长的历史。伴随城市中产阶级的兴起，佛教运动得到了一定的复兴，于是在过去二十年里"放生"实践蓬勃发展。[58]普通市民，通常由一名佛教僧侣指导在活禽市场见面，购买鸟和鱼然后就近放生。在香港，进行放生的公园里经常会发现鸟的尸体。由于长期关在鸟笼里，突然的放生令它们暴露在陌生环境的压力中，这是导致它们死亡的主要原因。同时，鸟儿们也因此容易感染如禽流感等传染病。

正如我在第三章所提到的，2007年5月，香港观鸟人士，包括嘉道理农场的成员麦克·基尔本与香港大学的微生物学家举办了一场记者会。他们公布的地图显示人们是在九龙雀仔街而非米埔鸟类保护区周围发现了感染 H5N1 病毒的野鸟。他们还参加了 2004 年由台湾地区动物保护协会在台北组织的一次会议，这次会议旨在调查华南鸟类放生的起源和形式，与会者包括鸟类学家、佛教权威人士、动物权利专家和人类学家。其后，香港佛教协会正式提议停止鸟类放生。他们在佛寺上张贴海报，画中，放生后的飞鸟变成了尸体。海报上写着这样的评语："这不是放生，是放死。"他们还建议用鱼、螃蟹、贝壳、青蛙、乌龟这些海鲜市场的动物代替鸟类。

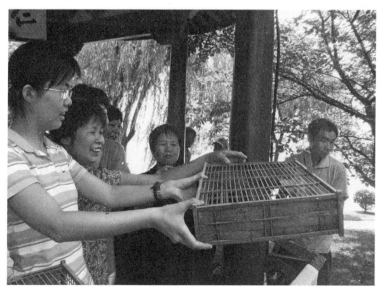

图 6.3 佛教徒在杭州某公园释放麻雀。

图片由作者提供，摄于 2009 年 6 月。

在香港时，我在每周六都去位于屯门的海鲜市场参加一个佛教团体购买和放生动物的集会。这个团体的领导人丹尼尔·罗充满活力，供职于一家保险公司。这个团体的二十个成员大部分是中年人或退休人士。社团最年轻的成员告诉我，虽然他们对基督教和儒家思想进行了深入探索，但给他们带来安慰的则是放生实践。

放生的照片和下一次活动的信息会在互联网上发布，大部分成员都是通过网络结识的。他们先在市场门口集合，把钱交给丹尼尔，然后和他一起穿梭在商铺中并选择放生的动物。接下来发生的事情让我目瞪口呆：当准备买青蛙的丹尼尔改变主意买了贝壳时，店主便在我们的注视下把丹尼尔刚刚还拿在手里的青蛙开膛破肚。丹尼尔认为，这个菜市场上有太多的苦难和恶业，他们虽然不可能拯救所有的动物，但释放一部分也会增加世人的"功德"。他们会在放生前唱佛歌，放生后会为周围生病或死去的人和动物的灵魂祝祷。然后他们去了一家素食餐厅，在那里分享了放生活动的照片以及由动物保护协会或佛教团体制作的有关动物福利的 DVD。有时候会有佛教僧人加入他们一起唱祈祷文并在吃素餐时给他们上一节有关佛教世界观的课。

放生的实践依赖的是灵魂的经济学，它与实体层面的经济机制平行进行、不造成影响。如果市场是一个评估和交换牲畜的地方，那么通过从真正的市场中提取它们并将它们引入一个虚拟市场，佛教徒令它们的灵魂在那里得以流动——通过放生积攒的功德或是照片的分享。我遇到的佛教官员谴责放生是一种会增加人畜共患病的风险的物质性实践。但他们也称放生是一种为苦难者灵魂祈祷的精神性实践。他们自豪地提到，当90年代末香港政府宰杀了全港所有的活禽时，佛教联合会会长觉光大师前往全港多地，试图用圣水净化它们。因此，佛教协会在精神层面上重复了宰杀鸟类时政府祭祀般的姿态。佛教徒们并不用给动物赋权的动物解放来反对政府对家畜革命的支持：[59]他们认为食用动物会给世界带来恶业，应该通过为动物灵魂祈祷来救赎。然而，政府和佛教徒都认为动物是一种家畜，无论身体还是灵魂都应得到管理。

相比之下，观鸟者则观察鸟类的飞行路线或飞行方式。他们散布了一个难以被证实的传言，但却透露了他们与佛教徒在本体论层面的很多差异。据观鸟者说，佛教官员与当地黑社会相互勾结（"三合会"），组织出售放生的鸟以及在放生后又将它们捕获，再在雀仔街出售，这形成了香港真正的家畜流通。事实上，在雀仔街出售的鸟大多是像麻雀这样的本地品种，售价30港元，而那些因歌声美妙或战斗力强而受到重视的鸟类通常产自东南亚或蒙古。放生时，这些从笼子里慢慢逃出来的鸟儿很容易被捕获并送回市场。鸟类没有被送到野外放生，而是参与到一个更广泛的灵魂和病毒生态系统之中。在那里，它们被视为幸运和福德的象征。

对香港电影业而言，放生鸟类的矛盾心态是一个反复出现的话题。在《喋血双雄》结尾，吴宇森通过放生一只鸟来表示对手戏中两个主人公即将同归于尽。在《三国之见龙卸甲》的开头，导演李仁港用一只鸟来表示皇城士兵在用受感染的人体作为生物武器。在《文雀》中，杜琪峰用笼中之鸟的意象形容一个被两个敌对派夹在中间的年轻女子——直到鸟儿被释放。携带流感的鸟儿是一个信号，表明人和鸟之间的礼物经济被破坏：因为它们的活动被限制，鸟类送给人们的不再是好听的歌曲、多彩的颜色和美味的肉，而是病毒。

我在台湾地区做的采访揭示了另一种关于鸟类放生的紧张局势。朱增宏（释悟泓）是台湾动物社会研究会会长。研究会位于台北郊区，创立于日占时期。朱增宏曾致力于研究美国的动物福利，于2000年初组织过动物放生会议。这期间，港台地区的观鸟人士及佛教协会发表了意见。作为一个多元化社会的坚定支持者，他并不把虐待动物归咎于任何当地团体——无论是佛教徒的放生还是原住民的狩猎行为。他主要关注的是缺乏监管、充斥痛苦并引发了数次流行病爆发的野生和家禽贸易。与香港地方政府不同的是，台湾地区家禽业游说团体势力强大。在公开领域内禽流感病例时，台湾地方当局始终不够透明，因此，朱增宏通过阐明放生禽鸟的风险让人们了解中国台湾畜牧业的现状。

朱增宏还与善待动物组织（PETA）结盟，谴责台湾海峡的飞鸽比赛行径。善待动物组织提供的数据表明，台湾海峡赛鸽俱乐部在船上放生鸽子的数量达到了每日100余万只，然而只有1%的鸽子能活着回到它们的栖息地。[60]人们在那些会飞回的鸽子上压了巨额赌注（约20亿美元）。首先回来的鸽子会受到热烈欢迎，而动作太慢的鸽子则会被杀死。这些鸽子，即使赢得了一场比赛，也必须在接下来的一年内参加七场比赛才能退役。因此，放生只是这台湾人气运动堂而皇之的托辞，实际上无非是鸽子选育的极端形式。

在台湾海峡船只上放生的鸽子以及第四章提到的台南放生的黑脸琵鹭，是所谓"台湾梦"——鸟儿企图安全返回内地的两个典型。[61]观鸟者通过 GPS 追踪黑脸琵鹭在东亚的迁徙，鸽子却被训练返回台湾地区并在赛鸽场上登记它们的价值。为了倡导环保，人们将黑脸琵鹭的信息储存在鸟类网站上，这遵循狩猎思路。而鸽子是家畜产业的一部分，其价值孕育在选育和灭杀过程中，这遵循牧领思路。在中国海峡放生鸽子既不是仪式，也不是模拟，而是赌博。通过这种方式，鸽子在穿越海峡两岸时相互竞争。对它们的命运，人类毫无怜悯之心，仅将鸟视为在战争中可能牺牲的士兵。我们在模拟中看到的逆向识别和复杂的变化已经被一个重复的游戏取代。当鸟儿们不再被视为岗哨时，它们就像由活体鬼魂错误转化的死亡标本。[62]

因此，对港台不同形式的飞禽饲养之分析证实了这本书的问题意识：在面对未来的不确定性时，观鸟者的思路是提高准备性的狩猎技术，而赛鸽俱乐部、动物保护运动、宗教团体、公共卫生行政部门使用的是提高预防性的牧领思路。

因此，家畜革命并非导致新病原体出现的自然过程，想要理解它，需要我们在本体论层面对其加以理解：从生物平等交换的"储存"到一种基于阶序性的积累模式"囤积"。从存储的角度来看，病毒猎人的毒株和观鸟者的鸟类照片都可以让我们看到人类和野生鸟类之间的紧张关系，这已经成为在管理具有大流行病潜力的家畜时，公共卫生规划人员和全球专家必须面对的矛盾焦点。

在与野生鸟类接触的过程中，观鸟者编写书籍和数据库，这就像微生物学家从活鸡的病毒突变中配制疫苗一样。这是两种似乎都不对等的礼物经济：鸟儿奉献了自己的东西（一张照片，一个样本），但没有得到同等的回报。因此，如果没有适当回馈，礼物就显得具有致命性，而如果礼物是鸟儿们的照片或是减活毒疫苗，它则提供了免疫和保护。鸟和人在哨兵关系中的平等交流如今变成了支配。这种人与动物关系的根本性不平等也能扩展到人与人之间，虽然存储的本意是令所有人都能公平地体验自然多样性，囤积却是一种不平等的占有形式，它引起了分配和主权问题。存储和囤积的区别使我能够从民族志角度研究亚洲岗哨里病毒样本和鸟类样本所积累的不同生物价值机制，但它也对应着"狩猎"和"牧领"生产方式的根本区别。狩猎生产方式是一种预测未来人类与动物关系的管理技术。我现在想通过狩猎—采集者的人类学辩论澄清这一区别及其人类学意义。

狩猎—采集者和病毒转化

20 世纪 70 年代，当微生物学家开始讨论新发传染病的起因时，狩猎—采集者的生产、积累方式恰好是社会人类学内部讨论的焦点。生物学家用动物病毒仓库这种无法被测量、只能用于反思的概念解释一种新的病毒的出现，而生产模式的概念则描述了人与动物的关系网，它的紧张和不平等导致了历史转变的发生。

这些后巴斯德主义微生物学和新马克思主义的人类学讨论

提出了以下问题：如何放弃进化论式"从简单到复杂"的解释模型，转而思考病毒和细菌、鸟和猪、鬼魂和亲属、民族国家和迁徙相互纠缠的多层次因素？本章最后一节中，我想根据当代对生物安全的关注重新探讨这些辩论。阐明储存和囤积之间的区别可以将控制动物疾病的措施分为两种，即提高准备性的狩猎行为和提高预防性的牧领行为。

人类学家阿兰·泰斯特（Alain Testart）认为，在狩猎—采集社会中，作为原始积累形式的"储存"是人们迈向定居生活的第一步。泰斯特区分了两种狩猎—采集机制：一种会在捕获猎物后直接食用，比如澳大利亚的土著居民；另一种会把猎物储存起来以应对自然灾害，比如美洲西北海岸印第安人。他认为，存储是由过度生产造成的，需要使用诸如冷冻、腌制、干燥、发酵和建造仓库等技术。最早期的储藏方式与动植物有关，后来则扩展到原材料、工具和陶器的使用。

泰斯特说，食物储存带来了"心态的彻底改变"：在为未来做准备方面，过去比现在更有优势；自然不再是永不枯竭的源泉而是会造成灾难的他者。它第一次引入了剩余的概念，也在没有社会关系中的组织性剥削中，第一次引发了社会不平等。泰斯特写道："为了应对任何可能发生的情况，人们倾向于比通常需要的数量储存得稍多一些。"[63] 狩猎—采集者储存物品，这意味着在描述觅食行为时，野生与驯化的对立是无关的。为了反驳马克思主义考古学家戈登·柴尔德（Gordon Childe）提出的狩猎—采集者与农耕者的对立，泰斯特引入了第三个类别——"储存狩猎—采集者"以形容动物驯化之初形成盈余的特定形式。然而，他同意柴尔德的观点，认为所有社会起源于原始形式的图腾崇拜。他将这种图腾崇拜描述为人类和动物之间由于血缘形成的亲密关系，并可以通过梦境表达出来。

通过对泰斯特的进化论假设加以批评，蒂姆·英格尔德（Tim Ingold）质疑了储存和游牧之间的不兼容性。他认为，虽然狩猎—采集者一直在一定区域内活动与迁徙，但他们也可以回到原来的生存地点。[64] 对他们来说，当植物以循环的方式累积时，大自然本身就在进行储存。根据英格尔德的观点，储存和分享之间也没有不相容的地方：社群可以分享储存，不需要有任何对生物所有权的认可，也不需要任何形式的"侵占自然"，在英格尔德看来这就是人类迈向驯化的门槛。因此，英格尔德区别了实用储存和社会储存。前者暂时延迟了食物资源的消耗，后者涉及财产权利和互惠义务。社会储存将库存元素不同形式的亲缘关系变成社会对自然资源的占有，而实用储存则遵循自然循环运动。在实用储存中，通过猎人携带的手工制品，有关环境的知识（如动物魂灵的图像）被加以保存。这样一来，资源的累积便不能消除狩猎的不确定性。[65] 英格尔德努力区分狩猎行为和财产概念，这使得他在"侵占自然"还没有导致社会变形之前，从现象学上描述了狩猎社会的"生活世界"。[66]

在马克思主义人类学家中，蒂姆·英格尔德关于狩猎—采集者的观点最为深入。他断言猎人和牧羊人之间的差异是本体论层面的。他的主要对话人，马歇尔·萨林斯认为，狩猎社会矛盾地结合了生产不足（资源）和积累措施（通过亲属关系）。萨林斯的研究为人所知："家户生产模式"是自给自足的，但伴随其强度增加，内部的矛盾会把它转变成别的生产模式。[67]英格尔德这样描述他们观点的分歧："萨林斯认为'经不起推敲的互惠主义将家户生产模式的内部分裂神秘化了'，我们则认为广义互惠是生产方式的固有属性，私有制概念的强加使得义务分享成了超然的慷慨，并将之神秘化。"[68]与泰斯特和萨林斯的进化论观点相反，英格尔德认为狩猎到畜牧社会的转变并不是其内在矛盾的必然结果，而是一个完全连贯的本体论所带来的、灾难性的、不可预测的影响。英格尔德认为这一事件存在于互惠结构外，而对于萨林斯和泰斯特来说，内部矛盾则更为深刻地发挥着影响。

对结构和事件的讨论有助于理解猎人和牧羊人对家畜流行病的看法。通过比较埃文斯－普理查德对努尔人牛奶畜牧的研究和史禄国对通古斯人肉畜畜牧的观察，英格尔德指出在这两个设想中，"当一个有额外牲畜可供放养的人将一头奶牛借给自己的亲戚，他有权提出多个要求以进行协商，试图获得同等或价值更高的回馈，其总体性结果将会是牲畜从生活条件最好的家庭流往最差的。"[69]努尔人和通古斯人在婚礼和萨满仪式上为献祭杀死家畜，或者因为家畜流行病而处决它们；在这两种情况下，动物的死亡被认为是天灾。因此，根据英格尔德的观点，对于畜牧饲养者来说，家畜流行病发生在由献祭调节的家畜循环中，而非像在资本主义的安排下那样，发生在价值最大化的过程中。"他累积库存的目的不是为了提高产量乃至超过固定的驯化目标，而是为饲养者的家庭提供抵御环境波动的保障，这是因为生产关系将未来的重担都压在了他的肩膀上。"[70]相比之下，英格尔德认为在狩猎社会中，家畜流行病的发生表明被猎杀的动物并没有以一个受到尊重的方式被分享。他觉得这是动物灵魂之主的报复——它们负责众生的分配。

尽管英格尔德的现象学分析给这本书提供了灵感，但我采用的方法更接近于萨林斯的结构主义。猎人和牧羊人之间的区别让我将观鸟者和病毒猎手划在一边，佛教和公共卫生官员划入另外一边，但我不反对作为互惠和阶序性的储存和囤积，因为我发现这两种积累措施已经植根于人与动物的礼物经济之中，包含着冲突、矛盾和不对等。我提出的关于动物疾病问题是，病毒是如何揭示这些矛盾的？病毒累积的模式如何使它们趋于稳定？按照戴蒙德的说法，如果一种病毒是作为"致命礼物"出现，病毒所携带的信息如何产生价值而不是摧毁它所寄居的体系？通过追踪病毒，人类学家可以了解到，当涉及亲属关系和魂灵时，动物病毒仓库的渐进突变——病毒保存温度和被它们感染的物种——是如何转变生产方式的。

保罗·拉比诺（Paul Rabinow）是首批在 20 世纪 80 年代关于生物科技的人类学辩论中重拾十年前马克思主义人类学家提出的问题者，这着重体现在关于生物价值积累中的稀缺性议题上。对他来说，生物技术的革命——比如加利福尼亚的凯利·穆利斯（Kary Mullis）在 20 世纪 80 年代发明的聚合酶链反应（PCR）——把稀缺的基因信息转化为丰富的生物材料。[71]拉比诺创造了"生物社会性"的概念来描述围绕一条信息聚集的群体运动——例如在法国，肌肉萎缩症患者群体的基因序列帮助遗传学家绘制出人类基因组的第一张地图。[72]通过类似的方式，我描述了微生物学家和观鸟者生成飞禽病毒仓库病毒突变信息方面的合作以揭示环境的脆弱。《发明 PCR》(*Making PCR*)一书的结尾，在与马歇尔·萨林斯关于结构和事件的关系的探讨中，拉比诺令人惊讶地引用了列维－斯特劳斯的"拼装"的概念——"外来运动"。[73] 对于拉比诺来说，一个事件并没有揭示出隐藏的符号系统，而是质疑了一套稳定集合或装置的新形式。[74] 从人类基因组研究宣布的第一个图谱诞生开始，拉比诺就开始研究法国的冲突规范和形式——"炼狱空间"。而我则以香港出现的 H5N1 病毒为契机，研究亚洲哨所的冲突规范和形式。生物社会性和生物安全已从这些复杂的结构事件关系中升华为稳定工具，在 21 世纪初为人类学家研究生命体和生命形式的转变提供了新的案例。

结构和事件的讨论再次将我从 20 世纪 70 年代带回冷战时期。列维－斯特劳斯对"事件"的定义来源于与让·保罗·萨特的历史哲学探讨。(萨特认为)革命性的价值创造使人类意识有能力应对资源匮乏。列维－斯特劳斯批评萨特无视社会经验，忽视所谓线性的意识暂时性而依赖对环境的认知库存。拼装是指使用一套随机组合的工具或材料，与项目无关：它是"所有更新或充实库存情况的偶然结果"。[75]

即使他们是流动的，没有财产权，"野蛮社会"(狩猎—采集者)也有知识和资源的库存，这使他们能够按照预定的序列解释任何事件。列维－斯特劳斯在《野性的思维》中用大量篇幅描写新生儿或新疾病融入群体时被通过旧有俗成的称谓加以指认。[76] 有些社会如梅尔维尔群岛的蒂维人，"对名字的使用是无度的"：他们把常见名字放入一个禁区储存起来，而在一段时间之后它们就又可以使用了。[77]

冷战期间，列维－斯特劳斯做出了著名的"冷／热社会"区分，然而他自己最关心的则是人类博物馆的储存问题，他在那里担任副馆长。"热社会"以蒸汽机或马达为模型，认为未来是一种目前正在运行的展开机制：未来是机器过去的能力的延展。"冷社会"以机械钟为模型，认为未来是对过去秩序的确认：它们能够"冻结"时间，任何事件都能在过去的一系列关系中找到位置。正如爱德华多·科恩近年来指出的，"冻结"时间并不是反抗变化，而是通过将人类和非人类联系起来解读人类历史。"这里所谓的'冷'，严格意义上并不是一个被固化的社会。亚马逊社会被赋予的这种"冷"的特性跨越了人类领域内外的诸多边界。"[81] 因此，冻结时间可以使人类失去时间感，并对人、动物和植物的不同关系加以重新排列。冻结时间并未减少历史变化，而是扩大了关系库存使之变得有意义。

列维－斯特劳斯的分析揭示了储存和囤积的区别，我将之应用于现代提高病毒准备性的逻辑。储存是对各种工具和材料的保存，它们可以用于不同目的。它的美学价值来自通过形式使语言变得有序。囤积是为大流行病保存样本和疫苗，它引领着制药工业生产、使其具有价值。这与疫苗的储存是在 4℃，而样本的储存需要 –80℃的事实相一致：佐剂的存在激活了免疫系统的活性元素，而样本可以保存它们的抗原信息。

储存病毒和囤积疫苗都属于准备措施，可以管理与不确定的未来相关的矛盾信息。当储存从任何稀缺形式中创造形式时，囤积通过模拟稀缺性来引领其形式的生产方向。为大流行病做准备，使制药业获益，它们创造的价值可能看起来像病态的囤积行为。接着应该将它们与类似收藏家的储存技术所积累的广泛价值进行比较。

结　论

本书有两条主要线索，一是在生物技术的全球性流通中考察了人们对于未来所做的预测，二是在当地语境中探讨人类与动物的相处模式，在此基础上将两方面关切进行了妥善的结合。我综合了人类学关于生物安全和狩猎—采集者社会的探讨，着重凸显"病毒猎人"这一概念，以及系谱学上观鸟者和野禽猎人的关联。我比较了两种规避人类—动物关系不确定性的方法：提高准备性的狩猎技术和提高预防性的牧领技术。病毒猎人和观鸟者并没有使用统计数据来计算风险或者对可能患病的动物进行扑杀，相反，通过诸如病毒样本、电脑软件、数据库、标签、假人、诱饵等人工制品，他们着重于对鸟类活动的想象。在回溯欧洲牧领实践史的过程中，福柯将其概括为"生杀大权"（make live and let die，make die and let live），[1]我以此为基础开展了民族志研究，描述了亚洲社会中病毒猎人和观鸟者如何模拟动物并推迟它们的死亡。

这本书可以说并不是一本细致入微的民族志，也没有采用学术史上对狩猎—采集者进行的民族志研究。小规模的狩猎—采集者社会依赖于解读自然的迹象，而大部分当代社会在工业粮食生产的热潮中已经失去了这种能力。在他那本有关疯牛病的、标题颇具煽动性的作品《我们都是食人族》中，克洛德·列维－斯特劳斯深刻思考了这个能力的丧失。[2]在这本书中，我对他的分析进行了拓展，反思了"猎人"人类学对动物疾病管理的启示。我用"牧领式"来描述工业化管理的思维模式（追随福柯对牧领—看护的理解），用"狩猎式"来表达从细胞、免疫系统层面到生态、栖息地层面对信号符号学的高度关注。第三个术语是"收藏"，介于这两者之间，从集中、有限的访问形式（博物馆的殖民模式）变成分散、信息化的数据库，后者至少在理论上开放公众访问并采用民主性的生产模式（后殖民模式）。继列维－斯特劳斯具有煽动性的研究后，我认为所有的人都可以从鸟的视角反思病毒突变，这通常属于牧领技术的思路。现代数字技术并未将我们与鸟类或其他物种的距离拉远，反而帮助我们在虚拟空间与它们建立新的联系。

这一反思牢牢扎根于我对三个哨所所进行的、时间长短不一的实地考察。三个哨所的规模不大，我因此可以站在当地人的角度来思考禽流感的问题。虽然这些领土的殖民和后殖民时期历史更加符合这三种准备技术——中国香港的岗哨、新加坡的模拟、中国台湾的囤积——我在这三个地带穿梭以对比它们管理鸟类病毒变异的方式并展示其变化。在中国香港，哨兵鸡对农民发出 H5N1 病毒临在的警告。在新加坡，非典后基于扑杀家禽和疏散病人的模拟为公众对于禽流感大流行之威胁的体认增加了真实感。在中国台湾，囤积疫苗以及抗病毒药物是冷战战略的一部分。这三个地区同期的竞争与合作为禽流感大流行做出了最充分的准备，而它们也将这些技术直接应用于它们的鸟类和人口之上。

本书英文标题中的"飞禽病毒仓库"一词将热带医学与"亚洲病毒仓库"联系在一起，仿佛所有的疾病都来自亚洲野生动物。为了避免使读者对这个遥远的世界中迷惑性的人类和动物关系产生刻板印象，我需要指出，这三个地区人和鸟的关系是多样的，它们镌刻在从古至今的东方历史中，使得当代准备技术得以引领全球未来。如果说"飞禽病毒仓库"里有"亚洲"成分，这并不意味着把动物作为信息携带者的行为是这个文化区域所特有的。提高禽流感准备性的狩猎视角可以被全人类的观念状态所采纳，但这种视角更经常被用于应对恐怖主义（比如美国）或者食品安全问题（比如欧洲）。在亚洲，人们以自己的方式对其进行了探索，有别于我们提出的预防或防备技术。

在前一本书中，[3] 我曾提出以下问题：严格来讲，禽流感爆发能否用于反映其他环境威胁，如气候变化、核辐射、内分泌干扰物或物种灭绝的神话传说？借用列维－斯特劳斯对美洲印第安人神话的研究以及关于狩猎采集者晚近的人类学观点，我建议我们不要以怀疑的态度，而是以积极的方式来看待这个范畴，因为它描述人和动物之间紧密、可逆的关系，在这些社会中，人类中心主义所造成的断裂依旧没有消失。禽流感是一个"神话"，它十分有说服力地讲述着目前我们人类与环境的关系：在这个世界中，人们饲养更多的家禽以供食用，野生鸟类的栖息地受到破坏、濒临灭绝，人畜共患病的风险正因此急剧增高。因此，禽流感流行就像一面逆转的镜子，反映着鸟类物种的灭绝：鸟类仿佛正在报复人类对待它们的不正确方式。"人类感染了禽流感"就是这些自相矛盾的说法之一，它们的错位产生了想象的框架，而人类学将其作为民族志研究的起点。由于鸟类可以被视为对抗传染病的敌人或盟友，这两种相反的价值观在不同的语境中体现了共同的脆弱性。

我描述了三种影响全球想象的措施：岗哨、模拟和囤积。在生物通过信号交流的不同的层次上，岗哨实现了这些相悖的价值。模拟将它们融入一系列的动作，提高了威胁的真实感。通过累积和分配实践，囤积从这种分配中产生价值。通过这三种措施，"神话"（人类和动物观点的相互交换）成为"仪式"（表演和表现）和"机制"（管理这种交换中产生的信息累积）。

表 C.1

狩猎措施	岗哨	模拟	储存
牧领措施	牺牲	情境	囤积
民族志地点	中国香港	新加坡	中国台湾
哲学关切	真理	现实	平等
人类学领域	神话	仪式	交换

这种"成为"不是进化发展，也不是退化衰退——我的陈述与进步主义无关。正相反，根据列维－斯特劳斯的研究，岗哨显示了不同层级间自我和他人关系的所有潜力以及荣誉感，

甚至包括一种审美体验。而模拟和囤积因为行动和利益限制了
这些趋势。我已经展示了岗哨与鸟类交流的审美价值如何被行
动化或情境转变成更加实用的经济价值以及进行数据囤积的过
程。与此同时，这三种准备措施中的每一个都保留了自己的特
点与沟通的潜力，这让我将模拟和情境进行对比——模拟中带
有成为表演的趋势，而情境却没有表演趋势——就像我对储存
和囤积进行的对比一样。我还区分了"岗哨"和"牺牲"，用以
说明这种信号模式的价值比共同杀死某个受害者的意义更广泛。
这些人类学分析让我提出了关于"真理""现实"和"平等"的
哲学问题。

参考狩猎—采集者，我展示了病毒学家和观鸟者工作的相
似之处。我将它与公共卫生决策人员在人口学意义上将其牺牲
所进行的合理化做对比，区分了通过扑杀飞禽病毒仓库监测鸟
类迁徙路线的实践。

因此，这本书将全球健康的生物安全议题与环境保护话题
联系起来。环境保护在 20 世纪 60 年代就已经成为传染病生态
学的核心，随着自然保护区和文化博物馆的建立而发展得更深
入。改善生物安全基础设施意味着对飞禽和饲养人生活条件的
关注，并使他们公平地分享这种互动产生的宝贵产品。对禽流
感采取"同一个健康"方针所面对的挑战之一，是动员新发感
染病的所有相关行动者都能参与进来，这迫使专家重新定义人、
动物和微生物之间的因果关系。

在这本书中，我主张将准备措施的思路从紧急事件的短暂
性转变为生态系统的长期性。虽然大多数准备措施的历史始于

1997 年全球反恐战争中出现 H5N1 病毒，或是 1945 年美国在害怕热核战争的背景下组建民防部队，我则在更长的时间尺度上建立了三个备选谱系：其一，在第一次世界大战结束时，甲型 H1N1 流感病毒出现导致"西班牙流感"，催生了病毒学和流行病学，旨在预测下一次大流行病；其二，工业革命把欧洲的殖民主义扩张到全世界，在达尔文主义框架下产生了鸟类学和其他自然科学；其三，16 世纪第一批欧洲探险家来到了拥有大量野生动物的新世界，催生了试图囊括多样化人性的社会人类学。在这三个不同的时间段中，准备的意义各不相同，不光只是为下一个恐怖袭击或自然灾害，也是为人类与其他动物、微生物协同进化的环境遭受的破坏做准备。在这个过程中，鸟类扮演了两个角色，一是作为预言下一次灭绝的岗哨，二是成为积累过去迹象和未来征兆的工艺藏品。

因此，在这一套系谱之中，我需要将自己作为一个社会人类学家的工作加以问题化。我并不想借助预防模式来批评为灾难做准备，而是试图从内部视角描述准备措施，了解其自身作为批判性思维的资源。如今看来，预防是一个梦想，意在展示生态信息多样化，过去和未来遵循相同模式的总体框架，这尤其体现在战后形成的机构如世卫组织、世界自然保护联盟、国际博物馆理事会上。我们可能需要使用数据库与鸟类交流使它们的信号变得有意义，因此需要转向病毒猎手的捕猎实践来预测不可知的未来。

在这本书中，病毒猎人是至关重要的，尤其是当他们与观鸟者联合起来，共同批判牧领权力滥用无度所造成的过度牺牲的时候。应用于禽流感的准备技术本身也面临着失败或诱导的危险。什么是成功的监控？什么时候能充分察觉到预警信号？在鸟类和人类交换各自对未来看法的复杂关系场景中，这些严肃的问题就出现了，这些场景包括欧洲安提戈涅联盟建立的实验室，或者中国台湾观鸟者为反对一个建筑项目而发起的举措。哨兵在过度反应和无所作为之间摇摆不定，这是因为它们建立在鸟类和人不稳定的关系上。关于传染病的生态学研究已经表明，病毒并不是有意要杀死人类，它的出现意味着生态系统的物种平衡被打破。流行病学家将人类描述为人畜共患病传播链的"终端"，认为人类是生态系统的中心，然而实际上人类只是生态系统的参与者之一而已。岗哨作为一种生态学概念，通过显示人类对其他物种的依赖而将人类中心主义的虚妄打碎。

注 释

导论

1. Osterholm, "Preparing for the Next Pandemic"; Davis, *The Monster at Our Door*; Greger, *Bird Flu*; Kilbourne, "Influenza Pandemics of the 20th Century"; Tambyah and Leung, Bird Flu; Sipress, *The Fatal Strain*.

2. Scoones, *Avian Influenza*.

3. Garrett, *The Coming Plague*; Osterhaus, "Catastrophes after Crossing Species Barriers"; Quammen, Spillover; Wallace, *Farming Human Pathogens*.

4. 大部分采访是通过英文进行的，有时是用中文普通话加翻译，只有非常少的时候是直接用中文不加翻译。

5. Shortridge, Peiris, and Guan, "The Next Influenza Pandemic," 79.

6. 中国大流行病准备性民族志研究，如 Kleinman et al., "Avian and Pandemic Influenza"; MacPhail, *Viral Network*; Manson, *Infectious Change* 是基于肖特里奇、管轶、裴伟士外的其他专家所做的研究，因此未注意"在禽流感层面做准备"的特别含义。从政治科学角度研究亚洲大流行病准备性，请参考 Enemark, *Disease and Security*；关于东亚流行病历史和管理请参考 Peckham, *Epidemics in Modern Asia*；以新加坡视角描述大流行病准备性措施的民族志研究，请参考 Fischer, "Biopolis,"和 Ong, *Fungible Life*。

7. 本书试图追踪"携带流感的禽类"从被生产到被消费的过程，描述它们在科学家、公共卫生规划人员和商人手中的纠葛和解脱。这种方法与罗安清（Anna L. Tsing）和她的团队在"末日松茸"的项目中的研究方法类似。她们跟踪了松茸从日本到美国俄勒冈、中国云南和芬兰的过程。免疫细胞作为沟通的媒介在这本书中扮演的角色类似于罗安清描述的孢子和线虫。因此，岗哨的概念对人类学研究全球化过程中的冲突做出了贡献，致力于缩小资本或牧领实践的项目规模。请参考 Tsing, *Friction, and The Mushroom at the End of the World*。

8. 关于"动物病毒仓库"这个表达含有的种族污名化成分请参考 Lynteris, "Zoonotic Diagrams"。关于"动物病毒仓库"概念向生物安全和新发传染病预测的转变，请参考 Keck and Lynteris, "Zoonosis"。

9. 请参考 Lévi-Strauss, *Tristes tropiques*, 163，以及 Keck, "Lévi-Strauss et l'Asie"。

10. 这里保罗·拉比诺借用了皮埃尔·布迪厄的概念，请参考 Rabinow, *Anthropos Today*, 84–85。

11. 此处借用了 Viveiros de Castro, *Cannibal Metaphysics* 中对此概念的定义，以及 Descola, *Beyond Nature and Culture* 对本体论区别的描述。

12. 此处借用了安德鲁·拉科夫对此的区别，请参考 Lakoff, *Unprepared*；关于狩猎权利，请参考 Chamayou, *Manhunts*。

第一章　感染动物的扑杀、疫苗接种和基因监测

1. 关于兽医发展历史和它们对公共卫生的贡献综述——名为"同一个健康"的机制——请参考 Bresalier, Cassiday, and Woods, "One Health in History"。

2. Stirling and Scoones, "From Risk Assessment to Knowledge Mapping"; Catley, Alders, Wood, "Participatory Epidemiology"; Gottweiss, "Participation and the New Governance of Life."

3. Karsenti, *Politique de l'esprit*.

4. Becquemont and Mucchielli, *Le Cas Spencer*.

5. Spencer, *Study of Sociology*, 1–4.

6. Wilkinson, *Animals and Disease*; Fisher, "Cattle Plagues Past and Present."

7. Evans-Pritchard, *The Nuer*. 埃文斯－普理查德注意到由于牛瘟的破坏性后果，努尔人逐渐转向以捕鱼为生。努尔人告诉他牛瘟在 50 年前就已经来到了他们的家园，请参考 Spinage, *Cattle Plague*, 619–620。

8. Wilkinson, *Animals and Disease*, 169–171。

9. Woods, *A Manufactured Plague.*

10. Law and Mol, "Veterinary Realities."

11. Thomas, *Man and the Natural World*, 76.

12. 因此作为新兴福利社会的批判者，赫伯特·斯宾塞属于米歇尔·福柯提出的牧领体系。斯宾塞提出的问题是：如何对被视为自然规律的社会现实不过度管控？福柯以 18 世纪的动物流行病为例，阐述了牧领实践介入的合理性，因为牧羊人通过了解个体独特的特性来统治一个生物群体。请参考 Foucault, "Omnes et Singulatim"。

13. Spencer, *Study of Sociology*, 80–90.

14. 用一种更精确的思维理论，这或多或少是 Dan Sperber, *Explaining Culture* 提出的一种表现性流行病学的人类学项目。

15. Beidelman, *W. Robertson Smith and the Sociological Study of Religion*, 3.

16. 虽然牛瘟和口蹄疫是家畜流行病，不能由动物传染给人类，但结核病是一种人畜共患病：人和牛可以互相传染。獾是病原体突变的动物病毒仓库；请参考 Enticott, "Calculating Nature"; Jones, "Mapping a Zoonotic Disease"。

17. Rosenkrantz, "The Trouble with Bovine Tuberculosis"; Worboys, *Spreading Germs;* Mendelsohn, "'Like All That Lives'"; Gradmann, "Robert Koch and the Invention of the Carrier State." 德国的埃米尔·阿道夫·冯·贝林（Emil Adolf von Behring）支持结核病是由牛传染给人的论点。

18. Frege, *Logical Investigations*, 121.

19. 请参考 Daston and Galison, *Objectivity*, 193。

20. 罗伯逊·史密斯是苏格兰自由教会的成员。在爱丁堡学习期间，他写了一篇文章攻击赫伯特·斯宾塞的灵魂物质性理论。"他信奉的优质进化论足以使他与伴他长大的教会的长老们对立，也曾被他们当作异端审判。"(Stocking, *After Tylor*, 63–64) 1878 年他旅行去了埃及、巴勒斯坦、叙利亚，在那里学会了阿拉伯语、猎捕了羚羊。

21. 罗伯逊·史密斯（在 *The Religion of the Semites*, 154）区分了由于对超自然的恐惧产生的迷信或魔法的预备性措施，以及频繁出入圣地形成的道德或宗教的预备性措施。

22. Robertson Smith, *Religion of the Semites*, 160–161.

23. Delaporte, "Contagion et infection."

24. Barnes, *The Making of a Social Disease*; Brydes, *Below the Magic Mountain.*

25. 引用于 Lynteris, "Skilled Natives, Inept Coolies", 309。

26. 克里斯托斯·林特里斯提出的"流行病逻辑"概念（基于克洛德·列维－斯特劳斯的"神话逻辑"）对流行病学叙事逻辑矛盾从动物疾病的本体论层面进行了解释。

27. 请参考 Pickering, *Durkheim's Sociology of Religion*。

28. 请参考 Durkheim, *Elementary Forms of Religious Life*。

29. 请参考 Carter, *The Rise of Causal Concepts of Disease: Case Histories*; Lukes, *Émile Durkheim*; Rawls, *Epistemology and Practice*。

30. 尽管这并非本书目的，但比较巴斯德微生物学和涂尔干社会学中"不对称"的概念可能会很有趣。巴斯德的出发点是化学不对称在分子生物学中发挥的影响，涂尔干的出发点是不公平在社会形态中发挥的影响。这种比较有助于阐明弗朗索瓦·雅克布（François Jacob）和克洛德·列维－斯特劳斯在1960 年提出的关于"结构"概念的类同，也是这一时段遗传学和语言学在被认同的同时也革新了微生物学、社会学奠基者的研究。

31. Durkheim, *Rules of Sociological Method*, 89. 1894 年当涂尔干发表了他的《社会学方法的准则》，巴斯德的两个学生基于这个准则有了重大发现。埃米尔·罗克斯（Émile Roux）第一个发现了用马的血清治愈人类的方法。亚历山大·耶尔森发现了导致中国香港黑死病的芽孢杆菌。一年之后巴斯德过世了。涂尔干的评论家一直都没有强调这个平行发展，主要关注的是涂尔干与英国和意大利进化生物学的争论。

32. 请参考 Latour, *The Pasteurization of France*。

33. 请参考 Bourdieu, Piet, and Stanziani, "Crise sanitaire et stabilisation du marché de la viande en France"。历史学家表明 1880 年代的结核病和旋毛虫病的爆发重新定义了英国的食品安全，从关注食物中毒的道德问题（处罚屠夫卖腐肉）到以自然和社会方法对感染进行调查（寻找家畜流行病爆发的原因）。

34. 请参考 Berdah, "La vaccination des bovidés contre la tuberculose en France"。

35. Moulin, *L'aventure de la vaccination*; Bonah, *Histoire de l'expérimentation humaine en France.*

36. 请参考 Lévy-Bruhl, *Primitive Mentality*; Keck, *Lucien LévyBruhl, entre philosophie et anthropologie*。

37. 请参考 Bergson, *Two Sources of Morality and Religion*, 145："原始人用'超自然的'原因解释的不是物质结果，而是它对人类的意义、对人的重要性，尤其是对那个特定的人——那个被石头砸死的人来说。没有什么不合逻辑，因此没有'前置逻辑'，甚至经验显示的任何不通透性，相信因与果是成比例的。一旦承认了岩石有裂隙，风的方向和力（纯粹是物理存在的物体，不考虑人性方面），还需要向我们解释一个非常重要的现实，就是一个人的死亡。正如古代哲学家常说的那样，因早就包含了果。如果这个果对人类有相当大的意义，那么其因至少具有同等的重要性；在任何情况下顺序相同：这就是意图。"

38. 请参考 Keck, "Bergson dans la société du risque"; "Assurance and Confidence in *The Two Sources of Morality and Religion*"。

39. Lévi-Strauss, *Totemism*.

40. 请参考 Schwartz, *How the Cows Turned Mad*。这种疾病的专业术语是牛海绵状脑病，指出了受感染的人和动物大脑的海绵般的状态。

41. Anderson, *The Collectors of Lost Souls*; Lindenbaum, *Kuru Sorcery*.

42. Lévi-Strauss, "La crise moderne de l'anthropologie", 14. 关于这种"西方的错误"的看法，请参考 Stoczkowski, *Anthropologies rédemptrices*, 253。

43. 这是克洛德·列维－斯特劳斯发表在《人类》期刊上的对罗伯特·格莱斯文章下的结论，题为"Cannibalisme et kuru chez les Foré de Nouvelle-Guinée"。

44. 克洛德·列维－斯特劳斯在这篇文章中对年轻人因激素注射感染克雅氏综合征的新闻作出了回应。在法国输血感染艾滋病毒的大背景下这成为一个丑闻。列维－斯特劳斯并没有像新闻记者和官员一样批评公共卫生管理当局，而是注意到"食用和注射"的相似，用以类比同类相食（但没有谈到"同类相食的牛"）。然后他与质疑巴布亚新几内亚弗利部落存在同类相食行为的人类学家威廉·阿伦斯（William Arens）展开了辩论。

45. 用亚马逊的宇宙学来讨论当代社会动物的"变性"请参考 Erickson, "De l'acclimatation des concepts et des animaux, ou les tribulations d'idées américanistes en Europe"。

46. Lévi-Strauss, *We Are All Cannibals*, 115.

47. 请参考 Derrida, "The Animal That Therefore I Am," 395。作者非常重视病毒由动物传给人类的本体论过程。但他认为生物之间的关系是读和写，而不是捕食和共生的关系。"无论是动物还是非动物，有机还是无机，活还是死，这个潜在的入侵者像电脑病毒。它存在于一个负责书写、阅读和解释的处理器中。" Derrida, "The Animal That Therefore I Am", 407.

48. Descola, "Les avatars du principe de causalite."

49. Descola, *Beyond Nature and Culture*. 从德斯科拉称之为自然主义的角度来看，我们不禁要问，当奶牛受到常见微生物影响时，我们如何才能将它们视为人类？但从他所谓的"泛灵论"的观点来看，人和动物共有的微生物才是真正的实体，而人类为了减轻威胁将它们分离是稳定这些实体的次要结构。第三个德斯科拉称之为类比的本体论主要发展于亚洲、非洲和中美洲；人类学家通过集体的杀戮行为控制环境中微生物的扩散，这被称为"牺牲"，减缓了微生物的扩散。德斯科拉批评涂尔干用图腾社会的数据来描述泛灵论到类推论的转变。这种社会把属性归为共同的祖先，因此遵循不同的逻辑。

第二章　生物安全问题与对人畜共患病的监测

1. 2011 年至 2016 年，欧盟委员会资助了 FP7 项目"安提戈涅"。此前，对抗生素产生耐药性的细菌导致德国约 50 人死亡，成为欧洲的一场健康危机。人们最初认为这种细菌存在于西班牙黄瓜中，但后来的调查显示它们起源于奶牛，通过埃及农场种植的豆芽传播给人类。请参考 Keck, "Des virus émergents aux bactéries résistantes"。

2. 请参考 Kuiken et al., "Host Species Barriers to Influenza Virus Infections"; Gortazar et al., "Crossing the Interspecies Barrier"。

3. Calvert, "Systems Biology, Big Science and Grand Challenges."

4. 请参考 Biagioli and Galison, *Scientific Authorship*。

5. 流感病毒的命名是基于血凝素（H）和神经氨酸苷酶（N）蛋白的结构，这些蛋白控制病毒从细胞进出。

6. 请参考 Kolata, *Flu*, and who, "Influenza"。

7. C. Hsu, "Critics: Airborne Flu Research Important, But Not for Vaccine Purposes," *Medical Daily*, February 8, 2012.

8. Zoe Butt, "Voracious Embrace." 也请参考我关于蕾纳·布依的文章 Keck, "Bird Flu: Are Viruses Still in the Air?"

9. 请参考 Porter, "Ferreting Things Out"。

10. 有关畜牧栽培技术中直接与间接行为的区别，请参考 Ferret, "Towards an Anthropology of Action"。

11. 有关用雪貂作为流感病毒实验模型，请参考 Caduff, *The Pandemic Perhaps*, 45。

12. 请参考 Bennett, "The Malicious and the Uncertain"。作者批评了生物学家和他们的道德顾问将真正的科学家的"善意"，和"那些心术不正人"的行为对立。作者跟随约翰·杜威（John Dewey）的哲学追溯回奥古斯汀时期，认为科学家应该反思他们掌握的能力，而不是持续在实验室中发明新的生命形式。

13. 请参考 Collier, Lakoff, and Rabinow, "Biosecurity"; Hinchliffe and Bing-ham, "Securing Life"; Lentzos and Rose, "Governing Insecurity"。

14. 2012 年 1 月 20 日，39 名流感专家在《科学》与《自然》杂志上发表的一封信中提出这一禁令。2012 年 3 月，该禁令被无限期延长，2013 年 1 月 23 日，该禁令又被同类型信件暂停。

15. Lipsitch and Galvani, "Ethical Alternatives to Experiments with Novel Potential Pandemic Pathogens."

16. Wain-Hobson, "H5N1 Viral Engineering Dangers Will Not Go Away."

17. Lakoff, "The Risks of Preparedness", 457. "这场争论不应被视为科学权威与忧心忡忡的公众之间的冲突或是要求公开调查或保密的冲突，而是专家对不确定情况的不同理解的冲突。随着争议的展开，目前，围绕禽流感威胁，科学家和公共卫生机构间的联盟出现了明显的裂痕。"

18. Fouchier, Kawaoka, et al., "Gain-of-Function Experiments on H7N9."

19. Lipsitch and Galvani, "Ethical Alternatives to Experiments with Novel Potential Pandemic Pathogens", 535.

20. 请参考 MacPhail, *Viral Network*, 111："关于致命流感毒株的科学知识诱惑使公共卫生重心偏离了轨道。"

21. 请参考 Jeffery K. Taubenberger et al., "Initial Genetic Characterization of the 1918 'Spanish' Influenza Virus"; Duncan, *Hunting the 1918 Flu*。

22. "反向遗传学"可以被定义为基于遗传标记重建生物体的过程，请参考 Napier, *The Age of Immunology*, 2; Caduff, *Pan demic Perhaps*, 108。

23. Palese, "Don't Censor Life-Saving Science."

24. Caduff, "The Semiotics of Security."

25. Caduff, *Pandemic Perhaps*, 140.

26. Caduff, "Pandemic Prophecy, or How to Have Faith in Reason", 302："因此，防备措施增强了行动者的信念，使他们对特定的未来充满信心，即使没有证据表明这种未来可能成为现实。"

27. 请参考 Drexler, *Secret Agents*, 18（"最具威胁性的生物恐怖分子是大自然母亲本身"）；Webby and Webster, "Are We Ready for Pandemic Influenza?", 1522（"在亚洲和欧洲，大自然正在进行的 H5N1 和 H7N7 型流感实验可能是最大的生物恐怖威胁"）；Specter, "Nature's Bioterrorist"。

28. Burnet, *Natural History of Infectious Diseases*; Anderson, "Natural Histories of Infectious Diseases."

29. Fassin and Pandolfi, *Contemporary States of Emergency, 13.*

30. 请参考 Domingo et al., "Viruses as Quasi-species"。

31. 请参考 Russell, "The Potential for Respiratory Droplet Transmissible a/ H5N1 Influenza Virus to Evolve in a Mammalian Host"。

32. Williams, *Virus Hunters*; de Kruif, *Microbe Hunters*. 请参考 Caduff, *Pandemic Perhaps*, 52–53。

33. 请参考 Eyler, "De Kruif's Boast"。

34. 请参考 Creager, *The Life of a Virus*。

35. McCormick and Fischer Hoch, *The Virus Hunters*; Gallo, *Virus Hunting*. 也可参考 Moulin, "Preface," in Perrey, *Un ethnologue chez les chasseurs de virus*, 16。

36. Lederberg, "Infectious History", 被引用于 Anderson, "Natural Histories of Infectious Diseases," 39。

37. Lederberg, "Infectious History", 被引用于 Anderson, "Natural Histories of Infectious Diseases," 40。

38. Wolfe, *The Viral Storm*, 9.

39. 请参考 Wolfe et al., "Bushmeat Hunting, Deforestation, and Prediction of Zoonoses Emergence"; Wolfe, Dunavan, and Diamond, "Origins of Major Human Infectious Diseases"。

40. Wolfe, *Viral Storm*, 3.

41. Wolfe, *Viral Storm*, 38.

42. Wolfe, *Viral Storm*, 48.

43. Wolfe, *Viral Storm*, 28.

44. 请参考 Narat et al., "Rethinking Human-Nonhuman Primate Contact and Pathogenic Disease Spillover"。

45. 我从"人类学的本体论转向"的争论中借用了"郑重对待"这个表述，它涉及把关于世界的本体论表述看作是真实的，而不是一组符号的文化集合。请参考 Carrithers et al., "Ontology Is Just Another Word for Culture"; Kelly, "Introduction: The Ontological Turn in French Philosophical Anthropology"; Keck, Regher, 以及 Walentowicz, "Anthropologie: Le tournant ontologique en action"。

46. 请参考 Viveiros de Castro, *From the Enemy's Point of View*; Viveiros de Castro, "Cosmological Deixis and Amerindian Perspectivism"。萨满教可以是不对称的也可以是垂直的，这解释了它朝先知和牧领主义的转变。但它的"纯粹"形式是对称和水平的。在 19 世纪，一个来自马库库德萨那的萨满女巫师预言了流行病的到来："白种人送给她一个盒子，里面装着旗帜等卡波克洛人在他们的圣徒节上使用的装饰品。信被下了诅咒，使她的追随者染上了麻疹。瘟疫过后，玛利亚宣布了世界末日的来临，所有的罪人都将变成有角的动物，被美洲豹和幽灵吃掉。" Hugh-Jones, "Shamans, Prophets, Priests and Pastors", 60.

47. Kohn, *How Forests Think*.

48. Pedersen, *Not Quite Shamans*, 4–5.

49. 请参考 Stépanoff, "Devouring Perspectives"; *Chamanisme, rituel et cognition chez les Touvas*。

50. 请参考 Abraham, *TwentyFirstCentury Plague*。

51. 请参考 Mark Honigsbaum, "Flying Dutchman Mans the Species Barrier", *Guardian*, May 26, 2005。

52. Osterhaus, "Catastrophes after Crossing Species Barriers."

53. 科赫猜测是能够证明疾病是由病原体引起的法则。该法则要满足以下要求：（1）病原体必须在生病的人体内大量存在，而在健康人体内并没有；（2）可以被分离、在活体培养中进行复制；（3）传播给他人后可以造成疾病；（4）从第二个病体中分离出的病原体必须与第一个病原体相同。请参考

Gradmann, "A Spirit of Scientific Rigour"。

54. 请参考 Drosten et al., "Identification of a Novel Coronavirus in Patients with Severe Acute Respiratory Syndrome"。

55. 请参考 Drexler, Corman, and Drosten, "Ecology, Evolution and Classification of Bat Coronaviruses in the Aftermath of SARS"。

56. 请参考 Linfa and Cowled, *Bats and Viruses*, 4。亨德拉病毒于 1994 年在澳大利亚出现，尼帕病毒于 1998 年至 1999 年在马来西亚和新加坡出现，2001 年至 2004 年在孟加拉国出现，在人类中的致死率很高。人们发现蝙蝠可以无症状携带这些病毒。它们属于一种叫作亨尼巴的病毒家族。

57. King, "Security, Disease, Commerce", 767.

58. King, "Security, Disease, Commerce", 776.

59. 请参考 Webster, "William Graeme Laver: 1929–2008"。

60. 请参考 Doherty, *Sentinel Chickens*, 89; Vagneron, "Surveiller et s'unir?"

61. Laver, "Influenza Virus Surface Glycoproteins h and n", 37.

62. Webby and Webster, "Are We Ready for Pandemic Influenza?", 1519.

63. Webster, "William Graeme Laver: 1929—2008", 217.

64. Griffiths, *Hunters and Collectors*, 12. See also MacKenzie, *The Empire of Nature*.

65. 印度尼西亚和巴布亚新几内亚在亚洲和澳大利亚之间扮演着至关重要的角色：它们曾是阿尔弗莱德·拉塞尔·华莱士（Alfred Russel Wallace）等早期自然学家的调查地点，如今已成为疯牛病和禽流感研究中心。请参考 Anderson, *The Collectors of Lost Souls,* and Lowe, "Viral Clouds"。

第三章　全球健康和生态环保

1. Lakoff, "Two Regimes of Global Health", 75.

2. Figuié, "Towards a Global Governance of Risks"; Hinchliffe, "More Than One World, More Than One Health"; Bresalier, Cassiday, and Woods, "One Health in History."

3. 成立于 1983 年的兽医无国界在发展中国家提倡育种。2003 年，它与成立于 1997 年的农业国际合作中心（Centre International de Coopération pour le Développement Agricole）合并，成立兽医无国界（AVSF）。这个法国组织有

28 个成员，欧洲和加拿大等其他国家也创建了 11 个类似的组织，"VSF 国际"联盟收集了他们的信息（https://www.avsf.org/）。1982 年在法国成立的 GRAIN 非政府农场组织倡导农场遗传多样性（https://www.grain.org/fr）。

4. 国际野生生物保护学会从 2004 年以来组织的一系列有关公共卫生、自然保育和传染病的会议中提出了"同一个世界，同一个健康"的概念。请参考 http://www.oneworldonehealth.org/.

5. Alpers, "The Museum as a Way of Seeing."

6. Bresalier, "Uses of a Pandemic."

7. Caduff, *The Pandemic Perhaps*, 42. 也请参考 Bresalier, "Neutralizing Flu"。

8. Gaudillière, "Rockefeller Strategies for Scientific Medicine."

9. Hirst, "The Agglutination of Red Cells by Allantoic Fluid of Chick Embryos Infected with Influenza Virus."

10. WHO.IC/197, quoted in Aranzazu, "Le réseau de surveillance de la *grippe* de l'*OMS*", 400.

11. Caduff, "Anticipations of Biosecurity", 267.

12. Neustadt and Feinberg, *The Epidemic That Never Was*.

13. Boltanski and Esquerre, *Enrichissement*, 69: 拥有某些藏品以填补收藏的空白的愿望（参照一个理想总体来定义）是收藏家群体行为的主要动机之一。

14. Strasser, "Experimenter's Museum", 62.

15. Strasser, "Experimenter's Museum", 79.

16. Strasser, "Experimenter's Museum", 91. 对于玛格丽特·戴何夫来说，就像过去的许多博物学家一样，展览和藏品都是私人财产，收藏者可以自由地把它们作为商品、礼品或公共产品。在它成为一个收藏品之前，物品基本没有多大价值，因为收藏是为保存、产生知识而设计的系统。

17. 请参考 Sexton, *The Life of Sir Macfarlane Burnet*。

18. Burnet, *Natural History of Infectious Diseases*, 5. 伊兹雷尔·沃尔顿（1789—1863）是定居在宾夕法尼亚州斯沃斯莫尔的贵格会诗人。吉尔伯特·怀特（1720—1793）是汉普郡塞尔伯恩的牧师。他的书《塞尔伯恩的自然历史和古文物》（*Natural History and Antiquities of Selborne*）奠定了英国鸟类学研究的基础。

19. Bargheer, *Moral Entanglements*, 46.

20. Le Roy, *Lettre sur les animaux*, 77.

21. Bargheer, *Moral Entanglements*, 10–11.

22. Bargheer, *Moral Entanglements*, 51–59.

23. Strivay, "Taxidermies."

24. Lewis, *Feathery Tribe*, 4.

25. Lewis, *Feathery Tribe*, 49.

26. 引用于 Lewis, *Feathery Tribe*, 48。

27. Lewis, *Feathery Tribe*, xii.

28. 引用于 Lewis, *Feathery Tribe*, 68。

29. Lewis, *Feathery Tribe*, 129.

30. Lewis, *Feathery Tribe*, 97.

31. Lewis, *Feathery Tribe*, 134.

32. Barrow, *Nature's Ghosts*, 152–53.

33. 引用于 Bargheer, *Moral Entanglements*, 119。

34. Bargheer, *Moral Entanglements*, 137.

35. 请参考 Ingrao, *The ss Dirlewanger Brigade*。

36. 请参考 Manceron, "What Is It Like to Be a Bird?"

37. 请参考 Adams, *Against Extinction*; Heise, "Lost Dogs, Last Birds, 与 Listed Species"; Sodikoff, *The Anthropology of Extinction*; Van Dooren, *Flight Ways*。

38. Moore, "Indicator Species," 3, quoted in Bargheer, *Moral Entangle ments*, 368.

39. Moss, Interview, June 2006, quoted in Bargheer, *Moral Entanglements*, 189.

40. Findlen, *Possessing Nature*, 4, 9.

41. 这句名言来自皇家学会第一个历史学家 Thomas Sprat, 1667, 来自 Findlen, *Possessing Nature*, 400。

42. Yanni, *Nature's Museums*, 156.

43. Vidal and Dias, *Endangerment, Biodiversity and Culture*, 1.

44. Harrison, "World Heritage Listing and the Globalization of Endangerment Sensibility," 214.

45. Rabinow, Preface, in *Object Atlas*.

46. Gorgus, *Le magicien des vitrines*.

47. Laurière, *Paul Rivet*.

48. Malraux, *Le Musée imaginaire.*

49. Price, *Paris Primitive.*

50. Chiva, "Qu'est-ce qu'un musée des arts et traditions populaires?", 159.

51. Beltrame, "Un travail de Pénélope au musée"; Roustan, "Des clefs des réserves aux mots-clefs des bases de données."

52. 克洛德·列维－斯特劳斯认为法兰西学院社会人类学实验室提供了利用电脑帮助人类保存大量库存数据的空间。他坚信"野蛮社会"消失了之后，这些描述它们的文件也变得极其脆弱。他引用了伯特·卡普兰（Bert Kaplan）微型芯片数据库项目，其野心是有效针对由于忽视或不可抗力（如洪水、火灾和储存条件差）造成的灭绝（如加州秃鹫和玫瑰琵鹭），改革社会科学数据集的存储；Lemov, "Anthropological Data in Danger", 97。

53. Appadurai, *The Social Life of Things*; Marcus and Myers, *The Traffic in Culture.*

54. Clifford, *The Predicament of Culture.*

55. 请参考 Brown and Kelly, "Material Proximities and Hotspots"。

第四章 岗哨和预警信号

1. 关于现代岗哨装置与传统占卜的异同，请参考 Keck, "Ce virus est potentiellement pandémique"。

2. 请参考 Rabinowitz et al., "Animals as Sentinels of Bioterrorism Agents"；因此，与仍处于被动状态的模范动物相比，哨兵是与传染病作斗争的积极因素。

3. 在南加州爆发的鸡新城疫导致 1200 万只家禽死亡后，美国农业农村部启动了一项监测计划，将 3.7 万只哨兵鸡安置在 3000 个鸡群中，为期 8 个月。"放置和维护特定的无病原体哨兵鸡相对容易，它们对许多病原体的敏感性以及相对较低的成本，使它们成为家禽疾病以及人类疾病的不错的监测工具。" McCluskey et al., "Use of Sentinel Chickens to Evaluate the Effectiveness of Cleaning and Disinfection Procedures in Non-Commercial Poultry Operations Infected with Exotic Newcastle Disease Virus", 296.

4. 这种装置也曾在 20 世纪 60 年代和 70 年代被使用，请参考 Doherty, *Sentinel Chickens*, 31–40。作者指出（103–112），沃尔特·罗斯（Walter Ross）研究了鸟类身上同样由蚊子传播的疟原虫。夏威夷的鸟类最近受到疟疾的摧残。

5. 西尼罗河病毒是一种由节肢动物传播的病毒（虫媒病毒），通过蚊子传播给人类、鸟类和马（没有直接由鸟类传播给人的病例）。它发源于东非，自从1999 年在纽约出现，2000 年代在美国传播开来（此毒株曾在以色列被发现），已经导致 1750 人死亡，其中大部分是脑炎，致死率为 5%。虽然鸟类被认为是病毒的天然宿主，但美国的野生鸟类（尤其是乌鸦和松鸦）已经由于缺乏免疫力而大量死于西尼罗河病毒。奥杜邦协会在 2004 年至 2006 年间对鸦科动物进行的一项调查发现，由于西尼罗病毒的传播，黄嘴喜鹊的数量减少了20%。请参考 Doherty, *Sentinel Chickens*, 40–49, and Eidson et al., "Crow Death as a Sentinel Surveillance System for Westnile Virus in the Northern United States, 1999"。

6. Yuen, "Clinical Features and Rapid Viral Diagnosis of Human Disease Associated with Avian Influenza a H5N1 Virus."

7. Woo, Lau, and Yuen, "Infectious Diseases Emerging from Chinese Wet-markets", 405.

8. Investigation Group on Epidemiological Study, *Epidemiology Report of the Highly Pathogenic Avian Influenza* h5n1 *Outbreak in December 2008 in a Chicken Farm in Ha Tsuen.*

9. Interview with Wang Yichuan, Ha Tsuen, February 15, 2009.

10. Interview with the Hong Kong Poultry Breeders Association, Yuen Long, December 16, 2008.

11. C. Chung, "'Town of Sadness' Pleads for Help," *Standard*, October 31, 2007.

12. Hanson, *Speaking of Epidemics in Chinese Medicine.*

13. 本·斯特弗勒（Ben Striffler）在新墨西哥州的一家家禽屠宰场实地调查指出，当管理员给农民工送来麦乐鸡块时，他们感到受到了羞辱，叫道："我们才不要吃这些鬼东西！" Striffler, *Chicken*, 123.

14. Lévi-Strauss, *Les structures élémentaires de la parenté*, 67–71.

15. Porcher, *Eleveurs et animaux, réinventer le lien.*

16. Shortridge, Peiris, and Guan, "The Next Influenza Pandemic."

17. Elizabeth Etheridge, *Sentinel for Health.* 作者回忆说：美国疾病控制中心（CDC）设在亚特兰大，因为那里是美国南部观察和控制黄热病在蚊子中传播的"岗哨"。肯尼迪·肖特里奇于中国香港应用了这一思路。

18. 流行病学调查小组 *Epidemiology Report of the Highly Pathogenic Avian Influenza* h5n1 *Outbreak in December 2008 in a Chicken Farm in Ha Tsuen*, 12.

19. Kolata, *Flu*, 240。

20. 请参考 Doherty, *Sentinel Chickens*, 74, and Greger, *Bird Flu*。

21. M. Gladwell, "The Plague Year," *New Republic*, July 16, 1995.

22. 2007 年 6 月 21 日，在日内瓦世界卫生组织总部采访 H. C. Tsang。

23. 通过皇室祭祀，皇帝表明那些看起来分离的东西实际上属于同一领域。Zito, *Of Body and Brush*, 154.

24. 与廖迪生（Liu Tik-Sang）的私人信件。有关中国香港家禽传统生产在对抗禽流感的生物安全措施方面的转变，请参考 Liu, "Custom, Taste and Science"。

25. Shortridge and Stuart-Harris, "An Influenza Epicentre?," 812.

26. Greger, *Bird Flu*, 35.

27. 在给美国动物病理学家迈克尔·格雷格（Michael Greger）的书写的序言中，肖特里奇说："从我很小的时候起，母亲讲述的关于流感疫情毁灭性影响的引人入胜的故事就一直伴随着我。从一开始星星点点的兴趣，我逐渐开始研究鸟类和哺乳动物流感疫情的'为什么'和'怎么形成的'。"Greger, *Bird Flu*, xi.

28. 当我问他："你为什么搬到中国香港来？"肖特里奇回答说："这可以追溯到我的童年，以及一系列事使我想赶在流感爆发前到达中国香港。""赶在"是试图在大流行病一开始时就在人体中发现病毒、制造疫苗、并在全球分发，就像 1968 年中国香港流感病毒那样（2009 年 2 月在中国香港的采访）。

29. 2009 年 2 月在中国香港采访肯尼迪·肖特里奇。

30. 请参考 Powell, Watkins, Li, and Shortridge, "Outbreak of Equine Influenza among Horses in Hong Kong during 1992"。1992 年爆发的马流感也使肯尼迪·肖特里奇帮助了中国当局应对 1995 年内蒙古的马流感爆发。

31. Shortridge, "Avian Influenza Viruses in Hong Kong," 10.

32. 梅林达·库珀（Melinda Cooper）将先发制人定义为："积极地反扩散……倡导创新以预防其潜在的后果。"（"Pre-empting Emergence," 121）本·安德森（Ben Anderson）将先发制人与防备措施进行了对比："防备是寄生性的。它作用于在干预之前实际或可能存在的进程，基于经验上所顾虑的确定威胁。先发制人则不同；它对尚未成为决定性的威胁采取行动，因此不仅仅是停止或阻止外部进入。其干预形式是煽动性的，其正当性基于不确定的可能性。""Preemption, Precaution, Preparedness," 14.

33. Sims et al., "Avian Influenza Outbreaks in Hong Kong, 1997—2002," *Avian Disease* 47, no. 3 (2003): 832–838.

34. 请参考 Leung and Bacon-Shone, *Hong Kong's Health System*。

35. 请参考 Greenfeld, *China Syndrome*, 211。裴伟士是大流行病准备人类研究组负责人，而管轶则负责动物方面的研究。裴伟士宣布他发现了一种冠状病毒后，管轶开始痴迷于找到这种病毒的宿主。日裔美国记者卡尔·塔罗·格林菲尔德（Karl Taro Greenfeld）曾在 2002 年至 2004 年期间担任中国香港《时代亚洲》编辑，在非典危机期间采访了许多行动者。他戏剧化地表现了裴伟士的慈悲心肠和管轶的年轻气盛，有时还发表一些针对中国人的污名化的观点。从更学术的角度看待这些非典危机中的主角，请参考 Kleinmann and Watson, SARS *in China*; Abraham, *Twenty First Century Plague*。

36. Peiris et al., "Coronavirus as a Possible Cause of Severe Acute Respiratory Syndrome"。

37. 请参考 Peiris, "Japanese Encephalitis in Sri Lanka"。

38. 在研究动物流感时，他喜欢把自己想象成病毒。这是他在谈话中使用的一个比喻，尤其是在与内地同行的谈话中。他经常把自己描述成病毒来解释物种间的传播……"噢，我喜欢我的新房子。这个细胞归我了，我可以复制了。我是快乐的突变病毒。"Greenfeld, *China Syndrome*, 212.

39. "当有一种病毒或病原体适应了宿主，它就会与宿主达到某种形式的平衡。换句话说，拿人类流感病毒举例，它实际上已经产生了一些调节宿主的反应的蛋白质，使宿主的反应处于控制之下。现在有一个适应了鸟类的禽类病毒来到人体中，它从来没有学习过这种调节，或者它只懂调节鸡的身体反应，而不是人类细胞。所以当有些病毒跨越物种时，它们可能并不知道规则（笑），因为它们没有与宿主达到平衡。当然有人说，如果 H5N1 适应了人类，它也会因为同样的原因自动减弱毒性。但我认为长远来看确实如此，长远指的是 10 年；但在 10 年内，它可能会杀死数百万人。所以我认为，仅仅假设病毒适应了人类传播就会自动降低毒性，不是一个好主意。"以上是 2007 年 10 月 7 日在中国香港巴斯德研究所对裴伟士的采访。

40. 请参考 Guan et al., "Isolation and Characterization of Viruses Related to the sars

Coronavirus from Animals in Southern China"; Shi, "A Review of Studies on Animal Reservoirs of the SARS Coronavirus"。

41. Leung, "Efficacy of Chinese Medicine for SARS."

42. 请参考 Duara, "Hong Kong and the New Imperialism in East Asia 1941—1966"。关于商品全球化出口港的作用，请参考 Roitman, "The Garrison-Entrepôt"。

43. 1957 年，周恩来宣布："中国香港应该转变为对我国经济有用的港口……在我们社会主义建设的过程中，中国香港可以成为我们建立海外经济联系的运作基地，通过中国香港我们可以吸引外资和外汇。"引用于 Loh, *Underground Front*, 84。四十年后邓小平实施了这个战略。

44. Carroll, *A Concise History of Hong Kong*, 160.

45. Bretelle-Establet, "French Medication in 19th and 20th Centuries China"; Peckham, "Matshed Laboratory."

46. One World, One Health, http://www.oneworldonehealth.org/.

47. Whitney, "Domesticating Nature?"; Wilson, *Seeking Refuge*.

48. "Letter from Field Marshal Sir John Chapple," hkbws *Bulletin* 207 (2008): 7.

49. 1961 年，世界自然基金会成立于瑞士国际自然保护联盟总部，菲利普亲王被任命为英国分会主席。它是保护野生动物的全球行动。其中国香港分部成立于 1981 年。有关世界自然基金会在华南地区的角色，请参考 Hathaway, *Environmental Winds*。

50. Masashi and Nagahisa, "In Memoriam: Elliott McClure 1910—1998." 埃利奥特·麦克卢尔发表了结果报告，题为《亚洲鸟类迁徙和生存》(*Migration and Survival of the Birds of Asia*)，但是观测数据已经丢失了。也请参考 Robin, *The Flight of the Emu*, 246–247。

51. 自然人类学家罗安清观察到类似的全球军事项目和当地环境问题之间的摩擦："我与之交谈过的一些自然爱好者参加了军方赞助的训练或比赛，他们带着相当大的自豪感回忆了他们在那里学到的纪律。"(Tsing, *Friction*, 133) 作者的结论是："环境主义复制了某些类别的'新秩序'政治文化——即使它们挑战了国家政策。"(*Friction*, 251)

52. Lam Chiu Ying, interview in Kowloon, December 8, 2008.

53. Lam Chiu Ying, "Thirty Years with the hkbws," hkbws *Bulletin* 207 (2008): 11. 关于中国香港的环境运动（如绿色和平），请参考 Choy, *Ecologies of Comparison*。

54. Kilburn, "Railway Development Threatens Long Valley," 8. 也请参考 Allison, "An Object Lesson in Balancing Business and Nature in Hong Kong"。

55. Simon Parry, "Closure Order on Mai Po Nature Reserve Is Lifted," *South China Morning Post*, March 18, 2004.

56. 伊安·麦克科查（Ian Mckerchar）致中国香港特别行政区立法会的信，附带杰夫·凯利（Geoff Carey）的评论：http://www.legco.gov.hk/yr05-06/english/panels/fseh/papers/fe0314 cb2-1414-10-e.pdf。

57. 2007 年 9 月 25 日，在中国香港中环采访麦克·基尔本。约翰·牛津（John Oxford）是伦敦皇家医院（Royal London Hospital）的病毒学教授；在英国大规模扑杀鸟类应对禽流感时，他是备受瞩目的专家。

58. AFCD, "Development of an Ecological Monitoring Programme for the Mai Po and Inner Deep Bay Ramsar Site."

59. 2007 年 9 月 25 日，在中国香港中环采访麦克·基尔本。

60. 2012 年 7 月 15 日在中国香港仔采访杰夫·威尔士。

61. Severinghaus, Kang, and Alexander, *A Guide to the Birds of Taiwan.*

62. 2013 年 4 月 30 日在台北采访露西亚·刘。

63. 2013 年 4 月 27 日在台中采访陈彼得。

64. 请参考 Weller, *Discovering Nature*。猎人游得到了第一个政府机构致力自然保护的预算，并在 1973 年帮助推动了第一部公园法的诞生。旅游观光主管部门至今仍是台湾地区观鸟活动的主要赞助单位。作者评论说，"在这里我们可以看到美国荒野理想通过公园服务来到台湾地区的直接全球化影响"（*Discovering Nature*, 56），但是公园管理并非观鸟者唯一的生态意识所在。作者并没有提及 MAPS 项目首先提出对候鸟的担忧。他正确地提出这一说法："观鸟作为第一个迹象改变了大众对自然的认知，这在中国大陆和台湾地区都是如此。"（*Discovering Nature*, 70）但他未能看到观察大自然关联着控制生命活动的军事项目——所以他缺乏对中国香港观鸟者的关注。

65. 2013 年 4 月 30 日在台北采访露西亚·刘·谢林豪斯。

66. Hsiao, "Environmental Movements in Taiwan", 36.

67. 请参考 Tang and Tang, "Local Governance and Environmental Conservation"。

68. 请参考 Huang, "Saving Pillow Mountain, Taiwan"。

69. 请参考 Veríssimo et al., "Birds as Tourism Flagship Species"。关于其他标记

性野生物种，请参考 Coggins, *The Tiger and the Pangolin*; Zhang and Barr, *Green Politics in Chinas*。

70. 请参考 Szonyi, *Cold War Island*。露西亚·刘解释说，金门居民在冷战期间牺牲了太多的感情，这使得金门没能成为环境威胁的岗哨。"金门非常富有，可能因为他们的葡萄园产业非常吸金。他们有一个酿酒厂，生产台湾地区最著名的酒，而且需求量很大。现在有无数的大陆人去金门，他们只需要买一张票就可以一日游，能带回多少他们就买多少。但这巨额利润没有一点来自于地方当局。居民还说：'你虐待我们，因为我们是前线，我们是战场，我们受着苦。'所以台湾地方当局基本满足他们的所有要求。我们现在是这场战争的一部分、没有牺牲，我们从他们的痛苦中受益。所以当我们走到那里说：'不要开发这个，看看你的水源供给，你打算怎么处理淡水？'他们不想听，他们说'我们会从大陆买'。他们不想听我们这些没有牺牲过的人讲话。"2013 年 4 月 30 日在台北采访露西亚·刘·谢林豪斯。

71. 弗兰克·麦克法兰·伯内特提出免疫学的中心对象是自我与非自我的区别，然后论证了对免疫细胞间信号通路的更复杂的分析。请参考 Moulin, *Le dernier langage de la médecine*; Martin, *Flexible Bodies*; Pradeu, *The Limits of the Self*。

72. 关于在实验室中冷冻、培育和破坏细胞的新陈代谢过程，请参考 Landecker, *Culturing Life*, and "Food as Exposure"。

73. Keck, "Feeding Sentinels."

74. 关于实验室禽流感病毒人种志，请参考 see MacPhail, *Viral Network*, 53, and Caduff, *The Pandemic Perhaps*, 87。

75. Caduff, "The Semiotics of Security," 334.

76. Fox-Keller, *A Feeling for the Organism*.

77. Creager, *The Life of a Virus*.

78. "树突细胞"这个词是拉尔夫·斯坦曼在 1973 年提出的，但是早在 1868 年保罗·兰格汉斯（Paul Langerhans）就首次观察到皮肤上的突触状细胞，他认为这些细胞属于神经系统。斯坦曼则是第一个假设这些细胞在免疫系统中扮演中心角色的人。之前人们认为免疫系统的成因是巨噬细胞"吞噬病原体"。因此，他引发了免疫学的一场革命，将一个世纪前埃黎耶·梅契尼可夫（Élie Metchnikoff）设想的生物代理之间的捕食者—猎物关系转变为信息交流的模型。请参考 Steinman and Cohn, "Identification of a Novel Cell Type in Peripheral Lymphoid Organs of Mice"; Banchereau and Steinman, "Dendritic Cells and the Control of Immunity"。也请参考 Anderson and Mackay, *Intolerant Bodies*, 125："1973 年后，分布稀疏的树突状细胞开始承担抗原呈递的主要责任，因此淋巴细胞被激活。原来这些先前不为人知的细胞分散在体内各处，充当着免疫哨兵的角色，预警病原体和其他入侵者，随时准备吞噬它们和表达抗原。"

79. Kourilsky, *Le jeu du hasard et de la complexité*, 68, 106–109.

80. Kourilsky, *Le jeu du hasard et de la complexité*, 146–147.

81. Kourilsky, *Le jeu du hasard et de la complexité*, 204.

82. Napier, *The Age of Immunology*, 133.

83. Kourilsky, *Le jeu du hasard et de la complexité*, 174–175, 273.

84. Kourilsky, *Le jeu du hasard et de la complexité*, 280.

85. 请参考 Derrida, "Autoimmunity"; Anderson and Mackay, *Intolerant Bodies*。

86. Peiris et al., "The Role of Influenza Virus Gene Constellation and Viral Morphology on Cytokine Induction, Pathogenesis and Viral Virulence"; Cheung et al., "Induction of Proinflammatory Cytokines in Human Macrophages by Influenza a (H5N1) Viruses."

87. Salomon, Hoffmann, and Webster, "Inhibition of the Cytokine Response Does Not Protect against Lethal h5n1 Influenza Infection." 罗伯特·韦伯斯特的研究小组抑制了老鼠体内的细胞因子基因，结果老鼠死于 H5N1 型病毒。但是裴伟士回应：这些老鼠是死于脑炎，而非呼吸道疾病。呼吸道疾病是感染 H5N1 病毒的人死亡的原因。

88. Peiris and Porterfield, "Antibody-Mediated Enhancement of Flavivirus Replication in Macrophage-like Cell Lines"; Takada and Kawaoka, "Antibody-Dependent Enhancement of Viral Infection."

89. Peiris, Leung, and Nicholls, "Innate Immune Responses to Influenza a H5N1."

90. Mantovani et al., "Decoy Receptors"; Mantovani, Bonecchi, and Locati, "Tuning Inflammation and Immunity by Chemokine Sequestration."

91. Kourilsky, *Le jeu du hasard et de la complexité*, 21. 菲利普·考罗斯区分了两种逃避策略，一种模仿细胞因子破坏防御反应，另一种是伪装策略，比如在感染细胞之前悄悄附着在细胞上；*Le jeu du hasard et de la com plexité*, 209。

92. Colborn, Dumanoski, and Myers, *Our Stolen Future*, 19："这种对癌症的过分关注使她对自己收集的数据的多样性视而不见。在她的旅程中，将眼光放到癌症之外是最重要的一步，因为当她以新的眼光看待资料时，她逐渐认识到重要线索并跟随它们。"

93. 请参考 Langston, *Toxic Bodies*; Wylie, "Hormone Mimics and Their Promise of Significant Otherness"。

94. 西奥·科尔伯恩指的是丹麦科学家尼尔斯·斯卡克巴克（Niels Skakkebaek）的关于人类男性精子数量下降的研究，即男性发育不良综合征。这是一篇涵括了 20 个国家 1500 多名男性的文献综述，文章显示，从 1940 年到 1990 年，健康男性产生精子的平均数量下降了 45%。其他研究也证实了这一结果，尤其是表明年轻男性的精子发育速度的下降与群体中睾丸癌发病率的增加有关联。产生这些现象的原因是在母体子宫中接触到越来越多的雌激素。其他因素，如吸烟、饮酒和性习惯对发育没有类似的影响，它们对所有类型的男性影响均等。

95. 内分泌干扰物影响的另一个岗哨地区是法国马提尼克岛，那里的香蕉种植园使用了大量的化学产品，超出了城市允许的剂量，导致当地大部分人口中毒。请参考 Agard-Jones, "Bodies in the System"。

96. 请参考 Wylie et al., "Inspiring Collaboration"。

97. Zahavi and Zahavi, *Handicap Principle*, 4.

98. 请参考 Zahavi and Zahavi, *Handicap Principle*, 203。

99. 请参考 Zahavi, "Mate Selection"。

100. Zahavi and Zahavi, *Handicap Principle*, 5. "如果这些鹡鸰向猛禽发出看到了它的信号，则双方都会获益。猛禽会转移到另一个地方觅食，出其不意捕获其他猎物，而鹡鸰则可以继续进食。因此鹡鸰向猛禽发信号是有意义的，猛禽也应该注意到它们发出的信号。"

101. Zahavi and Zahavi, *Handicap Principle*, 40.

102. Zahavi and Zahavi, *Handicap Principle*, 194.

103. 在《负担原则》（*Handicap Principle*）尚未出版，扎哈维的理论还未被接受的时候，扎哈维理论的跟随者、哲学家文西安·德斯普雷特（Vinciane Despret）为扎哈维引用军事战争和交配竞争辩护。在德斯普雷特看来，扎哈维把自己的科学实践视为"创造诱饵"。"当哨兵交流发出有关其价值的信号时，他们会使信号接收者相信，就像科学家在面对挑战其理论的竞争对手时，会通过实验道具来使对方相信一样。"（Despret, *Naissance d'une théorie éthologique*, 161）

104. 哲学家让·玛丽·谢费尔因此使用了扎哈维的"昂贵信号"理论来分析审美体验结构。在谢费尔看来，扎哈维为解释进化论中的审美体验的非还原论开辟了道路，因为他在性吸引和审美经验之间假定了结构上的同源，而不是功能上的同源。比如说，鸟类的舞蹈并不是由性冲动决定的，但它们发出和接收信号的模式与在性行为中观察到的是一样的。谢费尔给扎哈维的理论增加了一个新元素：昂贵信号必须是诚实的——也就是说，它包含关于信号产生者健康状况的真实信息。"昂贵信号理论的核心假设是，这种负担信号的成本或收益（对于信号发送者而言）取决于发送者的真实质量。品质越高，信号发送成本就越低；质量越差，成本就越高。只要成本直接转化为发送者的真实品质，昂贵信号便无法被模拟。"（Schaeffer, *L'expérience esthétique*, 276）因此谢费尔提出了区别模拟和虚构或诱导和诱饵的重要之处。模拟利用他人的欲望来诱导或分散注意力，虚构则利用他人的意图，因此可被称之为诱饵。在虚构中，信号发送者清楚表明发送了"昂贵信号"，这样接收者可使他/她的行为与之适应（*L'expérience esthétique*, 64）。谢费尔坚持认为信号的发射既"诚实"又"昂贵"，因为他不同意社会学将审美体验简化到名望积累，却撇开审美物的生产和接收者的真正价值（*L'expérience esthétique*, 286）。谢费尔的靶子是布迪厄的符号性资本，跟随着以下研究：Bliege and Smith, "Signaling Theory, Strategic Interaction and Symbolic Capital"。

105. Zahavi and Zahavi, *Handicap Principle*, 229.

106. 扎哈维提到了索尔斯坦·凡勃仑（Thorstein Veblen）关于"炫耀性消费"的著作，该书解释了现代"掠夺性阶段文化"带来的浪费（Zahavi and Zahavi, *Handicap Principle*, 160 and 227）。韦布伦提到了弗朗兹·博厄斯（Franz Boas）对美国西北海岸印第安人的夸富宴仪式的观察（Veblen, *The Theory of the Leisure Class*, 19）。从扎哈维到韦布伦再到博厄斯，我们回到克洛德·列维－斯特劳斯的符号理论。列维－斯特劳斯借用结构语言学的符号的根本缺失来解释把它们与其他符号组合产生意义的需要。他将这一理论应用于血缘关系（禁止乱伦，这是伤害其他规则的"消极规则"）和神话学（以"mythems"作为叙事中毫无意义的元素，可以与环境中的其他"mythems"结合起来产生意义）。在血缘关系研究中，他假设只有人类才能结合符号并创造价值，而在他的神话学说中，他认识到动物或细胞的信号交流也遵循同样的规则；因此，符号和信号之间的区别就变得次要了。我认为岗哨的意义是列维－斯特劳斯的"mythems"：信号针对环境中的灾难不连续性创造价值，其累积可能导致社会生活的破坏。根据列维－斯特劳斯的说法，符号的意义不断在两个空之间摇摆：天生意义的缺乏和无外在表现的综合符号集成。请参考 Lévi-Strauss, "The Lessons of Linguistics"; Keck, *Claude LéviStrauss: Une introduction*。

第五章　模拟和情境反溯

1. 研究秘鲁地震模拟的桑德琳·莱维特（Sandrine Revet）注意到西班牙语里"*simulación*"和"*simulacro*"的区别，请参考 Revet, "A Small World"。

2. 关于流行病模拟中动物的作用的民族志研究应该提到过去二十年在美国组织的提高僵尸攻击准备性的演习。在此之前，马克斯·布鲁克斯（Max Brooks）的《僵尸世界大战》（*World War Z*）等畅销书获得成功，布拉德·皮特于2013年主演了由这本书改编的电影，电影中，流行病出现的情境与受到感染的人类向僵尸的转化有关。这本书的作者之前曾出版过《僵尸生存指南》（*Zombie Survival Guide*），这是继约瑟夫·麦卡洛的《僵尸：猎人指南》（*Zombie: a Hunter's Guide*）后开始风靡的流派。美国疾控中心公共卫生准备与应对办公室主任阿里·汗（Ali Khan）上将在该中心的博客上写道："僵尸流行文化的兴起让人们相信僵尸末日发生的可能性。在那种情况下，僵尸会占领整个国家，在城市街道上游荡，吃掉任何挡住他们道路的生物。这种想法的扩散让很多人开始思考'我该如何应对僵尸末日？'好吧，我们在这里为你回答这个问题，也希望分享一些建议为真正的紧急情况做准备！" Preparedness 101: Zombie Apocalypse," Centers for Disease Control and Prevention, http://blogs.cdc.gov/public healthmatters/2011/05/preparedness-101-zombie-apocalypse/. 我想感谢马尔堡大学（University of Marburg）民族志系的马克西米利安·梅纳（Maximilian Mehner），他给我寄来了他写的关于美国僵尸生存营的硕士论文 "Zombie-Survival als Zeit-Phänomen"。

3. Dhanasekaran et al., "Evolutionary Insights into the Ecology of Coronaviruses."

4. Smith et al., "Emergence and Predominance of an H5N1 Influenza Variant in China."

5. 请参考 Ong, *Asian Biotech*, and *Fungible Life*; Michael Fischer, "Biopolis"。

6. 请参考 Linfa and Cowled, *Bats and Viruses*。

7. Smith et al., "Dating the Emergence of Pandemic Influenza Viruses." 这一警告可与弗里茨·巴赫（Fritz Bach）呼吁暂停猪的异种器官移植相提并论，因为猪是逆转录病毒的宿主，而其中许多逆转录病毒至今仍不为人所知。

8. Donald McNeil, "Swine Flu May Have Come from Asia," *New York Times*, June 24, 2009.

9. Smith et al., "Origins and Evolutionary Genomics of the 2009 Swine-Origin H1N1 Influenza a Epidemic."

10. Mackenzie, "Bringing Sequences to Life."

11. Vijaykrishna Dhanasekaran, Interview, hku–State Key Laboratory of Emerging Infectious Diseases, July 23, 2009.

12. Gavin Smith, Course on "Evolutionary Analysis of rna Zoonotic Viruses," HKU–Pasteur Research Centre, July 22, 2009.

13. 2009 年 7 月 15 日在榕树湾采访贾斯汀·巴尔。

14. 最近，流感病毒的命名法发生了变化，一些国家和省份的名字被抹去，取而代之的是它们在进化树上的位置。在这之前，基因银行提供了发现该病毒的物种和省份：例如，A/Goose/Guangdong/1/96 H5N1（或 Gs/Gd）与 1997 年在中国香港发现的 H5N1 病毒有关，是中国一些病毒的始祖。但在中国发现的其他流感病毒，如在亚洲传播的福建毒株和在欧洲传播的青海毒株分别被称为 "Clade 2.3.4" 和 "Clade 2.2"。因此，阅读进化树需要有病毒跨越边界的政治知识，但这种知识利用语言编码将它们的政治意义替换为生物学上的预测。请参考 Butler, "Politically Correct Names Given to Flu Viruses"。

15. Bredekamp, *Darwins Korallen*; Helmreich, *Alien Ocean*.

16. Schüll, "The Gaming of Chance", 56.

17. Napier, *The Age of Immunology*, 2; Caduff, *The Pandemic Perhaps*, 105.

18. "Understanding the Flu", *Duke: Global Health Institute*, https://globalhealth.duke.edu/media/news/understanding-flu.

19. Lépinay, *Codes of Finance*, 80, 84–85.

20. 请参考 Peckham, "Economies of Contagion"。

21. Hoong, *A Defining Moment*; James et al., "Public Health Measures Implemented during the sars Outbreak in Singapore, 2003."

22. Andrew Zolli, "Learning from sars," http://andrewzolli.com/learning-from-sars/.

23. UNSIC (United Nations System Influenza Coordination), *Simulation Exercises on Influenza Pandemic Responses in the AsiaPacific Region* (2008), 56.

24. "AVA Holds Culling Exercise in Poultry Slaughterhouse," *Asia One*, July 17, 2013, http://news.asiaone.com/News/Latest+News/Singapore/Story/A1Story20130717-438043.html.

25. "Culling Exercise," *Straits Times*, Razor TV, July 17, 2013.

26. Hasnita A. Majid, "AVA Holds Culling Exercise to Test Readiness to Contain Bird Flu," *Channel NewsAsia,* January 10, 2008.

27. UNSIC *Simulation Exercises on Influenza Pandemic Responses in the Asia Pacific Region*, 63.

28. UNSIC, *Simulation Exercises on Influenza Pandemic Responses in the Asia Pacific Region*, 18.

29. 请参考 V.-K. Nguyen, *The Republic of Therapy*; Redfield, *Life in Crisis*。

30. 2011 年 12 月 15 日在九龙采访 Ching Yong-Chung。

31. 2009 年 2 月给 AMS 发送邮件之后采访不知名工作人员。

32. 桑德琳·莱维特《小世界》(*Small World*) 中也描述了主动模拟策划人和被动参与者之间的对立。在秘鲁的一场地震模拟中，演员们脸上用红色化妆品和假的血液来表现伤口痕迹。在谈到新墨西哥阿尔伯克基模拟天花攻击时，梅勒妮·阿姆斯特朗 (Melanie Armstrong) 说："再多的假血都不能复制危机的紧迫性。这表明人们并不因为演习提供关于人类行为的新的专业知识而重视它们，但他们的重要之处在于操演了对永远处于危机中的人口之管理。" Armstrong, "Rehearsing for the Plague."

33. 关于模拟策划者发掘灾难场景的潜力，请参考 Samimian-Darash, "Practicing Uncertainty"。

34. Barrow, *A Passion for Birds*.

35. Charvolin, Micoud, and Nyart, eds., *Des sciences citoyennes?*

36. 参见 Wilson, *Seeking Refuge*, 76："在 20 世纪以前，水禽面临肉毒杆菌中毒的威胁。但是引水的冲击和农业灌溉的发展以湿地为代价，使情况变得更糟。湿地的破坏迫使幸存的鸭群和鹅群聚集在小范围残存栖息地内……由于水鸟是群居动物，肉毒杆菌家畜流行病可以很快摧毁某个保护区的鸟类。候鸟也会在飞行途中携带毒素到其他湿地和保护区。"

37. 中国香港观鸟者经常告诉我，他们捕捉黑脸琵鹭的运气不佳。1996 年，渔护署曾使用由炸药驱动的火箭网捕捉黑脸琵鹭。2013 年，由于无法获得爆炸许可，他们不得不使用带有橡皮筋的"嗖"网，结果不太成功。2015 年 10 月 18 日在中国香港采访贝娜·史密斯（Bena Smith）。

38. 关于保护野生动物施加的卫星跟踪装置的伦理困境和技术防备，请参考 Benson, *Wired Wilderness*。

39. 请参考 Redfield, *Life in Crisis*, 164–165; Benson, *Wired Wilderness*。

40. "Mooncake Gambling Odds-On Festival Favourite," *China Daily*, September 28, 2004. 43.Szonyi, *Cold War Island*.

41. Zylberman, *Tempêtes microbiennes*, 90.

42. Galison, *Image and Logic*, 50.

43. Sismondo, "Models, Simulations and Their Objects"; Turkle, *Simulation and Its Discontents*.

44. Zylberman, *Tempêtes microbiennes*, 28, 153; Hamblin, *Arming Mother Nature*, 153–55; Galison, "The Future of Scenarios"; Lakoff, *Unprepared*.

45. Kahn, *Thinking about the Unthinkable*, 143.

46. Ghamari-Tabrizi, *The Worlds of Herman Kahn*, 151.

47. Masco, *The Nuclear Borderlands*, 296.

48. Masco, *Nuclear Borderlands*, 305.

49. 请参考 Petryna, "The Origins of Extinction"。

50. 请参考 Gusterson, *Nuclear Rites*, 160。"就像根据古典人类学理论，仪式的性能可以减轻焦虑，让人们觉得对农作物和疾病有掌控权，所以核试验可以通过类似的方式创建空间，使参与者可以人为模拟控制大规模杀伤性武器和象征性地将其解决。核武器形成核威慑的稳定性普遍存在于模拟领域，由于威慑的可靠性不包括灾难，超过了活跃、直接、积极的可靠经验，核试验在科学家的生活中发挥至关重要的作用，使抽象变得真实。"

51. Davis, *Stages of Emergency*, 4.

52. Ghamari-Tabrizi, *The Worlds of Herman Kahn*.

53. Davis, *Stages of Emergency*, 4.

54. Davis, *Stages of Emergency*, 51.

55. Davis, *Stages of Emergency*, 53.

56. Tomes, *The Gospel of Germs*.

57. Davis, *Stages of Emergency*, 41.

58. Lévi-Strauss, *Paroles données*, 149 (my translation).

59. Descola, *The Spears of Twilight*.

60. Houseman and Severi, *Naven or the Other Self*.

61. Houseman, "Dissimulation and Simulation as Modes of Religious Reflexivity", 82.

62. Houseman, "Dissimulation and Simulation as Modes of Religious Reflexivity", 87.

63. Filliozat, *Magie et médecine*, 79–80, quoted in Leiris, "La possession et ses aspects théâtraux chez les Ethiopiens du Gondar", 957.

64. Hamayon, *Why We Play*, 77. 罗伯特·哈马甬著有关于西伯利亚萨满教的巨著: *La chasse à l'âme*.

65. Hamayon, *Why We Play*, 108.

66. Willerslev, *Soul Hunters*.

67. Hamayon, *Why We Play*, 204.

第六章 囤积和储存

1. Waldby, "Stem Cells, Tissue Cultures and the Production of Biovalue"; Rajan, *Biocapital*.

2. Bataille, *The Accursed Share*.

3. 很感谢张仲明（音译）组织了这次会面。

4. "Six-Monthly Report on the Notification of the Presence of OIE-Listed Diseases," wahis Interface, http://www.oie.int/wahis_2/public/wahid.php/Reviewreport/ semestrial/review?year=2012&semester=1&wild=0&country =TWN&this_ country_code=TWN&detailed=1.

5. Lee, "Emergence and Evolution of Avian h5n2 Influenza Viruses in Chickens in

Taiwan."

6. "Taiwan Finds H5N1 Virus in Birds Smuggled from China," *Medical Xpress*, http://medicalxpress.com/news/2012-07-taiwan-h5n1-virus-birds-smuggled.html.

7. "Taiwanese Woman Is the First Human to Be Sickened by H6N1 Bird Flu," *Los Angeles Times*, November 13, 2013; Wei et al., "Human Infection with Avian Influenza a h6n1 Virus."

8. 将收集到的禽类流感病毒样本保存在 4℃环境中两周、进行病毒鉴定和分子测序。然后在 –20℃环境中快速运输，接着储存于 –80℃的温度下。Munster et al., "Practical Considerations for High-Throughput Influenza A Virus Surveillance Studies of Wild Birds by Use of Molecular Diagnostic Tests."

9. Landecker, *Culturing Life*, 227.

10. Kilbourne, "Influenza Pandemics."

11. 请参考 Neustadt and Feinberg, *The Epidemic That Never Was*。在超过 1000 人因接种了新的"猪流感"病毒疫苗而患上格林–巴利综合征后，人们终止了这项措施。

12. Smith et al., "Emergence and Predominance of an H5N1 Influenza Variant in China." 关于越南禽流感疫苗政策，请参考 Porter, "Bird Flu Biopower"。

13. 如果接种疫苗的鸡检测呈阳性，就不可能知道抗原是来自接触流感病毒还是疫苗注射。

14. D. Silver, "Tiny Taiwan Preps for Worst; h7n9 Vaccine Plan in Place," *BioWorld Today* 24, no. 71 (2013); Chen, "Global Technology and Local Society."

15. Keith Bradsher, "The Front Lines in the Battle against Avian Flu Are Running Short of Money," *New York Times*, October 9, 2015.

16. Rollet, "Dimensions identitaire, sécuritaire et sociétale de la politique étrangère de Taiwan dans le domaine de la lutte contre les maladies infectieuses (2000–2008)", 468, 533.

17. Rollet, "Dimensions identitaire, sécuritaire et sociétale de la politique étrangère de Taiwan dans le domaine de la lutte contre les maladies infectieuses", 664–666.

18. "Stockpiles of Anti-Virals in Europe," Wikileaks, https://wikileaks.org/gifiles/attach/96/96552_stockpiles of antivirals.doc.

19. "Detection of Human Swine Influenza Virus Resistant to Tamiflu," Government

of Hong Kong, http://www.info.gov.hk/gia/general/200907/03/P200907030213.
htm. 2009 年，日本也发现了对达菲有抗药性的 H1N1 病毒株。2013 年，中国发现了 H7N9 耐药株。瑞乐砂可以作为补充治疗。

20. Eric Tsang, "Hong Kong Running Out of Flu Drug as Lunar New Year Looms," *South China Morning Post*, February 9, 2015.

21. 健康部长斯提·法蒂拉·苏帕里（Siti Fadilah Supari）在《自然》期刊中称："共享的样本成为世界卫生组织在富裕国家合作中心的财产，在那里人们利用它们完成研究论文、专利和疫苗商业化。但是提供样本的发展中国家并没有分享到这些好处：在大流行病的情况下，我们也面临无法获得疫苗的风险，或者不得不以无法负担的价格购买疫苗，尽管这些疫苗是用我们的样本开发的。" Butler, "Q&A: Siti Fadilah Supari." 也可参考 Lowe, "Viral Clouds"; Hinterberger and Porter, "Genomic and Viral Sovereignty"。

22. 2009 年 7 月 23 日在香港大学采访维杰（Vijaykrishna Dhanasekaran）。

23. 论用"金矿"或"黑油"来比喻病毒株库，请参考 MacPhail, *Viral Network*, 192。

24. 2009 年 7 月 23 日在香港大学采访维杰（Vijaykrishna Dhanasekaran）。

25. Fan, *British Naturalists in Qing China*, 135. 1855 年至 1875 年，英国领事官员罗伯特·斯温浩驻扎在厦门和宁波。1860 年至 1866 年期间，他在中国香港和台湾地区担任副领事并进行了观察活动。1861 年，他的笔记发表在英国鸟类协会的期刊《朱鹭》（*Ibis*）上。另一位从事鸟类学研究的英国海关官员约翰·戴维·迪格斯·拉图奇（John David Digues LaTouche）于 1882 年至 1921 年间居住在福建，并于 1925 年和 1934 年出版了《东亚鸟类手册》（*Handbook of the Birds of East Asia*）。

26. Boutan, *Le Nuage et la vitrine*. 谭卫道是法国的遣使会教士，他被国家自然历史博物馆馆长亨利·米尔恩－爱德华兹（Henri Milne-Edwards）派往中国传教、收集动植物标本。1862 年至 1874 年，他考察了中国东北和西南地区，向巴黎送去了 1.5 万多个标本，发现了 60 个新物种。1877 年他与埃米尔·奥斯塔勒特（Émile Oustalet）共同发表了《中国的鸟》（*Les Oiseaux de la Chine*）。

27. Rev. E. J. Hardy, *John Chinaman at Home: Sketches of Men, Manners and Things in China* (London: Fisher Unwin, 1907), 引用于 Peckham, "Game of Empires", 213。

28. Fan, *British Naturalists in Qing China*, 156.

29. Fan, *British Naturalists in Qing China*, 22.

30. 论西方博物馆概念引入亚洲及其在民族主义兴起中的作用，请参考 Anderson, *Imagined Communities*。

31. Peckham, "Game of Empires", 218.

32. Ching, *Becoming Japanese*; Kikuchi, *Refracted Modernity*; Simon, *Sadyaq balae!*

33. *Yamashina Institute for Ornithology*, http://www.yamashina.or.jp/hp /english/index.html.

34. 2012 年 10 月 16 日在台中采访吴森雄（音译）。

35. 2013 年 4 月 30 日在台北采访露西亚·刘·谢林豪斯。

36. Dunlap, *In the Field, Among the Feathered*; Schaffner, *Binocular Vision*. 托马斯·邓拉普（Thomas Dunlap）把鸟类书籍放在美国环境运动的历史中，斯班赛·谢夫纳（Spencer Schaffner）认为，这些指南中描绘的干净世界忽略了工业景观，误导了读者，使他们脱离了环境破坏及其对鸟类种群的影响。也请参考经典研究 Law and Lynch, "Lists, Field-Guides and the Organization of Seeing"。

37. Trémon, "*Yingti/Ruanti* (Hardware/Software)", 138.

38. "Collections and Services: Natural History," *Hong Kong Museum of History*, http://hk.history.museum/en_US/web/mh/collections/collections /natural.html. 比较以下两个收藏的命运将会很有趣——西九文化区（称为"M+"的大规模项目）成立的中国香港历史博物馆的自然历史藏品、新加坡莱佛士博物馆的收藏目前的重组。1823 年，新加坡奠基人托马斯·莱佛士（Thomas Raffles）决定创建一个博物馆，为这个新英国殖民地储存自然和文化标本。这座博物馆于 1887 年开放，也存有新加坡另一位奠基者威廉·法夸尔（William Farquhar）的自然藏品。1960 年，莱佛士图书馆迁出。1965 年新加坡独立后，莱佛士博物馆变成新加坡国家博物馆。这些自然历史藏品由新加坡大学的科学家储存和保护。1998 年，它与植物学藏品合并，成立莱佛士生物多样性研究博物馆。2014 年，新加坡国立大学筹集了 4600 万美元，在克莱门蒂校区建造了一座新的大楼，用于储存、研究和展示藏品，从而成为东南亚最大的自然收藏之一，数量达 100 万件（Lee Kong Chian Natural History Museum, https://lkcnhm.nus.edu.sg）。新落成的李光前自然历史博物馆将符合最高的藏品保护标准，设有三个可调节温度的储存空间及低温设施（Barnard, "The Raffles Museum and the Fate of Natural History in Singapore," 184–211）。与自然历史藏品的高度发展相比，新加坡观鸟协会的组织较为松散。他们没有自己的网站，但他们是新加坡自然社会的一部分（"BirdwatchingHotspots in Singapore," https://www.nss.org.sg / wildbirdsingapore/Default.aspx）。会员不定期地会面，在拉柏多公园或麦里芝水库等自然公园观赏雀鸟，并在成员的公寓里观看照片。至于模拟，储存显示中国香港和新加坡已经发展出与鸟类对称的潜在关系，而中国台湾则固步不前。

39. 2007 年 9 月 25 日在中国香港中环采访麦克·基尔本。

40. 2011 年 7 月 8 日在中国香港中环采访麦克·基尔本。

41. 2011 年 7 月 14 日在中国香港中环采访瑞伊·巴雷托。

42. Barrow, *A Passion for Birds*; Moss, *A Bird in the Bush*.

43. 关于自然学家数据银行，请参考 Bowker, "Biodiversity Datadiversity"。

44. 请参考 Charvolin, Micoud, and Nyhart, eds., *Des sciences citoyennes?*; Youatt, "Counting Species"; Maris and Béchet, "From Adaptive Management to Adjustive Management"。

45. 2008 年 12 月 8 日在中国香港采访林超英。

46. Delgado et al., *The Coming Livestock Revolution*.

47. Silbergeld, *Chickenizing Farms and Food*, 61.

48. Damien Carrington, "How the Domestic Chicken Rose to Define the Anthropocene," *Guardian*, August 31, 2016.

49. 与之前的绿色革命一样，家畜革命更青睐企业生产者，而不是农民和家庭农夫。Davis, *The Monster at Our Door*, 83.

50. Dubos, *Man, Medicine and Environment*.

51. Osterholm, "Preparing for the Next Pandemic", 35.

52. Franklin, *Dolly Mixtures*, 52.

53. Lyle Fearnley, personal communication, December 15, 2015. 也请参考 Fearnley, "Wild Goose Chase"。

54. 关于中国香港，请参考 Yeung, "Poultry Farming in Hong Kong"。关于中国台湾，请参考 Lee, "Poultries in Taiwan"。关于新加坡，请参考 Chou, "Agriculture and the End of Farming in Singapore"。正如我们在第五章看到的，如果今天新加

坡没有家禽养殖场，如果第一波英国殖民者因为疾病未能在岛上培育牲畜或植物（Turnbull, *A History of Singapore 1819—1975*, 44），那么李光耀领导的首任政府将在加入马来西亚失败后坚持发展高效农业来维持自给自足。

55. Grantham, *Via Ports*, 166. 1960 年"大跃进"期间，中国香港是中国出口的主要目的地，英国政府经常抱怨这些出口产品的质量堪忧。请参考 Dikötter, *Mao's Great Famine*, 110。

56. 可以比较嘉道理农场以及唐娜·哈洛维（Donna Haraway）描述的"稀有物种生存信托"（RBST）的活动："RBST 在很多层面上抵御工厂化养殖前提和实践，完全不把动物简单地当作博物馆往昔的标本来饲养，或是作为它们永久的监护人，而总把动物和人之间的实用主义关系（包括肉的食用）定义为虐待。RBST 通过行业标准化维持一个濒临灭绝家禽品种数据库；预先计划如何在禽流感和其他流行病灾难中采取扑杀来保护稀有的鸡的品种免于灭绝；支持有利于动物和人的整个机体健康的畜牧业；分析某品种最经济和多产的用途，包括发掘新用途；并要求在运输、屠宰和营销方面采取有效行动保障动物福利。" Haraway, *When Species Meet*, 273.

57. 2009 年 2 月 15 日在嘉道理农场采访成谭业（音译）。

58. Handlin Smith, "Liberating Animals in Ming-Qing China."

59. Singer, *Animal Liberation*.

60. "告诉台湾当局禁止鸽子跨海死亡之赛！" *Peta*, http://www.peta.org/action/action-alerts/first-ever-taiwan -raid-police-bust-pigeon-racers/. 2015 年 8 月，善待动物组织宣布，高雄中正鸽会的 129 人因组织这些比赛而受到指控。

61. 关于管理中国台湾海峡生物体流动的政治举措，请参考 Friedmann, *Exceptional States*。

62. 关于中国台湾和福建海滨之间的金门岛的士兵灵魂，请参考 Szonyi, *Cold War Island*, 181："金门鬼故事是当今中国台湾流行的超自然小说流派。这些故事中，金门游荡着死去士兵的鬼魂，使得当地村民经常撞鬼；也有金门村民的鬼魂，因为军事建设打扰了他们的休息而经常发生士兵撞鬼的情况。"因为鸟儿们常出没在金门岛边界的高度安防滩上，人们常把它们与金门的鬼魂联系在一起。感谢王希燕（音译）的观察。

63. Testart, "The Significance of Food Storage among Hunter-Gatherers", 527.

64. Ingold, "The Significance of Storage in Hunting Societies."

65. 2015 年 10 月 7 日与查尔斯·斯捷潘诺夫的私人信件。

66. Ingold, *The Perception of the Environment*.

67. Sahlins, *Stone Age Economics*.

68. Ingold, *Hunters, Pastoralists and Ranchers*, 160.

69. Ingold, *Hunters, Pastoralists and Ranchers*, 170.

70. Ingold, *Hunters, Pastoralists and Ranchers*, 134.

71. Rabinow, *Making* PCR, 1.

72. Rabinow, "Artificiality and Enlightenment," in *Essays on the Anthropology of Reason*, 91–111.

73. Rabinow, *Making* PCR, 168.

74. Rabinow, *French* DNA, 180.

75. Lévi-Strauss, *Savage Mind*, 17.

76. Lévi-Strauss, *Savage Mind*, 164–165.

77. Lévi-Strauss, *Savage Mind*, 211–213.

78. Kohn, *How Forests Think*, 182.

结论

1. Foucault, *Society Must Be Defended*.

2. Lévi-Strauss, *We Are All Cannibals*.

3. Keck, "Conclusion," in *Un monde grippé*.

参考文献

Abraham, Thomas. *Twenty-First-Century Plague: The Story of* SARS, *with a New Preface on Avian Flu.* Hong Kong: Hong Kong University Press, 2007.

Adams, Vincanne, Michelle Murphy, and Adele Clarke. "Anticipation: Technoscience, Life, Affect, Temporality." *Subjectivity* 28, no. 1 (2009): 248–65. https://doi.org/10.1057/sub.2009.18.

Adams, William B. *Against Extinction: The Story of Conservation.* London: Earthscan, 2004.

Agard-Jones, Vanessa. "Bodies in the System." *Small Axe: A Caribbean Journal of Criticism* 17, no. 3 (November 2013): 182–92. https://doi.org/10.1215 /07990537-2378991.

Agriculture, Fisheries and Conservation Department, Hong Kong Government (AFCD). "Development of an Ecological Monitoring Programme for the Mai Po and Inner Deep Bay Ramsar Site." 2000. https://www .afcd.gov.hk/english/publications/publications_con/files/IssueNo14.pdf.

Allison, R. "An Object Lesson in Balancing Business and Nature in Hong Kong: Saving the Birds of Long Valley." In *Responsibility in World Business: Managing Harmful Side-Effects of Corporate Activity,* edited by Lene Bomann-Larsen and Oddny Wiggen, 121–37. New York: United Nations, 2004.

Alpers, Svetlana. "The Museum as a Way of Seeing." In *Exhibiting Cultures: The Poetics and Politics of Museum Display,* edited by Ivan Karp and Steven Lavine, 25–32. Washington, DC: Smithsonian, 1991.

Anderson, Ben. "Preemption, Precaution, Preparedness: Anticipatory Action and Future Geographies." *Progress in Human Geography* 34, no. 6 (April 2010): 777–98. https://doi.org/10.1177/0309132510362600.

Anderson, Benedict. *Imagined Communities: Reflections on the Origin and Spread of Nationalism.* London: Verso, 1983.

Anderson, Warwick. *The Collectors of Lost Souls: Kuru, Moral Peril, and the Creation of Value in Science.* Baltimore: Johns Hopkins University Press, 2008.

Anderson, Warwick. "Natural Histories of Infectious Diseases: Ecological Vision in Twentieth-Century Biomedical Sciences." *Osiris* 19 (2004): 39–61. https://www.jstor.org/stable/3655231.

Anderson, Warwick, and Ian R. Mackay. *Intolerant Bodies: A Short History of Autoimmunity.* Baltimore: Johns Hopkins University Press, 2014.

Appadurai, Arjun, ed. *The Social Life of Things: Commodities in Cultural Perspective.* Cambridge: Cambridge University Press, 1986.

Aranzazu, Anna I. "Le réseau de surveillance de la grippe de L'OMS: Circulation, innovation et santé publique." PhD diss., Université Paris 13, 2015.

Armstrong, Melanie. "Rehearsing for the Plague: Citizens, Security, and Simulation." *Canadian Review of American Studies* 42, no. 1 (spring 2012): 105–20. https://doi.org/10.3138/cras.42.1.105.

Banchereau, Jacques, and Ralph Steinman. "Dendritic Cells and the Control of Immunity." *Nature* 392 (March 1998): 245–52. https://www.nature.com/articles/32588.

Bargheer, Stefan. *Moral Entanglements: Conserving Birds in Great Britain and Germany.* Chicago: University of Chicago Press, 2018.

Barnard, Timothy B. 2014. "The Raffles Museum and the Fate of Natural History in Singapore." In *Nature Contained: Environmental Histories of Singapore*, edited by Timothy B. Barnard, 184–211. Singapore: NUS Press, 2014.

Barnes, David S. *The Making of a Social Disease: Tuberculosis in Nineteenth-Century France.* Berkeley: University of California Press, 1995.

Barrow, Mark V. *Nature's Ghosts: Confronting Extinction from the Age of Jefferson to the Age of Ecology.* Chicago: University of Chicago Press, 2009.

Barrow, Mark V. *A Passion for Birds: American Ornithology after Audubon.* Princeton, NJ: Princeton University Press, 1998.

Bataille, Georges. *The Accursed Share: An Essay on General Economy.* Translated by Robert Hurley. New York: Zone, [1949] 1988.

Becquemont, Dominique, and Laurent Mucchielli. *Le Cas Spencer: Religion, science et politique.* Paris: PUF, 1998.

Beidelman, Thomas O. *W. Robertson Smith and the Sociological Study of Religion.* Chicago: University of Chicago Press, 1974.

Beltrame, Tiziana N. "Un travail de Pénélope au musée: Décomposer et re-composer une base de données." *Revue d'anthropologie des connaissances* 6, no. 1 (2012): 217–37. http://doi.org/10.3917/rac.015.0255.

Bennett, Gaymon. "The Malicious and the Uncertain: Biosecurity, Self-Justification, and the Arts of Living." In *Modes of Uncertainty: Anthropological Cases*, edited by Paul Rabinow and Limor Samimian-Darash, 123–44. Chicago: University of Chicago Press, 2014.

Benson, Etienne. *Wired Wilderness: Technologies of Tracking and the Making of Modern Wildlife*. Baltimore: Johns Hopkins University Press, 2011.

Berdah, Delphine. "La vaccination des bovidés contre la tuberculose en France, 1921–1963: Entre modèle épistémique et alternative à l'abattage." *Revue d'Etudes en Agriculture et Environnement* 91, no. 4 (2010): 393–415.

Bergson, Henri. *Two Sources of Morality and Religion*. London: Macmillan, 1935.

Biagioli, Marco, and Peter Galison, eds. *Scientific Authorship: Credit and Intellectual Property in Science*. New York: Routledge, 2003.

Bliege, Rebecca B., and Eric Alden Smith. "Signaling Theory, Strategic Interaction and Symbolic Capital." *Current Anthropology* 46, no. 2 (April 2005): 225–48. https://doi.org/10.1086/427115.

Boltanski, Luc, and Arnaud Esquerre. *Enrichissement: Une critique de la marchandise*. Paris: Gallimard, 2016.

Bonah, Christian. *Histoire de l'expérimentation humaine en France: Discours et pratiques, 1900–1940*. Paris: Les Belles Lettres, 2007.

Bourdieu, Jérôme, Laetitia Piet, and Alessandro Stanziani. "Crise sanitaire et stabilisation du marché de la viande en France, XVIIIe-XXe siècles." *Revue d'histoire moderne et contemporaine*, numéro spécial, "Histoire de la sécurité alimentaire" 51, no. 3 (2004): 121–56. http://doi.org/10.3917/rhmc.513.0121.

Boutan, Emmanuel. *Le Nuage et la vitrine: Une vie de monsieur David*. Biarritz: Atlantica, 1993.

Bowker, Geoffrey C. "Biodiversity Datadiversity." *Social Studies of Science* 30, no. 5 (October 2000): 643–84. https://doi.org/10.1177/030631200030005001.

Bredekamp, Horst. *Darwins Korallen: Frühe Evolutionsmodelle und die Tradition der Naturgeschichte*. Berlin: Verlag Klaus Wagenbach, 2005.

Bresalier, Michael. "Neutralizing Flu: 'Immunological Devices' and the Making of a Virus Disease." In *Crafting Immunity*, edited by Pauline Mazumdar, Kenron Kroker, and Jennifer Keelan, 107–44. London: Ashgate, 2008.

Bresalier, Michael. "Uses of a Pandemic: Forging the Identities of Influenza and Virus Research in Interwar Britain." *Social History of Medicine* 25, no. 2 (2011): 400–424. http://doi.org/10.1093/shm/hkr162.

Bresalier, Michael, Angela Cassiday, and Abigail Woods. "One Health in History." In *One Health: The Theory and Practice of Integrated Health Approaches*, ed. Jakob Zinsstag et al., 1–15. Wallingsford, UK: CABI, 2015.

Bretelle-Establet, Florence. "French Medication in 19th and 20th Centuries China: Rejection or Compliance in Far South Treaty Ports, Concessions and Leased Territories." In *Twentieth-Century Colonialism and China: Localities, the Everyday, and the World*, edited by Bryna Goodman and David Goodman, 134–50. London: Routledge, 2012.

Brooks, Max. *World War Z: An Oral History of the Zombie War.* New York: Broadway, 2006.

Brooks, Max. *The Zombie Survival Guide.* New York: Three Rivers, 2003.

Brown, Hannah, and Ann Kelly. "Material Proximities and Hotspots: Towards an Anthropology of Viral Hemorrhagic Fevers." *Medical Anthropology Quarterly* 28, no. 2 (June 2014): 280–303. http://doi.org/10.1111/maq.12092.

Brydes, Linda. *Below the Magic Mountain: A Social History of Tuberculosis in Twentieth-Century Britain.* Oxford: Clarendon, 1988.

Burnet, Frank M. *Natural History of Infectious Diseases.* Cambridge: Cambridge University Press, 1972.

Butler, Declan. "Politically Correct Names Given to Flu Viruses." *Nature* 452, no. 7190 (April 2008): 923. http://doi.org/10.1038/452923a.

Butler, Declan. "Q&A: Siti Fadilah Supari." *Nature* 450, no. 1137 (December 19, 2007).

Butt, Zoe. "Voracious Embrace." Review, LenaBui.com. http://www.lenabui.com/voracious-embrace/.

Cabestan, Jean-Pierre, and Benoît Vermander. *La Chine en quête de ses frontières: La confrontation Chine-Taiwan.* Paris: Presses de Sciences Po, 2005.

Caduff, Carlo. "Anticipations of Biosecurity." In *Biosecurity Interventions: Global Health and Security in Question*, edited by Andrew Lakoff and Stephen J. Collier, 257–77. New York: SSRC–Columbia University Press, 2008.

Caduff, Carlo. *The Pandemic Perhaps: Dramatic Events in a Public Culture of Danger.* Oakland: University of California Press, 2015.

Caduff, Carlo. "Pandemic Prophecy: or How to Have Faith in Reason." *Current Anthropology* 55, no. 3 (June 2014): 296–315. https://doi.org/10.1086/676124.

Caduff, Carlo. "The Semiotics of Security: Infectious Disease Research and the Biopolitics of Informational Bodies in the United States." *Cultural Anthropology* 27, no. 2 (May 2012): 333–57. https://doi.org/10.1111/j.1548 -1360.2012.01146.

Calvert, Jane. "Systems Biology, Big Science and Grand Challenges." *Bio-Societies* 8, no. 4 (December 2013): 466–79.

Carrithers, Michael, Matei Candea, Karen Sykes, Martin Holbraad, and Soumhya Venkatesan. "Ontology Is Just Another Word for Culture: Motion Tabled at the 2008 Meeting of the Group for Debates in Anthropological Theory, University of Manchester." *Critique of Anthropology* 30, no. 2 (June 2010): 152–200. https://doi.org/10.1177 /0308275X09364070.

Carroll, John M. *A Concise History of Hong Kong.* Hong Kong: Hong Kong University Press, 2007.

Carter, K. Codell. *The Rise of Causal Concepts of Disease: Case Histories.* Aldershot, UK: Ashgate, 2003.

Catley, Andrew, Robin Alders, and James Wood. "Participatory Epidemiology: Approaches, Methods, Experiences." *Veterinary Journal* 191, no. 2 (February 2012): 151–60. https://doi.org/10.1016/j.tvjl.2011.03.010.

Chamayou, Grégoire. *Manhunts: A Philosophical History.* Translated by Steven Rendall. Princeton, NJ: Princeton University Press, 2012.

Charvolin, Florian, André Micoud, and Lyse Nyhart, eds. *Des sciences citoyennes? La question de l'amateur dans les sciences naturalistes.* La Tour d'Aigues: Éditions de l'Aube, 2007.

Chen, Tzung-Wen. "Global Technology and Local Society: Developing a Taiwanese and Korean Bioeconomy through the Vaccine Industry." *East Asian Science, Technology and Society* 9, no. 2 (2015): 167–86. https://doi .org/10.1215/18752160-2876770.

Cheung, C. Y., L. L. M. Poon, A. S. Lau, W. Luk, Y. L. Lau, K. F. Shortridge, S. Gordon, Y. Guan, and J. S. M. Peiris. "Induction of Proinflammatory Cytokines in Human Macrophages by Influenza a (h5n1) Viruses: A Mechanism for the Unusual Severity of Human Disease?" *Lancet* 360, no. 9348 (December 2002): 1831–37. https://doi.org/10.1016/S0140 -6736(02)11772-7.

Ching, Leo. *Becoming Japanese: Colonial Taiwan and the Politics of Identity Formation.* Berkeley: University of California Press, 2001.

Chiva, Isac. "Qu'est-ce qu'un musée des arts et traditions populaires? Entretien avec Claude Lévi-Strauss." *Le Débat* 3, no. 70 (1992): 156–63.

Chou, Cynthia. "Agriculture and the End of Farming in Singapore." In *Na-*

ture Contained: Environmental Histories of Singapore, edited by Timothy
B. Barnard, 216–40. Singapore: NUS Press, 2014.

Choy, Timothy. *Ecologies of Comparison: An Ethnography of Endangerment in
Hong Kong*. Durham, NC: Duke University Press, 2011.

Clifford, James. *The Predicament of Culture: Twentieth-Century Ethnography,
Literature, and Art*. Cambridge, MA: Harvard University Press, 1988.

Coggins, Chris. *The Tiger and the Pangolin: Nature, Culture, and Conservation
in China*. Honolulu: University of Hawai'i Press, 2002.

Colborn, Theo, Dianne Dumanoski, and John Peterson Myers. *Our Stolen
Future: Are We Threatening Our Fertility, Intelligence, and Survival? A
Scientific Detective Story*. New York: Dutton, 1996.

Collier, Stephen J., Andrew Lakoff, and Paul Rabinow. "Biosecurity:
Towards an Anthropology of the Contemporary." *Anthropology
Today* 20, no. 5 (October 2004): 3–7. https://doi.org/10.1111/j.0268
-540X.2004.00292.x.

Cooper, Melinda. "Pre-empting Emergence. The Biological Turn in the
War on Terror." *Theory, Culture and Society* 23, no. 4 (July 2006): 113–35.
https://doi.org/10.1177/0263276406065121.

Creager, Angela N. H. *The Life of a Virus: Tobacco Mosaic Virus as an Experi-
mental Model, 1930–1965*. Chicago: University of Chicago Press, 2002.

Croddy, Eric. "China's Role in the Chemical and Biological Disarmament
Regimes." *Nonproliferation Review* 9, no. 3 (2002): 16–47. https://doi
.org/10.1080/10736700208436872.

Daston, Lorraine, and Peter Galison. *Objectivity*. New York: Zone, 2007.

Davis, Mike. *The Monster at Our Door: The Global Threat of Avian Flu*. New
York: Henry Holt, 2006.

Davis, Tracy. *Stages of Emergency: Cold War Nuclear Civil Defense*. Durham,
NC: Duke University Press, 2007.

de Kruif, Paul. *Microbe Hunters*. New York: Harcourt-Brace, 1926.

Delaporte, François. "Contagion et infection." In *Dictionnaire de la pensée
médicale*, edited by Dominique Lecourt, 283–87. Paris: PUF, 2004.

Delgado, Christopher L., Mark W. Rosegrant, Henning Steinfeld, Simeon
Ehui, and Claude Courbois. *The Coming Livestock Revolution*. New
York: United Nations, 2000.

Derrida, Jacques. "The Animal That Therefore I Am (More to Follow)." Trans-
lated and edited by David Wills. *Critical Inquiry* 28, no. 2 (2002): 369–418.

Derrida, Jacques. "Autoimmunity: Real and Symbolic Suicide." In *Philosophy
in a Time of Terror: Dialogues with Jürgen Habermas and Jacques Derrida*,
edited by Giovanna Borradori. Chicago: University of Chicago Press,
2003.

Descola, Philippe. "Les avatars du principe de causalité." In *Les idées de l'anthropologie*, edited by Philippe Descola, Gérard Lenclud, Carlo Severi, and Anne-Christine Taylor. Paris: Armand Colin, 1988.

Descola, Philippe. *Beyond Nature and Culture*. Translated by Janet Lloyd. Chicago: University of Chicago Press, 2013.

Descola, Philippe. *The Spears of Twilight: Life and Death in the Amazon Jungle*. Translated by Janet Lloyd. New York: New Press, 1996.

Despret, Vinciane. *Naissance d'une théorie éthologique: La danse du cratérope écaillé*. Le Plessis-Robinson: Synthélabo, 1996.

Dhanasekaran, Vijaykrishna, Gavin J. D. Smith, Jing Xua Zhang, J. S. M. Peiris, Hongling Chen, and Yi Guan. "Evolutionary Insights into the Ecology of Coronaviruses." *Journal of Virology* 81, no. 15 (August 2007): 4012–20. http://doi.org/10.1128/JVI.01135-07.

Diamond, Jared. *Guns, Germs and Steel: The Fates of Human Societies*. New York: W. W. Norton, 1997.

Dikötter, Frank. *Mao's Great Famine: The History of China's Most Devastating Catastrophe*. London: Bloomsbury, 2010.

Doherty, Peter. *Sentinel Chickens: What Birds Tell Us about Our Health and the World*. Melbourne: Melbourne University Press, 2012.

Domingo, E., V. Martín, C. Perales, A. Grande-Pérez, J. García-Arriaza, and A. Arias. "Viruses as Quasispecies: Biological Implications." *Current Topics in Microbiology and Immunology* 299 (February 2006): 51–82. http://doi.org?10.1007/3-540-26397-7_3.

Drexler, Jan Felix, Victor Max Corman, and Christian Drosten. "Ecology, Evolution and Classification of Bat Coronaviruses in the Aftermath of SARS." *Antiviral Research* 101 (January 2014): 45–56. http:doi.org/10.1016/j.antiviral.2013.10.013.

Drexler, Martine. *Secret Agents: The Menace of Emerging Infections*. Washington, DC: Joseph Henry Press, 2002.

Drosten, Christian, S. Günter, W. Preiser, S. van der Werf, H. R. Brodt, S. Becker, H. Rabenau, et al. 2003. "Identification of a Novel Coronavirus in Patients with Severe Acute Respiratory Syndrome." *New England Journal of Medicine* 348, no. 20 (2003): 1967–76.

Duara, Prasenjit. "Hong Kong and the New Imperialism in East Asia 1941–1966." In *Colonialism and Chinese Localities*, edited by David Goodman and Bryna Goodman, 183–202. London: Routledge, 2009.

Dubos, René. *Man, Medicine and Environment*. London: Pall Mall Press, 1968.

Duncan, Karen. *Hunting the 1918 Flu: One Scientist's Search for a Killer Virus*. Toronto: University of Toronto Press, 2003.

Dunlap, Thomas. *In the Field, Among the Feathered: A History of Birders and Their Guides*. Oxford: Oxford University Press, 2011.

Durkheim, Émile. *Elementary Forms of Religious Life*. Translated by Joseph Ward Swain. London: Allen and Unwin, 1915.

Durkheim, Émile. *Rules of Sociological Method*. Edited by Steven Lukes. Translated by William D. Halls. New York: Free Press, 1982.

Eidson, M., N. Komar, F. Sorhage, R. Nelson, T. Talbot, F. Mostashari, R. McLean, and West Nile Virus Avian Mortality Surveillance Group. "Crow Death as a Sentinel Surveillance System for Westnile Virus in the Northern United States, 1999." *Emerging Infectious Diseases* 7, no. 4 (July 2001): 615–20. http://doi.org/10.3201/eid0704.010402.

Enemark, Christian. *Disease and Security: Natural Plagues and Biological Weapons in East Asia*. London: Routledge, 2007.

Enticott, Gareth. "Calculating Nature: The Case of Badgers, Bovine Tuberculosis and Cattle." *Journal of Rural Studies* 17, no. 2 (April 2001): 149–64. https://doi.org/10.1016/S0743-0167(00)00051-6.

Erickson, Philippe. "De l'acclimatation des concepts et des animaux, ou les tribulations d'idées américanistes en Europe." *Terrain* 28 (1997): 119–24.

Etheridge, Elizabeth. *Sentinel for Health: A History of the Centers for Disease Control*. Berkeley: University of California Press, 1992.

Evans-Pritchard, Edward E. *The Nuer: A Description of the Modes of Livelihood and Political Institutions of a Nilotic People*. Oxford: Oxford University Press, 1940.

Eyler, John M. "De Kruif's Boast: Vaccine Trials and the Construction of a Virus." *Bulletin of the History of Medicine* 80, no. 3 (February 2006): 409–38. http://doi.org/10.1353/bhm.2006.0092.

Fan, Fa-Ti. *British Naturalists in Qing China: Science, Empire, and Cultural Encounter*. Cambridge, MA: Harvard University Press, 2004.

Fassin, Didier, and Mariella Pandolfi, eds. *Contemporary States of Emergency: The Politics of Military and Humanitarian Interventions*. Cambridge, MA: MIT Press and Zone Books, 2013.

Fearnley, Lyle. "Wild Goose Chase: The Displacement of Influenza Research in the Fields of Poyang Lake, China." *Cultural Anthropology* 30, no. 1 (March 2015): 12–35. https://doi.org/10.14506/ca30.1.03.

Ferret, Carole. "Towards an Anthropology of Action: From Pastoral Techniques to Modes of Action." *Journal of Material Culture* 19, no. 3 (July 2014): 279–302. https://doi.org/10.1177/1359183514540065.

Figuié, Muriel. "Towards a Global Governance of Risks: International Health

Organisations and the Surveillance of Emerging Infectious Diseases."
  Journal of Risk Research 17, no. 4 (2014): 469–83. https://doi.org/10.1080
  /13669877.2012.761277.
Filliozat, Jean. *Magie et médecine*. Paris: PUF, 1944.
Findlen, Paula. *Possessing Nature: Museums, Collecting, and Scientific Culture in
  Early Modern Italy*. Berkeley: University of California Press, 1994.
Fischer, Michael. "Biopolis: Asian Science in the Global Circuitry." *Science
  and Technology Study* 18, no. 3 (October 2013): 381–406. https://doi.org
  /10.1177/0971721813498500.
Fisher, John R. "Cattle Plagues Past and Present: The Mystery of Mad Cow
  Disease." *Journal of Contemporary History* 33, no. 2 (April 1998): 215–28.
Foucault, Michel. "Omnes et Singulatim: Towards a Criticism of Political
  Reason." *Power* 3 (January 2000): 298–25.
Foucault, Michel. *Security, Territory, Population: Lectures at the Collège de
  France 1977–1978*. Translated by Graham Burchell. London: Palgrave
  Macmillan, 2007.
Foucault, Michel. *Society Must Be Defended: Lectures at the Collège de France
  1975–1976*. Translated by David Macey. New York: Picador, 2003.
Fouchier, Ron, et al. "Gain-of-Function Experiments on H7N9." *Science*
  341, no. 6146 (August 2013): 612–13. http://doi.org/10.1126/science
  .341.6146.612.
Fox-Keller, Evelyn. *A Feeling for the Organism: The Life and Work of Barbara
  McClintock*. New York: W. H. Freeman, 1983.
Franklin, Sarah. *Dolly Mixtures: The Remaking of Genealogy*. Durham, NC:
  Duke University Press, 2007.
Frege, Gottlob. *Logical Investigations*. Translated and edited by Peter Geach.
  London: Blackwell, 1975.
Friedmann, Sara. *Exceptional States: Chinese Immigrants and Taiwanese Sove-
  reignty*. Berkeley: University of California Press, 2015.
Galison, Peter. "The Future of Scenarios: State Science Fiction." In *The Sub-
  ject of Rosi Braidotti: Politics and Concepts*, edited by Bolette Blaagaard
  and Iris van der Tuin, 38–46. London: Bloomsbury Academic, 2014.
Galison, Peter. *Image and Logic: A Material Culture of Microphysics*. Chicago:
  University of Chicago Press, 1997.
Gallo, Robert. *Virus Hunting: AIDS, Cancer and the Human Retrovirus: A Story
  of Scientific Discovery*. New York: Basic Books, 1991.
Garrett, Laurie. *The Coming Plague: Newly Emerging Diseases in a World Out of
  Balance*. New York: Penguin, 1995.
Gaudillière, Jean-Paul. "Rockefeller Strategies for Scientific Medicine:

Molecular Machines, Viruses and Vaccines." *Studies in History and Philosophy of Science* 31, no. 3 (2000): 491–509. http://doi.org/10.1016 /S1369-8486(00)00017-0.

Ghamari-Tabrizi, Sharon. *The Worlds of Herman Kahn: The Intuitive Arts of Thermonuclear War*. Cambridge, MA: Harvard University Press, 2005.

Glasse, Robert. "Cannibalisme et kuru chez les Foré de Nouvelle-Guinée." *L'Homme* 3, no. 8 (1968): 27–34.

Gorgus, Nina. *Le magicien des vitrines: Le muséologue Georges Henri Rivière*. Paris: Editions de la MSH, 2003.

Gortazar, Christian, et al. "Crossing the Interspecies Barrier: Opening the Door to Zoonotic Pathogens." *PLoS Pathogens* 10, no. 6 (June 2014). http://doi.org/10.1371/journal.ppat.1004129.

Gottweiss, Herbert. "Participation and the New Governance of Life." *Biosocieties* 3, no. 3 (September 2008): 265–86.

Gradmann, Christoph. "Robert Koch and the Invention of the Carrier State: Tropical Medicine, Veterinary Infections and Epidemiology around 1900." *Studies in History and Philosophy of Biological and Biomedical Sciences* 41 (September 2010): 232–40. http://doi.org/10.1016/j.shpsc.2010 .04.012.

Gradmann, Christoph. "A Spirit of Scientific Rigour: Koch's Postulates in Twentieth-Century Medicine." *Microbes and Infection* 16, no. 11 (2014): 885–92.

Gramaglia, Christelle. "Sentinel Organisms: 'They Look out for the Environment!'" *Limn* (2013). https://limn.it/articles/sentinel-organisms-they -look-out-for-the-environment/.

Grantham, Alexander. *Via Ports: From Hong Kong to Hong Kong*. Hong Kong: Hong Kong University Press, 1965.

Greenfeld, Karl T. *China Syndrome: The True Story of the 21st Century's First Great Epidemic*. New York: HarperCollins, 2006.

Greger, Michael. *Bird Flu: A Virus of Our Own Hatching*. New York: Lantern, 2006.

Griffiths, Tom. *Hunters and Collectors: The Antiquarian Imagination in Australia*. Cambridge: Cambridge University Press, 1996.

Guan, Yi, et al. "Isolation and Characterization of Viruses Related to the SARS Coronavirus from Animals in Southern China." *Science* 302, no. 5643 (2003): 276–78.

Gusterson, Hugh. *Nuclear Rites: A Weapons Laboratory at the End of the Cold War*. Stanford, CA: Stanford University Press, 1996.

Hamayon, Roberte. *La chasse à l'âme: Esquisse d'une théorie du chamanisme sibérien.* Nanterre: Société d'ethnologie, 1990.

Hamayon, Roberte. *Why We Play: An Anthropological Study.* Translated by Damien Simon. Chicago: University of Chicago Press, 2015.

Hamblin, Jacob D. *Arming Mother Nature: The Birth of Environmental Catastrophism.* Oxford: Oxford University Press, 2013.

Handlin Smith, Joanna. "Liberating Animals in Ming-Qing China: Buddhist Inspiration and Elite Imagination." *Journal of Asian Studies* 58, no. 1 (1999): 51–84.

Hanson, Martha. *Speaking of Epidemics in Chinese Medicine: Disease and the Geographic Imagination in Late Imperial China.* London: Routledge, 2011.

Haraway, Donna. *When Species Meet.* Minneapolis: University of Minnesota Press, 2007.

Harrison, Rodney. "World Heritage Listing and the Globalization of Endangerment Sensibility." In *Endangerment, Biodiversity and Culture,* edited by Fernando Vidal and Nelia Dias, 195–217. London: Routledge, 2016.

Hathaway, Michael. *Environmental Winds: Making the Global in Southwest China.* Berkeley: University of California Press, 2013.

Heise, Ursula. "Lost Dogs, Last Birds, and Listed Species: Cultures of Extinction." *Configurations* 18, no. 1–2 (2010): 49–72.

Helmreich, Stefan. *Alien Ocean: Anthropological Voyages in Microbial Seas.* Berkeley: University of California Press, 2009.

Hinchliffe, Steve. "More than One World, More than One Health: Reconfiguring Interspecies Health." *Social Science and Medicine* 129 (2015): 28–35. http://doi.org/10.1016/j.socscimed.2014.07.007.

Hinchliffe, Steve, and Nick Bingham. "Securing Life: The Emerging Practices of Biosecurity." *Environment and Planning* 40 (2008): 1534–51.

Hinterberger, Amy, and Natalie Porter. "Genomic and Viral Sovereignty: Tethering the Materials of Global Biomedicine." *Public Culture* 27, no. 2, 76 (2015): 361–86. http://doi.org/10.1215/08992363-2841904.

Hirst, George. "The Agglutination of Red Cells by Allantoic Fluid of Chick Embryos Infected with Influenza Virus." *Science* 94, no. 2427 (1941): 22–23. http://doi.org/10.1126/science.94.2427.22.

Hoong, Cha M. *A Defining Moment: How Singapore Beat SARS.* Singapore: Stamford Press, 2004.

Houseman, Michael. "Dissimulation and Simulation as Modes of Religious Reflexivity." *Social Anthropology* 10, no. 1 (2002): 77–89.

Houseman, Michael, and Carlo Severi. *Naven or the Other Self: A Relational Approach to Ritual Action.* Leiden: Brill, 1998.

Hsiao, Michael H. H. "Environmental Movements in Taiwan." In *Asia's Envi-*

ronmental Movements: Comparative Perspectives, edited by Yok-Shiu Lee and Alvin Y. So, 32–45. Armonk, NY: M. E. Sharpe, 1999.

Huang, Michael. "Saving Pillow Mountain, Taiwan." *World Bird Watch* 22, no. 3 (2000): 10–11.

Hugh-Jones, Stephen. "Shamans, Prophets, Priests and Pastors." In *Shamanism, History and the State*, edited by N. Thomas and C. Humphrey, 32–75. Ann Arbor: University of Michigan Press, 1996.

Ingold, Tim. *Hunters, Pastoralists and Ranchers: Reindeer Economies and Their Transformations*. Cambridge: Cambridge University Press, 1980.

Ingold, Tim. *The Perception of the Environment*. New York: Routledge, 2000.

Ingold, Tim. "The Significance of Storage in Hunting Societies." *Man* 18, no. 3 (1983): 553–71.

Ingrao, Christian. *The SS Dirlewanger Brigade: The History of the Black Hunters*. New York: Skyhorse, 2011.

Investigation Group on Epidemiological Study. 2009. *Epidemiology Report of the Highly Pathogenic Avian Influenza H5N1 Outbreak in December 2008 in a Chicken Farm in Ha Tsuen, New Territories*. https://www.afcd.gov.hk /files/english/EPI_Report_Eng_v3.pdf.

James, L., N. Shindo, J. Cutter, S. Ma, and S. K. Chew. "Public Health Measures Implemented during the SARS Outbreak in Singapore, 2003." *Public Health* 120, no. 1 (2006): 20–26. https://doi.org/10.1016 /j.puhe.2005.10.005.

Jones, Susan. "Mapping a Zoonotic Disease: Anglo-American Efforts to Control Bovine Tuberculosis before World War I." *Osiris* 19 (2004): 133–48.

Kahn, Herman. *Thinking about the Unthinkable*. Princeton, NJ: Princeton University Press, 1962.

Karsenti, Bruno. *Politique de l'esprit: Auguste Comte et la naissance de la science sociale*. Paris: Hermann, 2006.

Keck, Frédéric. "Assurance and Confidence in *The Two Sources of Morality and Religion:* A Sociological Interpretation of the Distinction between Static Religion and Dynamic Religion." In *Bergson, Politics, and Religion*, edited by A. Lefebvre and M. White, 265–80. Durham, NC: Duke University Press, 2012.

Keck, Frédéric. "Bergson dans la société du risque." In *Lectures de Bergson*, edited by C. Riquier and F. Worms, 164–84. Paris: PUF, 2011.

Keck, Frédéric. "Bird Flu: Are Viruses Still in the Air?" *Conversation*, 2018. https://theconversation.com/bird-flu-are-viruses-still-in-the-air -99604.

Keck, Frédéric. "'Ce virus est potentiellement pandémique': Les énoncés divinatoires des experts de la grippe aviaire." *Anthropologie et Société* 42, no. 2–3 (2018): 271–89.

Keck, Frédéric. *Claude Lévi-Strauss: Une introduction.* Paris: La Découverte-Pocket, 2011.

Keck, Frédéric. "The Contaminated Milk Scandal." *China Perspectives* 1 (2009): 88–93.

Keck, Frédéric. "Des virus émergents aux bactéries résistantes: Une crise sanitaire et ses effets." *Médecine/Sciences* 28 (2012): 534–37.

Keck, Frédéric. "Feeding Sentinels: Logics of Care and Biosecurity in Farms and Labs." *BioSocieties* 10, no. 2 (2015): 162–76.

Keck, Frédéric. "Lévi-Strauss et l'Asie: L'anthropologie structurale 'out of America.'" *EchoGéo* 7 (2008). http://journals.openedition.org/echogeo /9593; http://doi.org/10.4000/echogeo.9593.

Keck, Frédéric. "Live Poultry Markets and Avian Flu in Hong Kong." In *Food: Ethnographic Encounters*, edited by Leo Coleman, 49–58. London: Berg, 2011.

Keck, Frédéric. *Lucien Lévy-Bruhl, entre philosophie et anthropologie: Contradiction et participation.* Paris: Editions du CNRS, 2008.

Keck, Frédéric. *Un monde grippé.* Paris: Flammarion, 2010.

Keck, Frédéric, and Andrew Lakoff. "Sentinel Devices." *Limn* 3 (2013). https:// limn.it/articles/preface-sentinel-devices-2/.

Keck, Frédéric, and Christos Lynteris. "Zoonosis: Prospects and Challenges for Medical Anthropology." *Medicine, Anthropology, Theory* 5, no. 3 (2018): 1–14. https://doi.org/10.17157/mat.5.3.372; http://www.medanthro theory.org/read/10867/zoonosis.

Keck, Frédéric, Ursula Regehr, and Skaia Walentowicz. "Anthropologie: Le tournant ontologique en action." *Tsantsa* 20 (2015): 34–41.

Kelly, John D. "Introduction: The Ontological Turn in French Philosophical Anthropology." *Hau* 4 (2014): 259–69.

Kikuchi, Yuko, ed. *Refracted Modernity: Visual Culture and Identity in Colonial Taiwan.* Honolulu: University of Hawai'i Press, 2007.

Kilbourne, Edwin. "Influenza Pandemics: Can We Prepare for the Unpredictable?" *Viral Immunology* 17, no. 3 (2004): 350–57. https://doi.org/10.1089 /vim.2004.17.350.

Kilbourne, Edwin. "Influenza Pandemics of the 20th Century." *Emerging Infectious Diseases* 12, no. 1 (January 2006): 9–14. https://doi.org/10.3201 /eid1201.051254.

Kilburn, Mike. "Railway Development Threatens Long Valley." *World Bird Watch* 22, no. 3 (2000): 8.

King, Nicholas. "Security, Disease, Commerce: Ideologies of Postcolonial Global Health." *Social Studies of Science* 32, no. 5–6 (2002): 763–89.

Kleinman, Arthur, Barry Bloom, A. Saich, Katherine Mason, and Felicity Aulino. "Avian and Pandemic Influenza: A Biosocial Approach; Introduction." *Journal of Infectious Diseases* 197 (2008): s1–s3. https//doi.org/10.1086/524992.

Kleinman, Arthur, and James Watson, eds. *SARS in China: Prelude to Pandemics.* Stanford, CA: Stanford University Press, 2006.

Kohn, Eduardo. *How Forests Think: Toward an Anthropology beyond the Human.* Berkeley: University of California Press, 2013.

Kolata, Gina. *Flu: The Story of the Great Influenza Pandemic and the Search for the Virus That Caused It.* New York: Simon and Schuster, 1999.

Kourilsky, Philippe. *Le jeu du hasard et de la complexité: La nouvelle science de l'immunologie.* Paris: Odile Jacob, 2014.

Kowal, Emma, and Joanna Radin, eds. *Cryopolitics. Frozen Life in a Melting World.* Cambridge, MA: MIT Press, 2017.

Kuiken, Thijs, et al. "Host Species Barriers to Influenza Virus Infections." *Science* 21, 312 no. 5772 (April 2006): 394–97.

Lachenal, Guillaume. "Lessons in Medical Nihilism: Virus Hunters, Neoliberalism and the AIDS Crisis in Cameroon." In *Science and the Parastate in Africa,* edited by Wenzel Geissler, 103–41. Durham, NC: Duke University Press, 2015.

Lakoff, Andrew. "The Risks of Preparedness: Mutant Bird Flu." *Public Culture* 24, no. 368 (2012): 457–64. http://doi.org/10.1215/08992363-1630636.

Lakoff, Andrew. "Two Regimes of Global Health." *Humanity: An International Journal of Human Rights, Humanitarianism and Development* 1, no. 1 (2010): 59–80.

Lakoff, Andrew. *Unprepared: Global Health in a Time of Emergency.* Oakland: University of California Press, 2017.

Landecker, Hannah. *Culturing Life: How Cells Became Technologies.* Cambridge, MA: Harvard University Press, 2007.

Landecker, Hannah. "Food as Exposure: Nutritional Epigenetics and the New Metabolism." *BioSocieties* 6, no. 2 (June 2011): 167–94. http://doi.org/10.1057/biosoc.2011.1.

Langston, Nancy. *Toxic Bodies: Hormone Disruptors and the Legacy of DES.* New Haven, CT: Yale University Press, 2010.

Latour, Bruno. *The Pasteurization of France.* Cambridge, MA: Harvard University Press, 1993.

Laurière, Christine. *Paul Rivet: Le savant et le politique.* Paris: Publications scientifiques du Muséum national d'histoire naturelle, 2008.

Laver, Graeme. "Influenza Virus Surface Glycoproteins H and N: A Personal Account." In *Influenza*, edited by Charles W. Potter, 31–47. Amsterdam: Elsevier, 2002.

Law, John, and Michael Lynch. "Lists, Field-guides and the Organization of Seeing: Birdwatching as an Exemplary Observational Activity." *Human Studies* 11 (1988): 271–303.

Law, John, and Annemarie Mol. "Veterinary Realities: What Is Foot and Mouth Disease?" *Sociologia Ruralis* 51, no. 1 (2011): 1–16.

Lederberg, Joshua. "Infectious History." *Science* 288 (2000): 287–93.

Lee, Benjamin N. "Poultries in Taiwan." In *Resources of Livestocks and Poultries in Taiwan*, edited by Thomas Lih and Benjamin N. Lee. Taipei: Taiwan Bank, 1952.

Lee, Chang-Chun, et al. "Emergence and Evolution of Avian H5N2 Influenza Viruses in Chickens in Taiwan." *Journal of Virology* 88, no. 10 (2014): 5677–86. http://doi.org/10.1128/JVI.00139-14.

Leiris, Michel. "La possession et ses aspects théâtraux chez les Ethiopiens du Gondar." In *Miroir de l'Afrique*. Paris: Gallimard, 1996.

Lemov, Rebecca. "Anthropological Data in Danger." In *Endangerment, Biodiversity and Culture*, edited by Fernando Vidal and Nelia Dias, 87–111. London: Routledge, 2015.

Lentzos, Filippa, and Nikolas Rose. "Governing Insecurity: Contingency Planning, Protection, Resilience." *Economy and Society* 38, no. 2 (May 2009): 230–54. https://doi.org/10.1080/03085140902786611.

Lépinay, Vincent. *Codes of Finance: Engineering Derivatives in a Global Bank.* Princeton, NJ: Princeton University Press, 2011.

Le Roy, Charles-Georges. "Lettre sur les animaux." In *Studies on Voltaire and the Eighteenth Century*, edited by Elizabeth Anderson, 316. Oxford: The Voltaire Foundation at the Taylor Institution, Oxford University, 1994.

Leung, Angela K. C. "The Evolution of the Idea of *Chuanran* (Contagion) in Imperial China." In *Health and Hygiene in Chinese East Asia: Policies and Publics in the Long Twentieth Century*, edited by Angela K. C. Leung and Christine Furth, 25–50. Durham, NC: Duke University Press, 2010.

Leung, Gabriel, and John Bacon-Shone. *Hong Kong's Health System: Reflections, Perspectives and Visions.* Hong Kong: Hong Kong University Press, 2006.

Leung, Ping-Chung. "Efficacy of Chinese Medicine for SARS." In *Bird Flu: A Rising Pandemic in Asia and Beyond*, edited by Paul Tambyah and Ping-Chung Leung, 147–66. Singapore: World Scientific, 2006.

Lévi-Strauss, Claude. "La crise moderne de l'anthropologie." *Courrier de l'UNESCO* 11 (1961): 12–18.

Lévi-Strauss, Claude. "The Lessons of Linguistics." In *The View from Afar*, translated by Joachim Neugroschel and Phoebe Hoss. Chicago: University of Chicago Press, 1985.

Lévi-Strauss, Claude. *Savage Mind*. Translated by Julian Pitt-Rivers. London: Weidenfeld and Nicolson, 1966.

Lévi-Strauss, Claude. *Les structures élémentaires de la parenté*. Paris: Mouton, 1967.

Lévi-Strauss, Claude. *Paroles données*. Paris: Plon, 1984.

Lévi-Strauss, Claude. *Totemism*. Translated by Rodney Needham. London: Merlin, 1964.

Lévi-Strauss, Claude. *Tristes tropiques*. Paris: Plon, 1955.

Lévi-Strauss, Claude. *We Are All Cannibals: And Other Essays*. Translated by Jane Marie Todd. New York: Columbia University Press, 2016.

Lévy-Bruhl, Lucien. *Primitive Mentality*. Translated by Lilian A. Clare. London: Allen and Unwin, 1923.

Lewis, Daniel. *The Feathery Tribe: Robert Ridgway and the Modern Study of Birds*. New Haven, CT: Yale University Press, 2012.

Lindenbaum, Shirley. *Kuru Sorcery: Disease and Danger in the New Guinea Highlands*. Palo Alto, CA: Mayfield, 1979.

Linfa, Wang, and Christopher Cowled. *Bats and Viruses: A New Frontier of Emerging Infectious Diseases*. New York: Wiley, 2015.

Lipsitch, Marc, and Alison P. Galvani. "Ethical Alternatives to Experiments with Novel Potential Pandemic Pathogens." *PLoS Medicine* 11, no. 5 (2014). http://doi.org/10.1371/journal.pmed.1001646.

Liu, Tik-Sang. "Custom, Taste and Science: Raising Chickens in the Pearl River Delta, South China." *Anthropology and Medicine* 15, no. 1 (2008): 7–18.

Loh, Christine. *Underground Front: The Chinese Communist Party in Hong Kong*. Hong Kong: Hong Kong University Press, 2010.

Lowe, Celia. "Viral Clouds: Becoming H5N1 in Indonesia." *Cultural Anthropology* 4 (2010): 625–49.

Lukes, Steven. *Émile Durkheim: His Life and Works*. Stanford, CA: Stanford University Press, 1995.

Lynteris, Christos. *The Ethnographic Plague: Configuring Disease on the Chinese-Russian Frontier*. London: Palgrave Macmillan, 2016.

Lynteris, Christos. "Skilled Natives, Inept Coolies: Marmot Hunting and the Great Manchurian Pneumonic Plague (1910–1911)." *History and Anthropology* 24, no. 3 (2013): 303–21.

Lynteris, Christos. "Zoonotic Diagrams: Mastering and Unsettling Human-Animal Relations." *Journal of the Royal Anthropological Institute* 23, no. 3 (2017): 463–85.

Mackenzie, Adrian. "Bringing Sequences to Life: How Bioinformatics Corporealizes Sequence Data." *New Genetics and Society* 22, no. 3 (2003): 315–32. https://doi.org/10.1080/1463677032000147180.

MacKenzie, John. *The Empire of Nature: Hunting, Conservation and British Imperialism.* Manchester, UK: Manchester University Press, 1988.

MacPhail, Theresa. *Viral Network: A Pathography of the HINI Influenza Pandemic.* Ithaca, NY: Cornell University Press, 2014.

Malraux, André. *Le Musée imaginaire.* Paris: Gallimard, 1947.

Manceron, Vanessa. "Recording and Monitoring: Between Two Forms of Surveillance." *Limn* 3 (2013). https://limn.it/articles/recording-and -monitoring-between-two-forms-of-surveillance/.

Manceron, Vanessa. "What Is It like to Be a Bird? Imagination zoologique et proximité à distance chez les amateurs d'oiseaux en Angleterre." In *Bêtes à pensées: Visions des mondes animaux,* edited by Michèle Cros, Julien Bondaz, and Frédéric Laugrand. Paris: Éditions des Archives contemporaines, 2015.

Manson, Elisabeth. *Infectious Change: Reinventing Chinese Public Health after an Epidemic.* Stanford, CA: Stanford University Press, 2016.

Mantovani, Alberto, Raffaella Bonecchi, and Massimo Locati. "Tuning Inflammation and Immunity by Chemokine Sequestration: Decoys and More." *Nature Reviews Immunology* 6, no. 12 (2006): 907–18. http://doi .org/10.1038/nri1964.

Mantovani, Alberto, Massimo Locati, Annunciata Vecchi, Silvano Sozzani, and Paola Allavena. "Decoy Receptors: A Strategy to Regulate Inflammatory Cytokines and Chemokines." *Trends in Immunology* 22, no. 6 (2001): 328–36. http://doi.org/10.1016/S1471-4906(01)01941-X.

Marcus, George, and Fred Myers. *The Traffic in Culture: Refiguring Art and Anthropology.* Berkeley: University of California Press, 1995.

Maris, Virginie, and Arnaud Béchet. "From Adaptive Management to Adjustive Management: A Pragmatic Account of Biodiversity Values." *Conservation Biology* 24 (August 2010): 966–73. http://doi.org/10.1111 /j.1523-1739.2009.01437.x.

Martin, Emily. *Flexible Bodies: Tracking Immunity in American Culture from the Days of Polio to the Age of AIDS.* Boston: Beacon Press, 1994.

Masashi, Y., and K. Nagahisa. "In Memoriam: Elliott McClure 1910–1998." *Auk* 116, no. 4 (1999): 1125–26.

Masco, Joseph. *The Nuclear Borderlands: The Manhattan Project in Post-Cold War New Mexico*. Princeton, N.J: Princeton University Press, 2006.

McClure, Elliott. *Migration and Survival of the Birds of Asia*. Bangkok: White Lotus Press, 1974.

McCluskey, Brian, Brandy Burgess, James Glover, Hailu Kinde, and Sharon Hietala. "Use of Sentinel Chickens to Evaluate the Effectiveness of Cleaning and Disinfection Procedures in Non-Commercial Poultry Operations Infected with Exotic Newcastle Disease Virus." *Journal of Veterinary Diagnostic Investigations* 18 (May 2006): 296–99. https://doi.org/10.1177/104063870601800313.

McCormick, Joseph, and Susan Fischer Hoch. *The Virus Hunters: Dispatchers from the Frontline*. London: Bloomsbury, 1997.

McCullough, Joseph. *Zombies: A Hunter's Guide*. Oxford: Osprey, 2013.

Mehner, Maximilian. "Zombie-Survival als Zeit-Phänomen." Master's thesis, University of Marburg.

Mendelsohn, Andrew J. "'Like All That Lives': Biology, Medicine and Bacteria in the Age of Pasteur and Koch." *History and Philosophy of the Life Sciences* 24, no. 1 (2002): 3–36.

Miller, John, and Kirsten Miller. *Hong Kong: Chronicles Abroad*. San Francisco: Chronicle, 1994.

Moore, Norman W. "Indicator Species." *Nature in Focus* 14 (1973): 3–6.

Moss, Stephen. *A Bird in the Bush: A Social History of Birdwatching*. London: Aurum Press, 2004.

Moulin, Anne-Marie, ed. *L'aventure de la vaccination*. Paris: Fayard, 1996.

Moulin, Anne-Marie. *Le dernier langage de la médecine: Histoire de l'immunologie, de Pasteur au SIDA*. Paris: Presses Universitaires de France, 1991.

Moulin, Anne-Marie. "The Network of the Overseas Pasteur Institutes: Sciences and Empires." In *Sciences and Empires*, edited by Patrick Petitjean, Catherine Jami, and Anne-Marie Moulin, 307–22. Dordrecht: Kluwer Academic, 1992.

Moulin, Anne-Marie. "Preface." In *Un ethnologue chez les chasseurs de virus: Enquête en Guyane Française*, by Christophe Perrey. Paris: L'Harmattan, 2012.

Munster, V. J., et al. "Practical Considerations for High-Throughput Influenza A Virus Surveillance Studies of Wild Birds by Use of Molecular Diagnostic Tests." *Journal of Clinical Microbiology* 47, no. 3 (March 2009): 666–73. http://doi.org/ 10.1128/JCM.01625-08.

Nading, Alex. "Humans, Animals, and Health: From Ecology to Entanglement." *Environment and Society: Advances in Research* 40, no. 1 (2013): 60–78.

Napier, David. *The Age of Immunology: Conceiving a Future in an Alienating World*. Chicago: University of Chicago Press, 2003.

Narat, Victor, Lys Alcayna-Stevens, Stephanie Rupp, and Tamara Giles-Vernick. "Rethinking Human-Nonhuman Primate Contact and Pathogenic Disease Spillover." *Ecohealth* 14, no. 4 (December 2017): 840–50. http://doi.org/10.1007/s10393-017-1283-4.

Neustadt, Richard, and Harvey Feinberg. *The Epidemic That Never Was: Policy Making and the Swine Flu Scare*. New York: Vintage, 1983.

Nguyen, Vinh-Kim. *The Republic of Therapy: Triage and Sovereignty in West Africa's Time of AIDS*. Durham, NC: Duke University Press, 2010.

Ong, Aihwa, ed. *Asian Biotech: Ethics and Communities of Fate*. Durham, NC: Duke University Press, 2010.

Ong, Aihwa. *Fungible Life: Experiment in the Asian City of Life*. Durham, NC: Duke University Press, 2016.

Osterhaus, Albert. "Catastrophes after Crossing Species Barriers." *Philosophical Transactions of the Royal Society of London* 356 (2001): 791–93.

Osterholm, Michael. "Preparing for the Next Pandemic." *Foreign Affairs* 84, no. 4 (2005): 24–37.

Palese, Peter. "Don't Censor Life-Saving Science." *Nature* 481, no. 115 (January 2012). http://doi.org.10.1038/481115a.

Peckham, Robert. "Economies of Contagion: Financial Crisis and Pandemic." *Economy and Society* 42, no. 2 (2013): 226–48.

Peckham, Robert. *Epidemics in Modern Asia*. Cambridge: Cambridge University Press, 2016.

Peckham, Robert. "Game of Empires: Hunting in Treaty-Port China." In *Eco-Cultural Networks and the British Empire*, edited by James Beattie, Edward Melillo, and Emily O'Gorman, 202–32. New York: Bloomsbury, 2014.

Peckham, Robert. "Matshed Laboratory: Colonies, Cultures, and Bacteriology." In *Imperial Contagions: Medicine, Hygiene, and Cultures of Planning in Asia*, edited by Robert Peckham, 123–47. Hong Kong: Hong Kong University Press, 2013.

Pedersen, Morton. *Not Quite Shamans: Spirit Worlds and Political Lives in Northwest Mongolia*. Ithaca, NY: Cornell University Press, 2011.

Peiris, J. S. Malik. "Japanese Encephalitis in Sri Lanka: The Study of an Epidemic; Vector Incrimination, Porcine Infection and Human Disease." *Transactions of the Royal Society of Tropical Medicine and Hygiene* 86, no. 3

(1992): 307–13.

Peiris, J. S. Malik, S. T. Lai, L. L. Poon, Y. Guan, L. Y. Yam, W. Lim, J. M. Nicholls, W. K. Yee, et al. "Coronavirus as a Possible Cause of Severe Acute Respiratory Syndrome." *Lancet* 361, no. 9366 (April 2003): 1319–25.

Peiris, J. S. Malik, Connie Y. Leung, and John M. Nicholls. "Innate Immune Responses to Influenza A H5N1: Friend or Foe?" *Trends in Immunology* 12 (December 2009): 574–84. http://doi.org/10.1016/j.it.2009.09.004.

Peiris, J. S. Malik, Leo L. Poon, John M. Nicholls, and Yi Guan. "The Role of Influenza Virus Gene Constellation and Viral Morphology on Cytokine Induction, Pathogenesis and Viral Virulence." *Hong Kong Medical Journal* 15, no. 3 (2009): 21–23.

Peiris, J. S. Malik, and James S. Porterfield. "Antibody-Mediated Enhancement of Flavivirus Replication in Macrophage-like Cell Lines." *Nature* 282, no. 5738 (1979): 509–11.

Petryna, Adriana. "The Origins of Extinction." *Limn* 3 (2013). https://limn.it/articles/the-origins-of-extinction/.

Pickering, William F. S. *Durkheim's Sociology of Religion: Themes and Theories.* Boston: Routledge and Kegan Paul, 1984.

Porcher, Jocelyne. *Eleveurs et animaux, réinventer le lien.* Paris: Presses Universitaires de France, 2002.

Porter, Natalie. "Bird Flu Biopower: Strategies for Multispecies Coexistence in Viêt Nam." *American Ethnologist* 40, no. 1 (2013): 132–48.

Porter, Natalie. "Ferreting Things Out: Biosecurity, Pandemic Flu and the Transformation of Experimental Systems." *Biosocieties* 11 (2016): 22–45.

Powell, D. G., K. L. Watkins, P. H. Li, and K. Shortridge. "Outbreak of Equine Influenza among Horses in Hong Kong during 1992." *Veterinary Record* 136, no. 21 (May 1995): 531–36. http://doi.org/10.1136/vr.136.21.531.

Pradeu, Thomas. *The Limits of the Self: Immunology and Biological Identity.* New York: Oxford University Press, 2012.

Price, Sally. *Paris Primitive: Jacques Chirac's Museum on the Quai Branly.* Chicago: University of Chicago Press, 2007.

Quammen, David. *Spillover: Animal Infections and the Next Human Pandemic.* New York: W. W. Norton, 2012.

Rabinow, Paul. *Anthropos Today: Reflections on Modern Equipment.* Princeton, NJ: Princeton University Press, 2003.

Rabinow, Paul. "Artificiality and Enlightenment: From Sociobiology to Biosociality." In *Essays on the Anthropology of Reason,* 91–111. Princeton, NJ: Princeton University Press, 1996.

Rabinow, Paul. *French DNA: Trouble in Purgatory.* Chicago: University of Chicago Press, 1999.

Rabinow, Paul. *Making PCR: A Story of Biotechnology*. Chicago: University of Chicago Press, 1996.

Rabinow, Paul. Preface to *Object Atlas: Fieldwork in the Museum*. Edited by Clementine Deliss. Kerber: Bielefeld, 2012

Rabinowitz, Peter, Zimra Gordon, Daniel Chudnov, Matthew Wilcox, Lynda Odofin, Ann Liu, and Joshua Dein. "Animals as Sentinels of Bioterrorism Agents." *Emerging Infectious Diseases* 12, no. 4 (2006): 647–52. http://doi.org/10.3201/eid1204.051120.

Radin, Joanna. *Life on Ice: A History of New Uses for Cold Blood*. Chicago: University of Chicago Press, 2017.

Rajan, Kaushik S. *Biocapital: The Constitution of Postgenomic Life*. Durham, NC: Duke University Press, 2006.

Rawls, Ann. *Epistemology and Practice: Durkheim's "The Elementary Forms of Religious Life."* Cambridge: Cambridge University Press, 2005.

Redfield, Peter. *Life in Crisis: The Ethical Journey of Doctors without Borders*. Berkeley: University of California Press, 2013.

Revet, Sandrine. "'A Small World': Ethnography of a Natural Disaster Simulation in Lima, Peru." *Social Anthropology/Anthropologie Sociale* 21, no. 1 (2013): 1–16. doi.org/10.1111/1469-8676.12002.

Robertson Smith, William. *The Religion of the Semites*. New York: Macmillan, [1889] 1927.

Robin, Libby. *The Flight of the Emu: A Hundred Years of Australian Ornithology 1901–2001*. Melbourne: Melbourne University Press, 2001.

Roitman, Janet. "The Garrison-Entrepôt: A Mode of Governing in the Chad Basin." In *Global Assemblages: Technology, Politics, and Ethics as Anthropological Problems*, edited by Aihwa Ong and Stephen J. Collier, 417–35. Malden, MA: Wiley-Blackwell, 2004.

Rollet, Vincent. "Dimensions identitaire, sécuritaire et sociétale de la politique étrangère de Taiwan dans le domaine de la lutte contre les maladies infectieuses (2000–2008)." PhD diss., Institut d'études politiques de Paris, Sciences Po, 2010.

Rosenkrantz, Barbara G. "The Trouble with Bovine Tuberculosis." *Bulletin of the History of Medicine* 59, no. 2 (summer 1985): 155–75.

Roustan, Mélanie. "Des clefs des réserves aux mots-clefs des bases de données: Mutations du rapport aux objets pour les conservateurs du MAAO au musée du quai Branly." In *Le tournant patrimonial: Mutations contemporaines des métiers du patrimoine*, edited by Christian Hottin and Claudie Voisenat, 117–39. Paris: Editions de la MSH, 2016.

Roy, Denny. *Taiwan: A Political History*. Ithaca, NY: Cornell University Press, 2003.

Russell, Colin A., Judith M. Fonville, André E. X. Brown, David F. Burke, David L. Smith, Sarah L. James, and Sander Herfst. "The Potential for Respiratory Droplet Transmissible A/H5N1 Influenza Virus to Evolve in a Mammalian Host." *Science* 336, no. 6088 (June 2012): 1541–47.

Sahlins, Marshall. *Stone Age Economics*. London: Tavistock, 1972.

Salomon, Rachelle, Erich Hoffmann, and Robert G. Webster. "Inhibition of the Cytokine Response Does Not Protect against Lethal H5N1 Influenza Infection." *PNAS* 104, no. 30 (July 2007): 12479–81. http://doi.org/10.1073/pnas.0705289104.

Samimian-Darash, Limor. "Practicing Uncertainty: Scenario-Based Preparedness Exercises in Israel." *Cultural Anthropology* 3, no. 3 (2016): 359–86.

Schaeffer, Jean-Marie. *L'expérience esthétique*. Paris: Gallimard, 2015.

Schaffner, Spencer. *Binocular Vision: The Politics of Representation in Birdwatching Field Guides*. Amherst: University of Massachusetts Press, 2011.

Schüll, Natasha D. "The Gaming of Chance: Online Poker Software and the Potentialization of Uncertainty." In *Modes of Uncertainty: Anthropological Cases*, edited by Limor Samimian-Darash and Paul Rabinow, 46–66. Chicago: University of Chicago Press, 2015.

Schwartz, Maxime. *How the Cows Turned Mad: Unlocking the Mysteries of Mad Cow Disease*. Translated by Etienne Schneider. Berkeley: University of California Press, 2003.

Scoones, Ian, ed. *Avian Influenza: Science, Policy and Politics*. New York: Earthscan, 2010.

Severinghaus, Sheldon, ed. *The Avifauna of Taiwan*. Taipei: Taiwan's Council of Agriculture's Forestry Bureau, 2010.

Severinghaus, Lucia Liu, Stephen K. W. Kang, and Peter S. Alexander. *A Guide to the Birds of Taiwan*. Taipei: China Post, 1970.

Sexton, Christopher. *The Life of Sir Macfarlane Burnett*. Oxford: Oxford University Press, 1991.

Shapiro, Judith. *Mao's War against Nature: Politics and the Environment in Revolutionary China*. Cambridge: Cambridge University Press, 2001.

Shi Zhengli and Hu Zhihong. "A Review of Studies on Animal Reservoirs of the SARS Coronavirus." *Virus Research* 133 (2008): 74–87. http://doi.org/10.1016/j.virusres.2007.03.012.

Shortridge, Kennedy F. "Avian Influenza Viruses in Hong Kong: Zoonotic Considerations." *Wageningen UR Frontis* 8 (2005): 9–18.

Shortridge, Kennedy F., Malik Peiris, and Yi Guan. "The Next Influenza Pandemic: Lessons from Hong Kong." *Journal of Applied Microbiology* 94 (2003): 70–79.

Shortridge, Kennedy F., and Charles H. Stuart-Harris. "An Influenza Epicentre?" *Lancet* 2 (1982): 812–13.

Silbergeld, Ellen K. *Chickenizing Farms and Food: How Industrial Meat Production Endangers Workers, Animals and Consumers.* Baltimore: Johns Hopkins University Press, 2016.

Simon, Scott. *Sadyaq balae!: L'autochtonie formosane dans tous ses états.* Québec: Presses de l'Université Laval, 2012.

Sims, L. D., T. M. Ellis, K. K. Liu, K. Dyrting, H. Wong, M. Peiris, Y. Guan, and K. F. Shortridge. "Avian Influenza Outbreaks in Hong Kong, 1997–2002." *Avian Disease* 47, no. 3 (2003): 832–38.

Singer, Peter. *Animal Liberation: A New Ethics for Our Treatment of Animals.* New York: Harper and Row, 1975.

Sipress, Alan. *The Fatal Strain: On the Trail of the Avian Flu and the Coming Pandemic.* New York: Viking, 2009.

Sismondo, Sergio. "Models, Simulations and Their Objects." *Science in Context* 12, no. 2 (summer 1999): 247–60. https://doi.org/10.1017/S0269889700003409.

Smith, Gavin J. D., X. H. Fan, J. Wang, K. S. Li, K. Qin, J. X. Zhang, D. Vijaykrishna, et al. "Emergence and Predominance of an H5N1 Influenza Vdariant in China." *PNAS* 103, no. 45 (2006): 16936–41. https://doi.org/10.1073/pnas.0608157103.

Smith, Gavin J. D., Justin Bahl, Vijaykrishna Dhanasekaran, Jinxia Zhang, Leo L. M. Poon, Honglin Chen, Robert G. Webster, J. S. Malik Peiris, and Yi Guan. "Dating the Emergence of Pandemic Influenza Viruses." *PNAS* 106, no. 28 (May 2009): 11709–12. https://doi.org/10.1073/pnas.0904991106.

Smith, Gavin J. D., Vijaykrishna Dhanasekaran, Justin Bahl, Samantha J. Lycett, Michael Worobey, Oliver G. Pybus, Siu Kit Ma, et al. "Origins and Evolutionary Genomics of the 2009 Swine-Origin H1N1 Influenza A Epidemic." *Nature* 459 (June 2009): 1122–25.

Sodikoff, Genese, ed. *The Anthropology of Extinction: Essays on Culture and Species Death.* Bloomington: Indiana University Press, 2012.

Specter, Madeline. "Nature's Bioterrorist: Is There Any Way to Prevent a Deadly Avian-Flu Pandemic?" *New Yorker*, February 28, 2005, 50–61.

Spencer, Herbert. *Study of Sociology.* New York: Appleton, 1873.

Sperber, Dan. *Explaining Culture: A Naturalistic Approach.* Oxford: Blackwell, 1996.

Spinage, Charles. *Cattle Plague: A History*. New York: Kluwer, 2003.

Steinman, Ralph M., and Zanvil A. Cohn. "Identification of a Novel Cell Type in Peripheral Lymphoid Organs of Mice." *Journal of Experimental Medicine* 137 (May 1973): 1142–62.

Stépanoff, Charles. *Chamanisme, rituel et cognition chez les Touvas (Sibérie du Sud)*. Paris: Editions FMSH, 2014.

Stépanoff, Charles. "Devouring Perspectives: On Cannibal Shamans in Siberia." *Inner Asia* 11 (2009): 283–307.

Stirling, Andy C., and Ian Scoones. "From Risk Assessment to Knowledge Mapping: Science, Precaution and Participation in Disease Ecology." *Ecology and Society* 14, no. 2 (2009): 14.

Stocking, George. *After Tylor: British Social Anthropology, 1888–1951*. London: Athlone, 1995.

Stoczkowski, Wiktor. *Anthropologies rédemptrices: Le monde selon Lévi-Strauss*. Paris: Hermann, 2008.

Strasser, Bruno. "The Experimenter's Museum: GenBank, Natural History, and the Moral Economies of Biomedicine." *Isis* 102 (2011): 60–96.

Striffler, Ben. *Chicken: The Dangerous Transformation of America's Favorite Food*. New Haven, CT: Yale University Press, 2005.

Strivay, Lucienne. "Taxidermies: Le trouble du vivant." *Anthropologie et Sociétés* 39, no. 1–2 (2015): 251–68.

Szonyi, Michael. *Cold War Island: Quemoy on the Front Line*. Cambridge: Cambridge University Press, 2008.

Takada, Ayato, and Yoshihiro Kawaoka. "Antibody-Dependent Enhancement of Viral Infection: Molecular Mechanisms and *in vivo* Implications." *Reviews in Medical Virology* 13 (November 2003): 387–98.

Tambyah, Paul, and Ping-Chung Leung, eds. *Bird Flu: A Rising Pandemic in Asia and Beyond*. Singapore: World Scientific, 2006.

Tang, Shui-Yan, and Tang Ching-Ping. "Local Governance and Environmental Conservation: Gravel Politics and the Preservation of an Endangered Bird Species in Taiwan." *Environment and Planning A* 36 (2004): 173–89.

Taubenberger, Jeffery K., Ann H. Reid, Amy E. Krafft, Karen E. Bijwaard, and Thomas G. Fanning. "Initial Genetic Characterization of the 1918 'Spanish' Influenza Virus." *Science* 275, no. 5307 (March 1997): 1793–96. doi: 10.1126/science.275.5307.1793.

Testart, Alain. "The Significance of Food Storage among Hunter-Gatherers: Residence Patterns, Population Densities, and Social Inequalities." *Current Anthropology* 23 (1982): 523–37.

Testart, Alain. "Some Major Problems on the Social Anthropology of Hunter-Gatherers." *Current Anthropology* 29 (1988): 1–13.

Thomas, Keith. *Man and the Natural World: Changing Attitudes in England 1500–1800*. London: Allen Lane, 1983.

Tomes, Nancy. *The Gospel of Germs: Men, Women, and the Microbe in American Life*. Cambridge, MA: Harvard University Press, 1998.

Trémon, Anne-Christine. "*Yingti/Ruanti* (Hardware/Software): La création d'un centre culturel hakka à Taiwan." *Gradhiva* 16 (2012): 131–55.

Tsing, Anna L. *Friction: An Ethnography of Global Connection*. Princeton, NJ: Princeton University Press, 2005.

Tsing, Anna L. *The Mushroom at the End of the World: On the Possibility of Life in Capitalist Ruins*. Princeton, NJ: Princeton University Press, 2015.

Turkle, Sherry. *Simulation and Its Discontents*. Cambridge, MA: MIT Press, 2009.

Turnbull, Constance M. *A History of Singapore 1819–1975*. London: Oxford University Press, 1977.

United Nations System Influenza Coordination (UNSIC). *Simulation Exercises on Influenza Pandemic Responses in the Asia-Pacific Region*. 2008.

Vagneron, Frédéric. "Surveiller et s'unir? Le rôle de l'OMS dans les premières mobilisations internationales autour d'un réservoir animal de la grippe." *Revue d'anthropologie des connaissances* 9, no. 2 (2015): 139–62.

Van Dooren, Tom. *Flight Ways: Life and Loss at the Edge of Extinction*. New York: Columbia University Press, 2014.

Veblen, Thorstein. *The Theory of the Leisure Class*. New York: Viking Penguin, [1899] 1967.

Veríssimo, Diogo, Iain M. Fraser, Jim J. Groombridge, Rachel M. Bristol, and Douglas C. MacMillan. "Birds as Tourism Flagship Species: A Case Study of Tropical Islands." *Animal Conservation* 12 (2009): 549–58. https://doi.org/10.1111/j.1469-1795.2009.00282.x.

Vidal, Fernando, and Nelia Dias. "Introduction: The Endangerment Sensibility." In *Endangerment, Biodiversity and Culture*, edited by Fernando Vidal and Nelia Dias, 1–40. London: Routledge, 2016.

Viveiros de Castro, Eduardo. *Cannibal Metaphysics: For a Post-Structural Anthropology*. Translated by Peter Skafish. Minneapolis: University of Minnesota Press, 2014.

Viveiros de Castro, Eduardo. "Cosmological Deixis and Amerindian Perspectivism." *Journal of the Royal Anthropological Institute* 4 (1998): 469–88.

Viveiros de Castro, Eduardo. *From the Enemy's Point of View: Humanity and*

Divinity in an Amazonian Society. Chicago: University of Chicago Press, 1992.

Wain-Hobson, Simon. "H5N1 Viral Engineering Dangers Will Not Go Away." *Nature* 495 (March 28, 2013). http://doi.org/10.1038/495411a.

Waldby, Catherine. "Stem Cells, Tissue Cultures and the Production of Biovalue." *Health* 6, no. 3 (2002): 305–23.

Wallace, Rodrick, Deborah Wallace, and Robert G. Wallace. *Farming Human Pathogens: Ecological Resilience and Evolutionary Process.* New York: Springer, 2009.

Webby, Richard, and Robert G. Webster. "Are We Ready for Pandemic Influenza?" *Science* 302, no. 5650 (November 2003): 1519–22.

Webster, Robert G. "William Graeme Laver: 1929–2008." *Biographical Memoirs of the Fellows of the Royal Society* 56 (2010): 215–36.

Wei, S.-H, J. R. Yang, H. S. Wu, M. C. Chang, J. S. Lin, C. Y. Lin, Y. L. Liu, et al. "Human Infection with Avian Influenza A H6N1 Virus: An Epidemiological Analysis." *Lancet Respiratory Medicine* (November 2013). http://doi.org/10.1016/S2213-2600(13): 70221-2.

Weiss, Robin A., and Anthony J. MacMichael. "Social and Environmental Risk Factors in the Emergence of Infectious Diseases." *Nature Medicine Supplement* 10 (December 2004): 70–76.

Weller, Robert. *Discovering Nature: Globalization and Environmental Culture in China and Taiwan.* Cambridge: Cambridge University Press, 2006.

Whitney, Kristoffer. "Domesticating Nature? Surveillance and Conservation of Migratory Shorebirds in the 'Atlantic Flyway.'" *Studies in History and Philosophy of Biological and Biomedical Sciences* 45, no. 1 (March 2014): 78–87. https://doi.org/10.1016/j.shpsc.2013.10.008.

Wilkinson, Louise. *Animals and Disease: An Introduction to the History of Comparative Medicine.* Cambridge: Cambridge University Press, 1992.

Willerslev, Rane. *Soul Hunters: Hunting, Animism, and Personhood among the Siberian Yukaghirs.* Berkeley: University of California Press, 2007.

Williams, Greer. *Virus Hunters: The Lives and Triumphs of Great Medical Pioneers.* London: Hutchinson, 1960.

Wilson, Robert M. *Seeking Refuge: Birds and Landscapes of the Pacific Flyway.* Seattle: University of Washington Press, 2010.

Wolfe, Nathan D. *The Viral Storm: The Dawn of a New Pandemic Age.* New York: St. Martin's Press, 2012.

Wolfe, Nathan D., Peter Daszak, A. Marm Kilpatrick, and Donald S. Burke. "Bushmeat Hunting, Deforestation, and Prediction of Zoonoses Emergence." *Emerging Infectious Diseases* 11, no. 12 (December 2005): 1822–27.

Wolfe, Nathan D., Claire P. Dunavan, and Jared Diamond. "Origins of Major Human Infectious Diseases." *Nature* 447 (May 2007): 279–83.

Woo, Patrick C. Y., Susanna K. P. Lau, and Kwok-Yung Yuen. "Infectious Diseases Emerging from Chinese Wetmarkets: Zoonotic Origins of Severe Respiratory Viral Infections." *Current Opinion in Infectious Diseases* 19, no. 5 (October 2006): 401–7.

Woods, Abigail. *A Manufactured Plague: The History of Foot-and-Mouth Disease in Britain.* London: Earthscan, 2004.

Worboys, Michael. *Spreading Germs: Disease Theories and Medical Practice in Britain 1865–1900.* Cambridge: Cambridge University Press, 2000.

World Health Organization (WHO). "Influenza." http://www.who.int /influenza/human_animal_interface/en/.

Wylie, Sara. "Hormone Mimics and Their Promise of Significant Otherness." *Science as Culture* 21, no. 1 (2011): 49–76.

Wylie, Sara, Kim Schultz, Deborah Thomas, Chris Kassotis, and Susan Nagel. "Inspiring Collaboration: The Legacy of Theo Colborn's Transdisciplinary Research on Fracking." *New Solutions: A Journal of Environmental and Occupational Health Policy* 26, no. 3 (2016): 360–88.

Yanni, Carla. *Nature's Museums: Victorian Science and the Architecture of Display.* London: Athlone, 1999.

Yeung, Edwin. "Poultry Farming in Hong Kong." Unpublished undergraduate essay, Department of Geography and Geology, University of Hong Kong, 1956.

Youatt, Ralph. "Counting Species: Biopower and the Global Biodiversity Census." *Environmental Values* 17 (2008): 393–417.

Yuen, Kwok-Yung. 1998. "Clinical Features and Rapid Viral Diagnosis of Human Disease Associated with Avian Influenza A H5N1 virus." *Lancet* 351, no. 9101: 467–71.

Zahavi, Amotz. "Mate Selection: A Selection for a Handicap." *Journal of Theoretical Biology* 53 (1975): 205–13.

Zahavi, Amotz, and Avishag Zahavi. *The Handicap Principle: A Missing Piece of Darwin's Puzzle.* Oxford: Oxford University Press, 1997.

Zhang, Joy, and Michael Barr. *Green Politics in China: Environmental Governance and State-Society Relations.* London: Pluto, 2013.

Zito, Angela. *Of Body and Brush: Grand Sacrifice and Text Performance in Eighteenth-Century China.* Chicago: University of Chicago Press, 1997.

Zylberman, Patrick. *Tempêtes microbiennes: Essai sur la politique de sécurité sanitaire dans le monde transatlantique.* Paris: Gallimard, 2013.